COCHINCHINE FRANÇAISE

ÉCOLE PRATIQUE DE MÉDECINE INDIGÈNE

COURS
Professés aux Elèves

PAR

Le Docteur ANGIER
Médecin-Directeur de l'Ecole

ET

Le Docteur LÉPINE
Médecin-Professeur

SAIGON

ERIE COMMERCIALE MÉNARD ET REY

1905

ÉCOLE PRATIQUE DE MÉDECINE INDIGÈNE

COURS

PROFESSÉS AUX ÉLÈVES

ÉCOLE PRATIQUE DE MÉDECINE INDIGÈNE

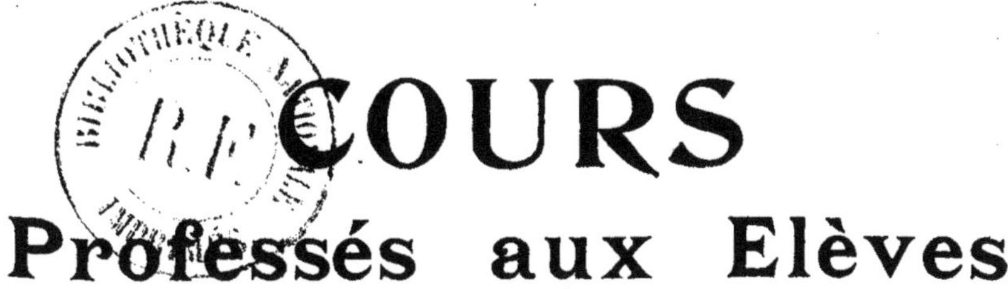

COURS
Professés aux Elèves

PAR

Le Docteur ANGIER
Médecin-Directeur de l'Ecole

ET

Le Docteur LÉPINE
Médecin-Professeur

SAIGON

IMPRIMERIE COMMERCIALE MÉNARD ET REY

1905

ÉCOLE PRATIQUE DE MÉDECINE INDIGÈNE
DE COCHINCHINE

TABLE DES COURS

TABLEAU DES COURS

Dr Angier .... Anatomie. — Physiologie. — Séméiotique.
Médecine.
Chirurgie.

Dr Lépine .... Vaccination.
Hygiène.

M. Gerphagnon... Bandages. — Appareils à fractures.
Cours pratique de petite chirurgie.

M. Chau-Dac-Van. Notions de pharmacie.
Manipulations. — (Thérapeutique).

I. — ANATOMIE, PHYSIOLOGIE, SÉMÉIOTIQUE

CHAPITRE 1er

Notions élémentaires d'Anatomie

I. — Anatomie succincte des principales régions de l'extérieur et de l'intérieur de l'homme

Le corps de l'homme se divise en trois parties: *tête, tronc, membres*.

TÊTE. — La tête comprend le *crâne* et la *face*.

1º Le *crâne* recouvre et protège le cerveau. (On remarque les régions de l'*occiput*, du *front*, des *tempes*).

2º La face comprend les *orbites*, les *pommettes*, le *menton*. Elle renferme les organes des sens (ouïe, vue, odorat, goût) et sert d'entrée aux appareils digestif et respiratoire.

TRONC. — Le tronc est relié à la tête par le cou et se divise en *thorax* ou poitrine, *abdomen* ou ventre.

1º Le *thorax* (cage thoracique, poitrine) comprend les régions du *sternum*, de la *clavicule*, de la *mamelle*, de l'*aisselle*. Il protège les poumons et le cœur.

2º L'*abdomen* renferme l'estomac, les intestins, le foie, la rate, le pancréas, la vessie, les reins.

Les principales régions de l'abdomen sont: le creux de l'estomac (ou région épigastrique), le bas-ventre (ou région hypogastrique), l'ombilic (ou nombril), les flancs, les fosses iliaques, les reins (ou lombes).

MEMBRES. — Les membres sont divisés en membres supérieurs et en membres inférieurs.

1º Les *membres supérieurs* sont réunis au thorax par les épaules et comprennent: la région de *l'aisselle* ou région axillaire, le *bras*, le *coude*, l'*avant bras*, le *poignet*, la *main* et les *doigts*.

2º Les *membres inférieurs* rattachés à l'abdomen par les *hanches*, comprennent la *région de l'aine* ou pli de l'aine (partie antérieure de la hanche), les *fesses* ou partie postérieure de la hanche, et se divisent en: *cuisse, genou, jambe, cou-de-pied, pied* et *orteils*.

La partie postérieure du genou s'appelle le *creux poplité*.

La substance dure et cornée qui termine les doigts et les orteils s'appelle *ongles*.

La partie supérieure du crâne recouverte par les cheveux s'appelle le *cuir chevelu*.

Les poils qui sont situés au-dessus des yeux sont appelés *sourcils*.

Les replis de la peau qui recouvrent les yeux sont appelés *paupières* (paupière supérieure, paupière inférieure). Les poils qui bordent les paupières sont nommés les *cils*.

Le *nez* comprend deux cavités appelées *narines* (narine droite, narine gauche). Ces narines sont séparées l'une de l'autre par une cloison. Les côtés extérieurs du bout des narines s'appellent les *ailes du nez*.

Les bords charnus et flottants qui ferment la bouche sont les lèvres (lèvre supérieure, lèvre inférieure) ; les coins, où les lèvres se rejoignent sont les *commissures*.

La bouche renferme les dents et la langue.

L'oreille (organe de l'ouïe) comprend : le *pavillon de l'oreille*, terminé par une partie molle, le *lobe de l'oreille*, et le conduit auditif externe limité en dedans par la membrane du tympan.

II. — Squelette. — Différents os

La charpente osseuse de l'homme ou squelette contient environ 200 os, dont la forme varie suivant la fonction qu'ils ont à remplir. Les uns *allongés* servent de points d'attache aux muscles moteurs des membres, ce sont les *os longs*. Les autres *aplatis* recouvrent et protègent l s organes importants, ce sont les *os plats*. Les autres enfin supportent le poids du corps ou servent de poulies de renvoi à des mouvements très circonscrits, ce sont les *os courts*.

Squelette de la tête.

La charpente de la tête est formée par les os du crâne et les os de la face. Ces os sont fortement reliés les uns aux autres, à l'exception de l'os de la mâchoire inférieure qui est mobile, et forment une forte enveloppe protectrice au système nerveux central (cerveau, cervelet, moelle allongée ou bulbe) et aux organes des sens (de l'ouïe (oreille), de la vue (œil), du goût (langue), de l'odorat (nez).

1° La *boîte cranienne (ou crâne)* se divise en *voûte* et en *base*. Les os qui forment la voûte du crâne sont : en avant, le *frontal*, sur les côtés, les *pariétaux* et les *temporaux* Ces os sont épais et courbés de façon à présenter une grande résistance aux chocs extérieurs.

Ceux de la base du crâne sont : en arrière l'*occipital*, en avant, le *sphénoïde* et l'*ethmoïde*. Ces os sont aplatis, irréguliers, et creusés de cavités et de trous laissant passer la moelle épinière, de gros vaisseaux artériels et veineux, et des nerfs.

2° *Les os* de la *face* sont : le maxillaire supérieur, maxillaire inférieur, les os du nez, les os malaires. Ces os présentent une forme

irrégulière et sont percés de trous qui laissent aussi passer des vaisseaux sanguins et des nerfs.

Le maxillaire inférieur s'articule de chaque côté de la tête avec
les temporaux.

Dents. — Les dents sont des masses dures, résistantes, qui sont
implantées dans le maxillaire supérieur et le maxillaire inférieur,
et sont destinées à déchirer ou à broyer les aliments.

La *dent* est composée d'une partie centrale de *nature osseuse,*
recouverte extérieurement d'une substance blanc-bleuâtre, *l'émail,*
qui est très dure.

On distingue dans la dent : la racine, qui s'implante dans l'os, une
partie rétrécie, le *collet,* et une partie large, irrégulière, la *couronne,*
(c'est cette dernière partie, que l'on voit dans la bouche).

Les dents chez l'homme adulte sont au nombre de **32** (16 à
chaque mâchoire) et sont divisées :

> en huit incisives.
> — quatre canines.
> — huit prémolaires.
> — douze molaires.

Squelette du tronc.

Le tronc est soutenu par la *colonne vertébrale* qui est formée de
petits os, mobiles les uns sur les autres, les *vertèbres.*

Chaque vertèbre comprend :

Un *corps,* de forme plus ou moins cylindrique, un *anneau osseux
postérieur* muni en arrière d'un prolongement, *apophyse épineuse,*
et sur les côtés de deux autres prolongements osseux, les *apophyses
tranverses.*

La partie osseuse qui relie l'apophyse épineuse aux apophyses
tranverses s'appelle la *lame vertébrale.*

Les anneaux des vertèbres, en se superposant, forment le *canal
vertébral,* où se loge la moelle épinière

Les vertèbres sont au nombre de **26,** ainsi réparties :

Les vertèbres du cou ou *cervicales* sont au nombre de 7. Les deux
premières, qui ont une forme spéciale et sur lesquelles roule la tête
s'appellent *l'atlas* et *l'axis.*

Les vertèbres du dos ou *dorsales* sont au nombre de **12.**

Les vertèbres lombaires (région des reins) au nombre de **5.**

La colonne vertébrale se termine par deux os le *sacrum* et le
coccyx, qui sont des vertèbres soudées entre elles (5 au sacrum, **3**
au coccyx) et s'articulent avec les os du bassin.

La colonne vertébrale présente trois courbures : convexe en
avant du cou, elle est concave au dos et de nouveau convexe en
avant aux lombes.

Cou. — Le cou est formé par les sept vertèbres cervicales et par un petit os situé au-dessus de la pomme d'Adam qu'on appelle *os hyoïde*.

THORAX. — Le thorax ou cage thoracique est formé par les 12 vertèbres dorsales en arrière, par les côtes sur les côtés, et par le *sternum* en avant.

Les *côtes* sont au nombre de 12. Il y a *sept* côtes qui s'articulent. avec les vertèbres dorsales en arrière et avec le sternum en avant, et qu'on appelle les *vraies côtes*, et *cinq* côtes qui ne s'articulent qu'avec les vertèbres en arrière et sont flottantes en avant, ce sont les *fausses côtes*.

BASSIN. — Le bassin est formé de trois os, les deux os iliaques et le sacrum.

Les os iliaques sont de grands os plats, recourbés, qui s'articulent en arrière avec le sacrum. On divise les os iliaques en trois parties, une partie supérieure l'*ilium*, une partie inférieure l'*ischion* et une partie antérieure, le *pubis*.

On remarque en dehors une cavité, la cavité *cotyloïde*, où vient s'articuler le fémur.

SQUELETTE DES MEMBRES SUPÉRIEURS.

ÉPAULE. — Le squelette de l'épaule est formé par un os long, la *clavicule*, et un os plat, l'*omoplate*.

La *clavicule* s'articule en dedans avec le sternum, et en dehors avec l'omoplate et la tête de l'os du bras. Elle sert à maintenir très rigide le haut du corps.

L'omoplate repose sur la partie postérieure des côtes et présente en dehors une cavité articulaire, la *cavité glénoïde*, qui s'articule avec la tête de l'humerus.

BRAS. — Le bras est formé par un os long, qui s'articule en haut avec l'omoplate et la clavicule, et en bas, avec les os de l'avant-bras. L'humerus présente en haut une tête arrondie et une extrémité inférieure renflée tranversalement, qui présente deux articulations : en dedans, la *trochlée*, en dehors, le *condyle*.

AVANT-BRAS. — L'avant-bras est formé de deux os : l'*interne* (le cubitus), qui porte à son extrémité supérieure un crochet, l'*olécrâne*, qui emboîte la trochlée de l'humerus. L'extrémité inférieure de l'os est conique.

L'*externe* (radius) s'articule en haut par une tête arrondie avec le condyle de l'humerus. Son extrémité inférieure, élargie transversalement est volumineuse, s'articule avec les os du poignet.

POIGNET ou *carpe*. — Est formé de huit os courts, divisés en deux rangées est solidement unis les uns aux autres (os du carpe).

MAIN. — La main est formée de cinq os longs (métacarpiens), qui s'articulent en haut avec les os du poignet, et en bas avec les os des doigts, qu'on appelle *phalanges*.

Doigts. — Les os des doigts ou phalanges sont au nombre de trois pour chaque doigt, *phalange*, *phalangine*, *phalangette* (sauf pour le pouce qui n'en a que deux). On appelle les doigts : pouce, index, médius, annulaire, auriculaire.

Les os du membre supérieur, qui n'ont à supporter aucun poids, sont minces, aussi peuvent-ils se mouvoir rapidement.

Squelette des membres inférieurs.

Les os du membre inférieur qui ont à supporter le poids du corps sont épais.

Cuisse. — Il n'y a qu'un seul os, le *femur*, dont l'extrémité supérieure, coudée en forme de marteau, s'introduit dans une cavité arrondie de l'os de la hanche (cavité cotyloïde de l'os iliaque). Son extrémité inférieure est renflée en forme de poulie. A la partie supérieure, on observe deux saillies, le grand et le petit trochanter, qui donnent attache à des muscles et à des ligaments.

Jambe. — La jambe est formée de deux os : en dedans, le *tibia*, dont l'extrémité supérieure large s'articule avec le fémur ; en dehors le *péroné*, qui s'articule en haut avec le tibia. Ces deux os, accolés à leur partie inférieure, portent un renflement (malléole ou cheville, interne et externe), et forment une arcade, où s'emboîtent les os du cou-de-pied.

Devant l'extrémité inférieure du fémur est un petit os plat, la *rotule*, qui concourt à former l'articulation du genou.

Cou-de-pied. — Ou tarse est formé de *sept* os, disposés en deux rangées, formant une arcade qui donne au pied sa conformation particulière (os du tarse). Ces os sont courts, épais et solidement unis entre eux.

Pied. — Le pied est formé de cinq os longs ou *métatarsiens*, qui s'articulent avec les os du tarse en haut, et donnent attache aux phalanges des doigts de pied (orteils).

Les doigts de pied ou orteils, sont composés de trois os : phalange, phalangine, phalangette, sauf le pouce qui n'en a que deux.

On divise les orteils en 1er 2e, 3e, 4e, 5e orteil.

III. — Articulations

On appelle *articulation* l'ensemble des parties, molles et dures, par lesquelles s'unissent deux ou plusieurs os. L'*arthrologie* est la partie de l'anatomie qui a pour objet l'étude des articulations.

Il y a trois sortes d'articulations, qui sont : les articulations *immobiles* (ex. crâne, face), les articulations *peu mobiles* (ex. colonne vertébrale et bassin), les articulations mobiles (ex. membres).

Dans les articulations immobiles (ou *synarthroses*), les os sont réunis par emboîtement ou engrenage (ex. sutures du crâne).

Des ligaments et des muscles servent de liens pour fixer les articulations peu mobiles (ou amphiarthroses).

Les articulations mobiles (ou diarthroses) comprennent :.

1º Des surfaces articulaires ;

2º Des cartilages (substance blanchâtre très lisse et résistance qui recouvre les surfaces osseuses articulaires) ;

3º Une poche membraneuse, *membrane synoviale*, qui secrète un liquide, la *synovie*, pour faciliter les mouvements ;

4º Des liens solides, les *ligaments*, qui maintiennent les os rapprochés ;

5º Les muscles qui concourent à tenir les os réunis.

Ces jointures ou articulations ont des mouvements de flexion, d'extension, d'adduction, d'abduction, de rotation et de circumduction.

L'inflammation d'une articulation s'appelle *arthrite*.

NOMS DES PRINCIPALES ARTICULATIONS MOBILES

1º ARTICULATION TEMPORO-MAXILLAIRE.

Articulation du maxillaire inférieur dans la cavité *glénoïde* du temporal.

2º MEMBRE SUPÉRIEUR.

Articulation *scapulo-humerale* (épaule, tête de l'humérus et cavité glénoïde de l'omoplate).

Articulation du coude ou huméro-antibrachiale (articulation huméro-radiale et humero-cubitale).

Articulation radio-cubitale (supérieure et inférieure), articulation du radius et du cubitus, qui permet les mouvements de *supination* (main en avant), et de *pronation* (main en arrière).

Articulation radio-carpienne ou du poignet (radius avec les os du carpe).

Articulation carpo-métacarpienne (ou articulations des os de la main avec la 2e rangée des os du carpe).

Articulations métacarpo-phalangiennes (ou articulations des os de la main avec les doigts).

Articulations interphalangiennes (articulation des phalanges entre elles).

3º MEMBRE INFÉRIEUR.

Articulation sacro-iliaque (articulation des os iliaques avec le sacrum).

Articulation inter-pubienne, ou symphyse du pubis (articulation des deux os iliaques en avant).

Articulation de la hanche ou *coxo-fémorale* (articulation du femur dans la *cavité cotyloïde* de l'os iliaque ou coxal).

Articulation du genou, ou *femoro-tibiale* (articulation du femur avec la partie supérieure du tibia, et en avant avec la *rotule*).

Articulation peroneo-tibiale supérieure et inférieure (articulation du tibia avec le peroné).

Articulation du cou-de pied ou *tibio-tarsienne* (articulation du tibia avec les os du tarse).

Articulation tarso-metatarsienne (os du tarse avec les os du pied).

Articulations metatarso-phalangiennes (os du pied avec les os des orteils).

IV. — Muscles

Les os sont mis en mouvement par les muscles, masses de chair rouge, qui donnent aux différentes régions du corps leur relief.

Les muscles sont des organes qui jouissent de la propriété de se contracter, c'est-à-dire de diminuer de longueur sous l'influence d'une excitation.

La partie de l'anatomie qui a pour objet l'étude des muscles, s'appelle, la *myologie*

On divise les muscles en deux classes: les muscles de la vie animale et les muscles de la vie organique.

Les muscles de la vie animale, encore appelés *muscles volontaires*, se contractent sous l'influence de la volonté. Ils se groupent autour des différentes pièces du squelette, qu'ils sont destinés à mouvoir et constituent ainsi les organes actifs de la locomotion.

Les muscles de la vie organique ou végétative, encore désignés sous le nom de *muscles viscéraux*, échappent entièrement à l'influence de la volonté. Tandis que, les premiers se caractérisent par une contraction brusque, et pour ainsi dire instantanée, les muscles viscéraux ne se contractent que lentement, graduellement. On les rencontre sous la forme de membranes plus ou moins continues sur les appareils de la digestion, de la respiration, de la circulation et de la génération.

Lorsque les muscles ont à se mouvoir, ou à soulever des poids, ils sont en masses épaisses, par exemple à la cuisse ou au bras. Mais lorsqu'ils recouvrent des cavités, comme la poitrine ou l'abdomen, ils sont minces et étalés.

Chaque muscle est formé d'une grande quantité de fibres charnues, et recouvert d'une enveloppe fibreuse qui s'épaissit à chaque extrémité du muscle pour former le *tendon* par lequel il s'attache à l'os. Le point d'attache s'appelle point d'insertion. Les différents groupes de muscles d'une même région sont séparés par des membranes fibreuses appelées *aponévroses*.

Lorsqu'un muscle agit une de ses extrémités reste fixe. tandis que la portion charnue se raccourcit et s'épaissit et entraîne l'extrémité libre vers la portion fixe. On appelle l'action du muscle, la *contraction*.

V. — Peau

La peau est la membrane qui recouvre toute la surface du corps. Elle se continue au niveau des orifices externes (nez, bouche, anus) avec les téguments internes, ou membranes *muqueuses*.

La peau est composée de *deux* couches: une couche superficielle, *l'épiderme*, et une couche profonde, contenant des vaisseaux et des nerfs, le *derme*.

L'ÉPIDERME constitue la couche la plus superficielle de la peau. Il est transparent, sa face superficielle est criblée d'ouvertures *(pores de la peau)*; ce sont les orifices des diverses glandes contenues dans l'épaisseur de la peau.

Le *pigment* est une matière colorante contenue dans les cellules de l'épiderme. Il est plus ou moins développé suivant les races. On observe parfois des taches colorées (taches pigmentaires), dues à une augmentation du pigment. Parfois aussi des plaques décolorées, dues à une destruction des cellules pigmentaires.

Derme. — Le derme est la partie essentielle de la peau; il est sensible et vasculaire. C'est dans son épaisseur qu'on trouve les glandes sudoripares et sébacées, les follicules pileux, les vaisseaux et les nerfs.

Les *glandes sudoripares*, glandes de la sueur, sont répandues dans tout le derme. Elles secrètent la sueur, qui a pour but d'aider au corps humain de résister à la chaleur, et de débarrasser l'économie des substances solubles impropres à l'alimentation. La sueur contient beaucoup d'eau.

Les glandes sébacées secrètent une matière grassse, qui se répand à la surface de la peau et maintient l'élasticité de la peau.

La peau, chez l'homme et les animaux, est le siège d'une vraie respiration, qui, quoique lente, n'est pas moins évidente que la respiration pulmonaire. Cette respiration consiste dans l'exhalation d'acide carbonique et l'absorption d'oxygène à la surface de la peau en contact avec l'air.

La peau est couverte de *poils*, dont les racines s'implantent dans le derme.

ONGLES. — Aux extrémités des doigts et des orteils, sont les ongles, destinés à en protéger l'extrémité.

VI. — **Système nerveux** (*Névrologie*)

Tous les organes du corps reçoivent leur sensibilité et le mouvement du système nerveux. Le système nerveux est composé d'un appareil central comprenant *l'encephale* (cerveau, cervelet, bulbe), logé dans le crâne, et la *moelle épinière*, qui est contenue dans le canal vertébral.

Les *nerfs* sont des cordons blancs, qui partent du système nerveux central et se répandent dans les différentes régions du corps comme les vaisseaux artériels et veineux dont ils suivent souvent le trajet.

Il y a deux espèces de nerfs : 1° les *nerfs sensitifs* (ou nerfs centripètes), qui ont pour fonction de transmettre à l'appareil nerveux central les impressions diverses recueillies à la péripherie par les organes des sens. — 2° les *nerfs moteurs* (ou centrifuges), qui ont pour mission de transmettre aux membres et aux viscères les excitations motrices élaborées dans les centres nerveux.

Il exis'e en outre des faisceaux, dits *vaso-moteurs* ou *système du grand sympathique,* qui règlent les fonctions de la circulation et de la nutrition. C'est le système nerveux de la vie végétative.

Les blessures du cerveau, des centres nerveux ou des nerfs, entraînent des paralysies, c'est-à-dire, la perte de la sensibilité ou du mouvement.

Les centres nerveux (cerveau, cervelet, etc...) sont à la fois des centres de sensibilité, des centres d'action et le centre des facultés intellectuelles et affectives (intelligence, mémoire, affections morarales, etc...)

VII. — **Appareil circulatoire** (*Angéiologie*)

Tous les tissus ou organes du corps sont nourris par un liquide rouge appelé *sang.*

Le *sang* est un liquide rouge composé de deux parties différentes : l'une est liquide, transparente, on la nomme *plasma* du sang, l'autre consiste en une multitude d'éléments très petits, arrondis, les *globules,* lesquels sont suspendus dans le plasma et entraînés avec lui dans le torrent de la circulation.

Le plasma contient une matière incolore, dissoute dans le sang vivant, la *fibrine*. Celle matière se coagule *spontanément,* quand le sang est extrait de ses vaisseaux ; et, en se coagulant, elle emprisonne les globules dans les mailles de son tissu. C'est à ce coagulum, contenant à la fois les globules et la fibrine du sang, qu'on donne le nom de *caillot*. La partie liquide et non coagulable du plasma porte le nom de *serum*.

Les *globules* du sang sont de deux sortes : les *globules rouges* ou *hématies* et les *globules blancs* ou *leucocytes.*

Le sérum du sang contient un grand nombre de sels, une proportion d'*eau* relativement considérable. Le sang renferme encore des gaz *(oxygène, acide carbonique et azote).*

Le sang se distingue d'après sa couleur et ses propriétés physiologiques, en *artériel* et *veineux* ; le *sang artériel* est rouge vermeil, riche en oxygène et en principes nutritifs ; le *sang veineux,* au contraire, est rouge-brun, chargé d'acide carbonique et impro. re à la nutrition.

L'appareil dans lequel circule le sang, comprend :

1° Un *organe central,* le *cœur,* qui a pour mission de lancer le sang ;

2° *Un système de conduits* : *les artères, les capillaires, les veines,* qui conduisent le sang dans les différentes parties du corps.

CŒUR. — Le cœur est un muscle creux, qui forme un renflement sur le trajet de l'appareil circulatoire. Il a une forme conique et est situé à peu près au milieu de la poitrine derrière le sternum, qu'il dépasse un peu plus à gauche qu'à droite. La pointe du cœur bat au dessous et en dedans du mamelon gauche.

Le cœur est divisé en deux parties par une cloison médiane, verticale, *cœur droit, cœur gauche.*

Chacune de ces parties se trouve divisée à son tour en deux cavités superposées ; l'une *supérieure* ou *oreillette* ; l'autre *inférieure* ou *ventricule.* Chaque oreillette communique avec le ventricule correspondant à l'aide d'un large orifice, appelé *orifice auriculo-ventriculaire.* Ces orifices sont munis de valvules, qui jouent le rôle de soupapes mobiles. L'oreillette droite est séparée du ventricule droit par une valvule, composée de trois valves, la *valvule tricuspide.* L'oreillette gauche est séparée du ventricule gauche pas une valvule à deux valves, la *valvule mitrale.*

ARTÈRE AORTE. — Du ventricule gauche part un gros vaisseau, l'*aorte,* sorte de gros tronc, qui au-dessus du cœur se recourbe en forme de crosse, *crosse de l ao te,* et descend le long de la colonne vertébrale jusque dans l'abdomen, où il se divise en deux branches, les *artères iliaqves,* qui se continuent par les *artères fémorales,* etc... De l'aorte se détachent des branches, *artères,* qui vont se ramifier dans toutes les parties du corps, en diminuant de volume au fur et à mesure qu'elles se divisent, pour se terminer par un réseau très fin de petits canaux qui sont les *capillaires.* Ceux-ci pénètrent jusqu'aux parties les plus profondes de tous les organes. Ils y forment des réseaux très fins, qui se réunissent ensuite en vaisseaux plus gros, les *veines*

VEINES. — Les veines se réunissent comme les racines d'un arbre pour former des troncs de plus en plus gros à mesure qu'ils se rapprochent du cœur. Les veines suivent le même trajet que les artères. Ces troncs aboutissent pour les veines de la partie inférieure du corps, à la *veine cave* inférieure, et pour la partie supérieure du corps à la *veine cave supérieure*, qui l'un et l'autre aboutissent au cœur dans l'*orifice supérieur droit*, c'est ce que l'on appelle *la grande circulation*.

Donc les veines caves, supérieure et inférieure, amènent le sang, qui revient du corps, dans l'oreillette droite, de là il passe dans le ventricule droit. Il sort du ventricule droit par l'*artère pulmonaire*, gros tronc, qui croise la naissance de l'aorte et se divise en *deux branches, droite et gauche*, qui se ramifient dans les poumons, puis ce sang revient dans l'*oreillette gauche* du cœur par les *veines pulmonaires*.

L'artère pulmonaire, les capillaires et les veines pulmonaires, forment la *petite circulation*.

A l'orifice de l'aorte (ventricule gauche), et de l'artère pulmonaire (ventricule droit), on trouve trois valvules, *valvules sigmoïdes*, qui ont pour mission d'empêcher le sang, qui a pénétré dans ces artères, de revenir dans le cœur.

Position et rapports des principales artères

Les principales artères sont :

L'*aorte*, artère située dans la poitrine, qui part du ventricule gauche du cœur, remonte en haut, et au-dessus du cœur, se recourbe, crosse de l'aorte, descend le long de la colonne vertébrale et dans l'abdomen au niveau de la 4e lombaire se divise en deux branches terminales, les *artères iliaques externes*.

De l'aorte, se détachent toutes les artères, qui conduisent le sang dans tout le corps. L'aorte conduit le sang rouge ou artériel.

Les *carotides*, au nombre de deux; artères situées au cou de chaque côté de la trachée, le long de la colonne vertébrale et qui conduisent le sang artériel à la tête. On peut les comprimer, en haut du cou, à droite et à gauche, dans l'espace situé entre le muscle sterno-cleido-mastoïdien et le *larynx* (partie supérieure de la trachée).

La *sous-clavière*, qui part de l'aorte et conduit le sang artériel au membre supérieur. On peut comprimer cette artère au-dessus de la clavicule, dans le creux sus-claviculaire,

L'*article axillaire* continue la sous-clavière.

L'*artère humérale* ou artère du bras, qui est la continuation de de la sous-clavière et qu'on peut comprimer en dedans du bras près des muscles biceps.

L'*artère radiale* et l'*artère cubitale* (qui continuent l'artère humérale); ce sont les artères de l'avant-bras qui conduisent le sang à la main et aux doigts. On peut comprimer ces artères sur les os situés en dessous, radius et cubitus. C'est l'artère radiale, que l'on comprime sous le doigt, quand on cherche le *pouls* d'un homme.

Les artères, *radiale* et *cubitale*, forment dans la main, l'*arcade palmaire*, d'où partent les artérioles des doigts.

L'*artère fémorale* est la continuation directe de l'artère iliaque externe (branche terminale de l'aorte), sa direction est représentée par une ligne droite qui partant du milieu du pli de l'aine, viendrait aboutir au côté interne de la rotule. On peut comprimer cette artère au pli de l'aine, ou sur le trajet de la ligne ci-dessus. A quatre travers de doigts, au dessus du genou, l'artère fémorale traverse les muscles de la cuisse pour passer à la face postérieure du femur, où elle prend le nom d'*artère poplitée*, traverse le *creux poplité* et à la partie supérieure de la jambe se divise en deux branches l'*artère tibiale* et l'*artère péronière*. Ces deux artères forment au pied l'*arcade plantaire*.

Position des principales veines

Les principales veines accompagnent généralement les artères.

Dans la poitrine. — La *veine cave supérieure*, qui reçoit le sang veineux de la tête, des membres supérieurs et de la partie supérieure du tronc.

La *veine cave inférieure*, qui ramène le sang veineux des membres inférieurs et de l'abdomen.

Au cou. — Les veines jugulaires (antérieure, externe, interne, etc.,) qui ramènent le sang de la face et du crâne.

Membre supérieur. — Les veines du membre supérieur se divisent en deux groupes, les *veines superficielles* et les *veines profondes*.

1° Les *veines profondes* du membre supérieur suivent exactement le trajet des artères et ont le même nom ; elles sont en outre au nombre de deux pour chaque artère.

A la main, deux arcades veineuses profondes.

A l'avant bras, deux radiales, deux cubitales.

Au bras : deux humérales ; ces dernières se jettent dans la veine axillaire (qui est unique et se continue par la veine sous-clavière).

2° *Les veines superficielles* du membre supérieur cheminent sous la peau (dans le tissu cellulaire sous-cutané).

A la main, arcade veineuse superficielle, située à la région dorsale de la main.

A l'avant-bras, on observe trois veines volumineuses : la *veine cubitale superficielle*, la *radiale superficielle* et la *veine médiane*. Cette dernière au pli du coude se divise en deux branches (une interne, l'autre externe).

Au coude. — La *médiane interne* appelée médiane basilique se réunit à la veine cubitale superficielle pour former la *veine basilique*.

La *médiane externe*, appelée médiane céphalique, se réunit à la veine radiale superficielle pour former la *veine céphalique*.

Au bras.— On n'observe plus que deux troncs : la veine basilique et la veine céphalique.

La veine basilique résulte de la réunion de la médiane basilique avec la cubitale. Elle longe le côté interne du bras et vient s'ouvrir dans l'axillaire.

La *veine céphalique* formée par la réunion de la médiane cephalique avec la radiale, chemine de bas en haut, le long du bord externe du bras et vient s'ouvrir dans l'axillaire au-dessus de la veine basilique.

A l'épaule, l'axillaire, qui se continue par la sous-clavière et vient se jeter dans la veine cave supérieure (tronc veineux brachiocéphalique.

MEMBRE INFÉRIEUR. —— Les veines dn membre inférieur se divisent en deux groupes, le système veineux profond et le système veineux superficiel.

Les *veines profondes* du membre inférieur suivent exactement le trajet des artères et ont le même nom ; elles sont, en outre, au nombre de deux pour chaque artère au pied et à la jambe.

Au pied, veines pédieuses, veines plantaires..

A la jambe, veines tibiales, veines péronières.

Au creux poplité, une seule veine, *la veine poplitée.*

A la cuisse, la veine fémorale, qui se continue par la veine *iliaque externe.*

Les *veines superficielles* du membre inférieur forment au dessous de la peau un réseau assez serré.

Au pied, on distingue le réseau plantaire et l'arcade veineuse dorsale du pied.

A la jambe. Des arcades veineuses du pied partent deux veines principales, la *veine saphène externe* et la *veine saphène interne.*

La veine saphène externe vient s'ouvrir à la partie postérieure du genou dans la veine poplitée.

La veine saphène interne passe à la partie interne de la jambe au côté interne du genou, à la partie antero-interne de la cuisse et vient s'ouvrir dans la veine fémorale au niveau du pli de l'aine.

VEINES DU BASSIN. — Les veines fémorales se continuent par les veines iliaques externes, qui, avec les autres veines du bassin, se réunissent pour former la *veine cave inférieure.*

VIII — Appareil digestif

L'appareil de la digestion, considéré dans son ensemble se compose :

1° D'un long tube, le *tube digestif.*

2ᵉ D'une série de glandes, qui se développent autour de lui, les *annexes du tube digestif.*

1° LE TUBE DIGESTIF ou canal alimentaire, commence à l'orifice buccal et se termine à l'anus, sa longueur chez l'homme est de 10 à 12 mètres. Il représente six à sept fois la longueur totale du corps.

Le tube digestif comprend : 1· *la bouche*, 2ᵉ *la pharynx*, 3ᵉ *l'œsophage*, 4° *l'estomac*, 5° *l'intestin grêle*, 6° *le gros intestin*, 7° *l'anus*.

BOUCHE. — La cavité de la bouche est fermée en avant par les lèvres ; sur les côtés par les joues.

La partie inférieure de la bouche ou plancher est formée par la langue. La partie supérieure de la bouche s'appelle la voûte palatine. Cette voute est limitée en arrière par une cloison musculo-membraneuse, qui s'appelle le *voile du palais*.

En arrière du voile du palais se trouve un espace rétréci qu'on appelle l'*Isthme du gosier*.

La bouche renferme les dents, implantées dans le maxillaire inférieur et supérieur, et au nombre de *32* (16 à chaque machoire).

La membrane muqueuse qui revêt les arcades alvéolaires, sur lesquelles sont implantées les dents, s'appelle la *gencive*.

PHARYNX. — La deuxième portion du tube digestif s'appelle le pharynx. Il communique en haut avec les fosses nasales, en avant avec la bouche, en bas, il aboutit d'une part au *larynx* et de l'autre à l'*œsophage*. Le pharynx a la forme d'un entonnoir (Sa longueur est d'environ douze à treize centimètres).

ŒSOPHAGE. — C'est un conduit musculo-membraneux, destiné à transmettre les aliments, du *pharynx* auquel il fait suite, à l'estomac qui le continue. Il commence vers la sixième vertèbre cervicale. Il passe en arrière de la trachée, à gauche de la colonne vertébrale.

ESTOMAC. — L'estomac est une vaste poche qui a la forme d'une cornemuse, et est située entre l'œsophage et l'intestin grêle. C'est dans cette poche que s'amassent les aliments pour y être transformés en chyme. La partie rétrécie, qui communique avec l'œsophage s'appelle le *cardia*. — L'autre partie rétrécie qui communique avec l'intestin grêle s'appelle le *pylore*. — L'estomac est situé à la partie supérieure de l'abdomen, au-dessous du foie et du diaphragme.

INTESTINS. — Divisés en intestin grêle et gros intestin. *L'intestin grêle* s'étend de l'estomac (pylore) au gros intestin (cœcum). — Sa longueur est de six à huit mètres. Il est divisé en trois parties : duodenum, jejunum, iléon. — Il secrète le suc intestinal. C'est dans l'intestin grêle que les aliments sont transformés en *chyle*.

GROS INTESTIN. — Est la partie terminale du tube digestif; il fait suite à l'intestin grêle et se termine par un orifice, l'*anus*, qui le fait communiquer avec l'extérieur. — Il est divisé en trois parties, le *cœcum*, le *colon* (colon ascendant, transverse, descendant) et le *rectum*. Le gros intestin conduit à l'extérieur les résidus de la digestion.

2º Annexes du tube digestif. — Au tube digestif sont annexées un certain nombre de glandes, qui déversent dans sa cavité des liquides spéciaux destinés à l'élaboration des substances alimentaires. Ce sont :

1° *Les glandes salivaires*, qui sont situées tout autour de la cavité buccale et secrètent la *salive*.

2° Le *foie*, situé dans le côté droit de l'abdomen et qui secrète la *bile* et du *sucre* ou *glucôse*.

3° Le *pancréas* situé dans l'abdomen, en arrière de l'estomac et qui secrète le *suc pancréatique*.

La bile et le suc pancréatique se déversent dans la partie supérieure de l'intestin grêle (duodenum).

Péritoine. — Le péritoine est une membrane séreuse, tapissant à la fois les parois de l'abdomen et la surface extérieure des organes qui y sont contenus. Il a pour mission de faciliter le glissement de ces organes, soit sur la paroi, soit sur les organes voisins. D'autre part, par ses nombreux replis, il les maintient en position.

Rate. — La rate est une glande vasculaire sanguine, située dans le côté gauche de l'abdomen.

IX. — Appareil respiratoire

L'appareil respiratoire comprend à son origine les *fosses nasales*, et accessoirement la *bouche* ; plus loin il est formé par le *pharynx* le *larynx*, la *trachée*, les *bronches*. et les *poumons*.

Le larynx représente la partie supérieure de la trachée et la fait communiquer avec le pharynx ; en arrière le larynx présente deux replis appelés *cordes vocales*, qui sous l'action de l'air donnent des vibrations, qui constituent la voix. Le *larynx* est donc *l'origine de la voix*.

Trachée. — La trachée, surmontée du larynx, est un conduit résistant, qui descend du cou au thorax. Elle est située à la partie antérieure du cou. — Dans la poitrine elle se divise en deux branches horizontales, les *bronches*.

Bronches. — On donne le nom de bronches aux deux conduits qui résultent de la bifurcation de la trachée.

Poumons. — Les poumons, au nombre de deux sont des organes spongieux, élastiques, qui avec le cœur et l'aorte remplissent la cavité de la poitrine.

Les poumons sont divisés en plusieurs parties qu'on appelle *lobes*. Le *poumon droit* présente *trois lobes*, le poumon gauche présente *deux* lobes.

Les poumons se composent : 1° d'une multitude de petits segments, les *lobules pulmonaires* ; 2° de nombreux canaux ramifiés les *bronches intra-pulmonaires* qui continuent le conduit aérifère jusqu'aux lobules ; 3° d'un *tissu conjonctif, tissu conjonctif du poumon*, qui unit ensemble les lobules et les différentes canaux ramifiés.

Les bronches, à leur arrivée dans les poumons, se divisent comme les branches d'un arbre. en une multitude de petits rameaux qui se terminent par de toutes petites cavités arrondies, qui portent le nom d'*alvéoles*. Les parois de ces alvéoles sont tapissées par les capillaires pulmonaires.

PLÈVRE. — Les poumons sont recouverts par une membrane séreuse, la *plèvre*, qui en facilite les mouvements.

La poitrine est séparée de l'abdomen par une cloison musculaire, appelée *diaphragme*.

Le *diaphragme* s'insère par sa circonférence à tout le pourtour de la base de la poitrine. En arrière, sur les trois premières vertèbres lombaires, sur les côtés, à la face postérieure du cartilage des six dernières côtes, en avant sur le sternum.

X. — Appareil urinaire

L'appareil urinaire se compose de deux parties :

1° Un organe sécréteur, le *rein*, qui élabore l'urine ;

2° *Un système de canaux excréteurs*, qui recueillent l'urine au fur et à mesure qu'elle est secrétée par les reins, et la rejettent ensuite au-dehors.

Ces organes excréteurs sont : les *urétères*, la *vessie* et le *canal de l'urèthre*.

Les *reins* ou rognons, sont deux glandes, ayant la forme d'un gros haricot, situées dans l'abdomen de chaque côté de la colonne vertébrale (région lombaire).

URINE. — L'urine est un liquide jaunâtre, d'une odeur particulière, secrétée par les reins, contenant une certaine quantité d'eau, qui tient en dissolution divers principes salins et des substances azotées provenant de la décomposition des tissus (urée, acique urique, etc...)

La quantité d'urine secrétée dans les vingt-quatre heures est d'environ *1250 grammes*.

RÔLE DES REINS. — Les reins (par l'urine) concourent avec les glandes sudoripares (sueur), les poumons (acide carbonique) et le gros intestin (matières fécales) à débarrasser l'économie de substances impropres à la nutrition.

URÉTÈRES. — L'urine qui s'est formée dans les reins descend par deux tubes, les *urétères* jusque dans la *vessie*.

VESSIE. — La vessie est un réservoir musculo-membraneux, situé dans la cavité du bassin et destiné à recueillir l'urine au fur et à mesure qu'elle lui est apportée par l'urétère et à la conserver jusqu'au moment où le besoin d'uriner se faisant sentir, ses parois se contractent pour chasser ce liquide dans le *canal de l'urèthre.*

Canal de l'urèthre. — L'*urèthre* est un long conduit, étendu du col de la vessie à l'extrémité libre de la verge. Il a une forme courbe. C'est par ce canal que s'écoule l'urine.

Chez la femme les organes urinaires sont les mêmes que chez l'homme, sauf le canal de l'urèthre, qui est plus court.

XI. — Appareil génital

Les organes, qui président *chez l'homme* à la fonction génitale, constituent un organe de secrétion complet dont le produit est le *sperme.*

Le *testicule* est l'organe secréteur du *sperme,* le conduit destiné à transporter ce liquide prend successivement les noms de : *épididyme* et *canal déférent.*

La *vésicule séminale* sert de réservoir ; enfin le canal éjaculateur et l'urèthre forment par leur réunion le canal excréteur (qui conduit au-dehors).

Testicules. — Les testicules, ou glandes séminales, sont destinés à produire l'élément principal du sperme, le *spermatozoïde.* Les testicules, au nombre de *deux,* sont situés au-dessous de la verge, entre les deux cuisses. Ils sont contenus dans les *bourses* ou scrotum.

Sperme. — Le sperme, sécreté par les testicules, est un liquide blanchâtre, épais et filant, d'une odeur caractéristique. Il contient de petits corpuscules mobiles appelés *spermatozoïdes.* Ces petits corps, composés d'une tête et d'une queue, sont animés de mouvements très rapides.

Le *sperme,* élaboré par les testicules, traverse successivement le *canal de l'épididyme,* ensuite le *canal déférent,* qui le dépose momentanément dans un réservoir, la *vésicule séminale.* Dans le coït, au moment de l'éjaculation, le *canal éjaculateur* projette le sperme dans le canal de l'urèthre, et, delà, à l'extérieur.

Verge ou pénis — La verge ou penis est l'organe de la copulation chez l'homme ; elle a pour fonction dans l'acte du coït, de porter le sperme dans les parties génitales de la femme, parcourues par l'ovule, et de favoriser ainsi la fécondation.

À l'état de repos, elle est molle, à l'état d'érection, elle devient dure, volumineuse.

La verge comprend une extrémité antérieure le *gland,* qui est recouvert par un repli de la peau, le *prépuce.* La verge renferme le *canal de l'urèthre.*

L'espace, situé entre les cuisses et qui s'étend de la racine des bourses à l'anus, s'appelle le *périnée.*

Chez la femme, les organes génitaux représentent un appareil de secrétion, *l'ovaire*, dont *l'ovule ou œuf* est le produit.

L'appareil génital de la femme se divise en *organes génitaux externes ou vulve*, et en *organes génitaux internes*.

ORGANES GÉNITAUX EXTERNES. — L'ensemble de ces organes constitue la vulve ou le vestibule du vagin. On trouve sur la ligne médiane, le *clitoris*, le *méat urinaire*, l'*orifice du vagin*. Ces parties médianes sont recouvertes et protégées de chaque côté par deux replis, l'un *interne*, qui forme la *petite lèvre*, et l'autre *externe*, qui constitue la *grande lèvre*, et est un repli de la peau.

ORGANES GÉNITAUX INTERNES. — Le *vagin* est le conduit qui établit la communication entre l'utérus et la vulve ; sa longueur est d'environ 12 centimètres, l'extrémité supérieure du vagin se fixe au pourtour de l'utérus.

L'utérus ou *matrice* est un organe creux, à parois épaisses et contractiles, destiné à recevoir l'ovule après la fécondation, à lui fournir les éléments nécessaires à son évolution, et quand il est arrivé à maturité, à l'expulser au dehors.

Par annexes de l'utérus, on comprend les *ovaires*, qui sont deux glandes, situées de chaque côté de la matrice. Ce sont ces glandes qui produisent les *œufs* ou *ovules*.

Ces *ovules* sont amenés dans la matrice par deux conduits qu'on appelle les *trompes*.

Les organes génitaux de la femme sont contenus dans la partie du squelette qu'on appelle le bassin.

XII. — Organes des sens

1° ORGANE DU GOUT. — La *langue* est un organe musculeux et très mobile, recouvert par la muqueuse linguale à la manière d'un étui.

La surface de la muqueuse de la langue est parsemée d'une multitude de petites élevures, appelées *papilles*.

2° ORGANE DE L'ODORAT. — L'organe de l'odorat comprend le nez, les *fosses nasales* et la *membrane pituitaire*.

NEZ. — Le nez est cette saillie volumineuse située au milieu de la face, entre le front et la bouche. Il se compose des os propres du nez et d'un cartilage, à l'extrémité ; les parties molles du nez sur les côtés s'appellent les *ailes du nez*. — L'extrémité du nez se nomme le *lobule* du nez.

FOSSES NASALES. — Les fosses nasales au nombre de deux, l'une droite, l'autre gauche, représentent deux couloirs longs et anfractueux, dirigés d'avant en arrière et séparés l'un de l'autre par une cloison médiane.

On les divise en trois parties, en allant d'avant en arrière : les *narines, les fosses nasales proprement dites,* et *l'arrière-cavité des fosses nasales.*

1° On appelle *narines,* la partie antérieure de la cavité des fosses nasales ;

2° Les *fosses nasales,* qui font suite aux narines sont tapissées par une membrane muqueuse, muqueuse nasale ou pituitaire, qui est formée par la partie supérieure du pharynx.

La cavité des fosses nasales communique *en arrière* avec le pharynx (arrière-cavité des fosses nasales), *en haut* avec les yeux par le *canal lacrynal* (petit canal, qui s'ouvre dans l'angle interne de l'œil et qui sert de conduit aux larmes), *sur les côtés* avec l'oreille moyenne par la *trompe d'Eustache.*

3° Organe de la vue. — L'organe de la vue est logé dans la cavité orbitaire. Il est pair et symétriquement placé de chaque côté de la ligne médiane.

Paupières — L'œil est protégé en avant par deux replis de la peau, qui forment deux voiles membraneux et mobiles, les *paupières* (supérieure et inférieure). La partie interne des paupières est tapissée par une membrane muqueuse, la *conjonctive,* qui après avoir tapissé les paupières se replie sur elle-même pour revêtir la partie antérieure du globe de l'œil.

Le bord libre des paupières est garni de poils, les *cils.*

Sourcils. — On donne le nom de sourcils à deux saillies arquées et garnies de poils, qui, de chaque côté de la ligne médiane, surmontent les paupières.

Œil ou globe oculaire. — L'œil ou globe oculaire est l'organe essentiel de l'appareil de la vision. Les yeux sont au nombre de deux (œil droit, œil gauche).

L'œil ou globe oculaire est une sphère presque régulière présentant une légère saillie à sa partie antérieure. Il est situé au milieu de l'orbite et peut exécuter des mouvements dans tous les sens.

L'œil se compose de *membranes superposées,* qui forment l'enveloppe de l'œil, et de parties centrales.

1° *Enveloppes.* — 1° *Une membrane fibreuse, la sclérotique,* de couleur blanchâtre, qui forme la tunique externe de l'œil. — On l'appelle aussi *cornée opaque.*

En avant, la sclérotique est ouverte pour recevoir la *cornée transparente,* qui s'insère dans l'ouverture de la sclérotique, comme un verre de montre dans la rainure métallique de la montre.

2° *Une membrane vasculaire* ou *choroïde* placée entre la sclérotique et la rétine. Elle est noire et a pour caractère d'être très vasculaire, ce qui lui a valu le nom de membrane nourricière de l'œil.

La partie antérieure de cette membrane vasculaire s'appelle *l'iris. L'iris* est une membrane musculaire et vasculaire, de couleur variable, présentant au centre une ouverture la *pupille.* Cette membrane (iris) est destinée à régler la quantité de rayons lumineux qui doivent pénétrer dans l'œil, pour cela, la pupille se rétrécit ou s'agrandit. — *3º Membrane nerveuse* ou *rétine* Cette membrane, très mince, s'applique régulièrement sur la membrane choroïde et s'étend depuis le nerf optique, dont elle n'est que l'épanouissement, jusqu'à l'orifice pupillaire.

Parties centrales. — En partant de la cornée transparente, on trouve : 1º *La chambre antérieure de l'œil* ; c'est l'espace compris entre la cornée transparente et l'iris. La chambre antérieure est remplie par un liquide, *l'humeur aqueuse.* 2º *L'iris,* membrane colorée, percée au centre d'une ouverture, la *pupille.* 3º *Le cristallin,* qui a la forme d'une lentille biconvexe, placée derrière l'iris. 4º *Le corps vitré.* C'est une masse transparente, de consistance gélatineuse, qui remplit tout l'espace compris entre le cristallin et la rétine.

Le yeux sont lubréfiés par les *larmes,* qui sont secrétées par une glande (*glande lacrymale*), située dans l'angle externe de l'œil. Les larmes, après s'être étalées sur l'œil, s'écoulent dans le nez par les conduits lacrymaux

4º **ORGANE DE L'OUIE**. — L'oreille se compose de trois parties :

1º *L'oreille externe,* qui comprend le *pavillon de l'oreille* et le *conduit auditif externe.*

Le pavillon de l'oreille est contourné et sert à recueillir les sons, la partie inférieure s'appelle le *lobe.* Le conduit auditif externe fait suite au pavillon de l'oreille.

2º *L'oreille moyenne.* Cette partie est séparée de l'oreille externe par une membrane qu'on appelle le *tympan.* Cette oreille moyenne, ou caisse du tympan, renferme trois petits *osselets :* le *marteau,* l'*enclume,* l'*étrier,* qui ont pour fonction de transmettre à l'oreille interne les vibrations du tympan. — L'oreille moyenne communique avec le nez par un conduit, *la trompe d'Eustache,* qui sert à introduire de l'air dans l'oreille moyenne.

3º *L'oreille interne,* partie essentielle de l'audition, est située dans l'épaisseur du rocher. Elle présente un certain nombre de cavités, désignées sous le nom général de *labyrinthe osseux,* dans lesquelles vient aboutir le nerf auditif — L'une de ces cavités, la *fenêtre ovale,* est fermée par une membrane sur laquelle repose le pied de l'étrier (un des osselets de l'oreille moyenne).

5º **ORGANE DU TOUCHER OU DU TACT**. — La peau est une membrane qui enveloppe le corps tout entier. Elle renferme dans son épaisseur toute une série de petits appareils nerveux destinés à recueillir les impressions, dites *tactiles.* Le maximum de la sensibilité tactile est dans les doigts.

XIII. — Principaux viscères

On appelle *viscères*, les organes situés dans l'intérieur du corps.

1° Crane. Le crâne contient le *cerveau* et le *cervelet*, qui forment l'*encéphale*.

Le *cerveau* est le renflement supérieur de l'axe constituant les centres nerveux. C'est l'*appareil recepteur* des sensations, l'organe qui préside aux actes intellectuels et volontaires.

Le *cervelet* est une masse de substance nerveuse, qui est située au-dessous du cerveau avec lequel elle constitue l'encéphale. — Le cervelet est surtout le centre de coordination des mouvements.

2° Poitrine. Cavité du corps de l'homme, qui contient le *cœur* et les *poumons*. Elle est séparée de l'abdomen par le muscle diaphragme

3° Abdomen ou ventre. Le ventre ou abdomen est la partie creuse du corps de l'homme, située au-dessous de la poitrine, dont elle est séparée par le diaphragme. Le ventre contient l'estomac, les intestins, le foie, le pancréas, la rate, les reins, la vessie.

CHAPITRE II

Notions élémentaires de Physiologie

On entend par *physiologie,* la science médicale, qui a pour objet l'étude des phénomènes de la vie et des fonctions organiques chez l'homme.

Tout ce qui dans l'homme concourt à sa conservation propre et à celle de son espèce est du domaine de la physiologie.

Les phénomènes de la vie individuelle peuvent être envisagés sous trois points principaux :

1° Les uns consistent dans la formation et la transformation incessante des parties dont le corps de l'homme est composé ; ce sont les *fonctions nutritives* (ou fonctions de la vie végétative) : *digestion, absorption, circulation, respiration.*

2° Les autres sont relatifs aux rapports que l'homme entretient avec le monde extérieur, ce sont les *fonctions de relation* ou de la vie animale : les *sensations,* les *mouvements.*

3° Enfin les fonctions de génération, ou reproduction de l'espèce.

1° **Nutrition**

NOTIONS SUCCINCTES SUR LES FONCTIONS DE NUTRITION

La machine animale (corps humain), comme toute autre machine, s'use au fur et à mesure qu'elle fonctionne. Pour réparer les pertes incessantes qu'elle subit du fait de ce fonctionnement, et pour se maintenir constamment dans ses conditions normales, elle emprunte au monde extérieur un certain nombre de substances, dites alimentaires. Mais ces substances, telles qu'elles existent dans la nature, ne sont pas aptes à être absorbées, c'est-à-dire à passer dans la circulation, qui les distribuera ensuite dans toutes les régions du corps. Elles ont besoin pour cela de subir une préparation préalable, qui a pour but et pour résultat de les diviser, de les liquéfier, en un mot, de les rendre absorbables et assimilables. Ces transformations, à la fois physiques et chimiques, constituent ce qu'en physiologie on appelle l'*acte digestif,* et l'on désigne, en anatomie, sous le nom d'*appareil de la digestion,* l'ensemble des organes où elles s'accomplissent.

La *nutrition* est cette fonction à l'aide de laquelle l'économie répare ses pertes incessantes.

On entend par *digestion*, l'ensemble des phénomènes nécessaires à l'assimilation des aliments. La digestion prépare au moyen des aliments les matériaux de réparation dont l'absorption s'empare pour les porter dans la circulation,

Les divers actes de la digestion peuvent être groupés en deux chefs : *phénomènes mécaniques* et *phénomènes chimiques*.

PHÉNOMÈNES MÉCANIQUES. — Ce sont les différents actes qui ont pour but d'introduire les aliments dans la bouche, de les écraser, et le cheminement de ces aliments dans les diverses parties du tube digestif.

Ils comprennent :

1° PRÉHENSION DES ALIMENTS. — Les aliments sont introduits dans la bouche.

2° MASTICATION ET INSALIVATION. — Les aliments sont broyés par les dents et mélangés à la salive (produite par les diverses glandes salivaires) par les divers mouvements de la langue et des joues.

3° DÉGLUTITION. — Les aliments divisés par les dents et mélangés à la salive, passent de la bouche dans le pharynx, du pharynx dans l'œsophage, et de l'œsophage dans l'estomac. C'est à la succession des actes musculaires, qui ont pour but le transport de l'aliment de la bouche dans l'estomac qu'on donne le nom de *déglutition*.

On appelle donc déglutition les divers actes musculaires qui ont pour but de faire cheminer le bol alimentaire de la bouche jusqu'à l'estomac.

Les aliments broyés par les dents et mélangés à la salive, forment une pâte assez consistante, bol alimentaire. qui est ramenée des divers points de la cavité de la bouche, à l'aide de la langue, des lèvres et des joues, sur la face dorsale de la langue. Alors la langue, s'appliquant successivement de sa pointe vers sa base sur la voûte palatine, force le bol alimentaire à traverser l'isthme du gosier.

Ces mouvements constituent le *premier temps de la déglutition*.

Dans le second temps, les aliments après avoir franchi l'isthme du gosier, parcourent le pharynx, qui s'avance au devant d'eux pour les recevoir et les conduit jusqu'à l'entrée de l'œsophage.

Dans le troisième temps, les aliments parcourent l'œsophage jusqu'à l'estomac.

Le premier temps de la déglutition est seul soumis à l'influence de la volonté. Les deux autres temps sont involontaires et le bol alimentaire chemine dans le pharynx et l'œsophage, comme il cheminera dans les autres parties du tube digestif (estomac, intestins), poussé par les contractions des fibres musculaires des diverses parties du tube digestif (mouvements péristaltiques).

Mouvements de l'estomac. — Pendant que les aliments sont contenus dans l'estomac, celui-ci ne reste pas inactif, et il agit, par ses mouvements, pour faciliter le travail de la digestion stomachale en présentant les diverses parties de la masse alimentaire à l'action du suc gastrique.

Mouvement de l'intestin grêle. — Lorsque les phénomènes de la digestion stomachale sont terminés, l'orifice pylorique de l'estomac s'ouvre pour laisser passer la masse alimentaire. Celle-ci s'introduit par doses fractionnées dans le duodenum.

La masse alimentaire parcourt le duodenum, où elle se mélange avec la bile et le suc pancréatique, elle passe ensuite dans le jejunum, puis dans l'iléum.

Le mouvement de progression de la bouillie alimentaire est déterminé par les contractions péristaltiques de l'intestin. Ces mouvements sont des mouvements involontaires ; L'aliment agit sur la muqueuse de l'intestin, à la façon d'un excitant mécanique.

Mouvements du gros intestin. — Les matières alimentaires, qui n'ont point été absorbées dans l'intestin grêle, passent de l'iléum (dernière partie de l'intestin grêle) dans la première partie du gros intestin ou cœcum. Du cœcum elles remontent à droite dans le colon ascendant, s'engagent dans le colon tranverse, descendent à gauche par le colon descendant, traversent le rectum, et sont expulsées au dehors. Mouvements involontaires.

Défécation. — C'est l'acte par lequel le résidu de la digestion est expulsé au dehors.

Phénomènes chimiques de la digestion. — Ce sont les diverses transformations que subissent les aliments pour pouvoir être absorbés.

Les sucs digestifs qui agissent sur les aliments sont: la *salive*, le *suc gastrique*, le *suc pancréatique*, la *bile*, le *suc intestinal*.

1° Les aliments subissent dans la bouche une première transformation au contact de la salive. La salive agit comme dissolvant et agit sur les matières féculentes.

2° Dans *l'estomac*, les aliments sont transformés, au contact du suc gastrique en une bouillie grisâtre *appelé chyme*. (Le suc gastrique dissout les matières albuminoïdes).

3° Dans l'*intestin grêle*, les aliments transformés en *chyme* dans l'estomac, sont transformés dans l'intestin grêle, au contact du suc intestinal, de la bile et du suc pancréatique, en un *liquide blanchâtre*, appelé *chyle*. (Ces sucs agissent sur les matières grasses, les féculents, etc...).

4° *Digestion cœcale.* — Les aliments, après avoir traversé l'intestin grêle et abandonné à l'absorption la majeure partie de leurs produits, s'engagent dans le gros intestin. La fluidité de la masse alimentaire avait diminué le long de l'intestin grêle, elle diminue encore dans son trajet le long du gros intestin. Le résidu de la digestion se présente, en dernier lieu, à l'anus, sous la forme d'une pâte de consistance plus ou moins épaisse.

ABSORPTION. — L'absorption introduit dans la circulation le produit de la digestion.

C'est surtout dans l'intestin grêle que se fait l'absorption des matières alimentaires (*chyle*).

Le chyle est absorbé par les *villosités* de l'intestin grêle, puis passe dans de petits vaisseaux, les *vaisseaux chylifères*, qui viennent se jeter dans un canal central, le *canal thoracique*, qui va se jeter dans la veine cave supérieure (au point de réunion de la veine jugulaire interne et de la sous-clavière gauche).

VOMISSEMENT. — Le vomissement est un acte anormal qui consiste dans le rejet par la bouche des matières alimentaires contenues dans l'estomac.

Cet acte est produit par la contraction des muscles de l'abdomen et du diaphragme, et une exagération des mouvements de l'estomac. En se contractant, ces muscles compriment l'estomac, dont le contenu remonte dans l'œsophage, le pharynx et la bouche.

2° — Respiration

NOTIONS SUCCINCTES SUR LA RESPIRATION.

Le sang artériel, en parcourant les diverses parties du corps, leur abandonne les principes nécessaires à leur nutrition et à leur fonctionnement, et reçoit d'eux, en échange, les matériaux impropres à leur nutrition. Ainsi modifié, le sang prend le nom de sang veineux; il est noir, pauvre en oxygène, surchargé de matériaux de déchet, mais ce qui le caractérise avant tout, c'est qu'il est devenu tout à fait impropre à entretenir la vie.

La respiration a précisément pour but de lui restituer ses qualités premières.

La *respiration* est cette fonction qui a pour but de transformer le sang veineux en sang artériel. Cette fonction consiste en un simple échange de gaz entre le sang veineux et l'air atmosphérique. L'air abandonne au sang son oxygène, tandis que le sang veineux rejette dans l'air de l'*acide carbonique*, de la *vapeur d'eau* et un peu d'azote.

PHÉNOMÈNES MÉCANIQUES. — La respiration comprend *deux mouvements* : *l'inspiration* et *l'expiration*.

L'inspiration est le premier acte de la respiration. Elle a pour but de mettre l'air extérieur en contact avec le sang qui circule dans les capillaires du poumon. Pendant l'inspiration, la poitrine se dilate sous l'influence des muscles inspirateurs; il se produit alors un vide dans les poumons, vide que remplit instantanément l'air atmosphérique.

L'air qui s'introduit dans les poumons entre par les fosses nasales (et par la bouche), traverse le pharynx, le larynx, la trachée et s'engage jusqu'aux extrémités les plus reculées des bronches, dans les alvéoles pulmonaires.

Expiration. — L'expiration est destinée à chasser du poumon l'air qu'il contient et qui a déjà servi à l'*hématose*. Dans l'expiration, le poumon revient sur lui en vertu de son élasticité.

L'homme fait environ 16 à 18 inspirations par minute.

PHÉNOMÈNES CHIMIQUES. — A chaque inspiration une certaine quantité d'air atmosphérique pénètre dans les poumons; à chaque expiration, une certaine quantité d'air est expulsée au dehors; mais l'air qui sort n'est pas identique avec l'air qui entre. Il a subi dans la proportion de ses éléments constituants et aussi dans ses propriétés physiques des modifications qui se rattachent à des changements importants dans la constitution du sang.

Les changements dans les qualités de l'air expiré et les changements correspondants dans la constitution du sang, constituent les phénomènes physico-chimiques de la respiration.

L'air atmosphérique est un mélange d'oxygène, d'azote et de vapeur d'eau.

Le sang veineux est amené dans les poumons par les artères pulmonaires, qui se divisent en un fin réseau de capillaires, qui tapissent les parois des alvéoles pulmonaires. L'air atmosphérique est contenu dans l'alvéole pulmonaire.

C'est à travers les parois de l'alvéole et des capillaires, que se font les échanges gazeux. Le sang veineux abandonne l'acide carbonique qu'il contenait pour prendre l'oxygène de l'air atmosphérique. Le sang ainsi purifié redevient *sang artériel*, rouge vermeil, c'est-à dire, propre à la nutrition des tissus.

Circulation

NOTIONS SUCCINCTES SUR LA CIRCULATION

La *circulation* de l'homme consiste dans le mouvement incessant du sang dans l'intérieur d'un système de canaux ramifiés.

Par ses contractions, le cœur chasse le sang dans les artères. Celles-ci le distribuent dans tous les organes et il revient par les veines à son point de départ, en vertu de son impulsion première et en vertu de la contraction des vaisseaux dans lesquels il est contenu. Entre les artères et les veines, existe un réseau de vaisseaux très fins dans lesquels chemine le sang.

Le cœur de l'homme est un muscle creux. Il est divisé en deux par une cloison verticale, qui le sépare en cœur droit et en cœur gauche ; chaque cœur est divisé en deux cavités: une supérieure, l'*oreillette*, et une inférieure, le *ventricule*. — L'oreillette communique avec le ventricule par une ouverture, qu'on appelle *l'orifice auriculo-*

ventriculaire. Cet orifice est fermé par une valvule, qui s'ouvre de haut en bas. Celle du cœur droit s'appelle la *valvule tricuspide,* celle du cœur gauche, la *valvule mitrale.* Ces valvules ont pour but d'empêcher le sang contenu dans le ventricule de remonter dans l'*oreillette* pendant la contraction du ventricule.

MARCHE DU SANG. — Le sang part du ventricule gauche du cœur par un gros vaisseau, l'aorte, gros tronc artériel dont partent des branches (les artères), qui vont se ramifier dans toutes les parties du corps, en se rapetissant de plus en plus à mesure qn'elles se divisent, pour arriver à un fin réseau de petits vaisseaux, qui sont les *capillaires.* Ces capillaires pénètrent jusqu'aux parties les plus profondes de tous les organes. Ils y forment des réseaux, qui se réunissent ensuite en vaisseaux plus gros, les veines

Les veines se réunissent comme les racines d'un arbre pour former des troncs, qui suivent le même trajet que les artères. Ces troncs aboutissent pour la partie inférieure du corps à la *veine cave inférieure,* et pour la partie supérieure à la *veine cave supérieure.* Ces deux veines se jèttent dans l'oreillette droite du cœur. C'est ce qu'on appelle la *grande circulation* ou circulation générale.

Donc les veines caves supérieure et inférieure amènent le sang veineux, à la cavité supérieure droite du cœur (oreillette droite); de là, il passe dans le ventricule droit, à travers l'orifice tricuspide. Il sort du ventricule droit par l'artère pulmonaire, gros tronc artériel, qui au-dessus du cœur, se divise en deux branches, une droite, une gauche. qui se ramifient dans les poumons. Après s'être révivifié au contact de l'air dans l'alvéole pulmonaire, le sang, redevenu rouge (sang artériel), revient par les *veines pulmonaires* à la cavité supérieure gauche du cœur *(oreillette gauche)*; d'où il passe par l'orifice mitral dans le ventricule gauche et de là dans l'aorte.

Le *trajet* du sang du *ventricule droit* (à travers l'artère pulmonaire, les poumons, les veines pulmonaires) à l'*oreillette gauche,* constitue la *petite circulation* ou *circulation pulmonaire.*

Il y a donc double circulation : l'une part du ventricule gauche, traverse les organes et revient au cœur droit. — L'autre part du cœur droit traverse les poumons et revient au cœur gauche.

Le cœur gauche reçoit du sang *artériel* (venant des poumons) et lance du sang *artériel* (dans les artères).

Le *cœur droit* reçoit du sang *veineux* (venant de tout le corps) et envoie du sang *veineux* (dans les poumons).

Pendant la *systole,* le cœur *se contracte* et lance le sang dans les artères.

Pendant la *diastole* (ou repos du cœur) le cœur se remplit de sang.

À chaque battement du cœur (systole), un jet de sang veineux est lancé dans les poumons et un jet égal de sang artériel est lancé vers les organes.

La pulsation, qu'on sent au niveau des artères *(pouls)*, est causée par la contraction du cœur chassant dans les artères une nouvelle ondée de sang.

Modifications du sang. — Le sang contenu dans les cavités gauches du cœur et dans les artères est du sang pur, rouge vermeil. Mais en même temps que ce sang artériel apporte aux tissus et organes les matériaux de nutrition, il emporte aussi les matières usées, impropres à la nutrition. Au contact de ces matières usées, il devient brun noirâtre et impropre à la nutrition.

En traversant le poumon, il se débarrasse, au contact de l'air, des matières impropres à la nutrition (acide carbonique, etc..), se charge d'oxygène et redevient riche en principes nutritifs.

Fonctions de Relation

Notions succinctes sur les fonctions de Relation

On entend par *fonctions de relation*, les phénomènes de la vie individuelle, c'est-à-dire les phénomènes relatifs aux rapports que l'homme entretient avec le monde extérieur. Ce sont les fonctions de la vie animale.

Les *fonctions de relation* comprennent :

1° Les *sensations,* qui comprennent la vue, l'ouïe, l'odorat, le goût et le toucher.

2° Les *mouvements,* qui comprennent la *locomotion* et ses modes variés, la *voix* et les *expressions du langage mimique,* la *station* et *les diverses attitudes*.

Organes des sens.

Les sens sont au nombre de cinq : la vue, l'ouïe, l'odorat, le goût, le toucher.

1° La *vue* ou la vision est une sensation particulière qui nous décèle la présence des corps et nous donne la notion de plusieurs de leurs propriétés (par exemple, la figure, la couleur, le volume, l'état de repos ou de mouvement). L'appareil de la vision se compose *de l'œil, qui est contenu dans la cavité orbitaire.*

Les objets, qui impressionnent l'organe de la vision, agissent à distance ; ils n'entrent pas en contact avec l'organe de la vision, l'œil ne les touche pas. Il y a entre l'œil, qui voit, et les objets qui sont vus, un agent intermédiaire, véritable excitateur de l'œil. Cet agent intermédiaire, qui vient impressionner les parties sensibles de l'œil, *est la lumière.* On peut donc définir la vue : le sens à l'aide duquel nous connaissons les corps lumineux (que ceux-ci soient lumineux par eux-mêmes ou par réflexion).

Pour que les phénomènes de la vision puissent s'accomplir, trois conditions sont nécessaires.

1° Les corps doivent être lumineux.

2º La membrane sensible, rétine, sur laquelle vient agir la lumière, doit être intacte et communiquer avec le cerveau par un conducteur (nerf optique) chargé de transmettre les impressions.

3º Il faut enfin, qu'entre la membrane sensible à la lumière et l'objet lumineux, existe un appareil qui reproduise sur cette membrane l'image des objets, cet appareil est représenté chez l'homme par le globe de l'œil.

Diverses parties de l'œil concourent aussi, mais indirectement à l'accomplissement de la sensation visuelle. Tels sont les muscles de l'œil, qui lui donnent sa mobilité, les glandes lacrymales, les paupières, les cils et sourcils, qui protègent les milieux transparents de l'œil et maintiennent les qualités nécessaires au passage des rayons lumineux au travers de leur substance.

Les rayons lumineux, qui doivent arriver aux éléments sensibles de la rétine, ont à traverser une succession de milieux transparents, qui sont à partir d'avant en arrière : la *cornée transparente*, l'*humeur aqueuse*, le *cristallin*, le *corps vitré* et l'*épaisseur même* de la rétine.

Ouïe. — L'ouïe est le sens, qui nous donne la notion du son.

L'organe de l'ouïe, ou l'oreille, se compose chez l'homme de trois parties : *l'oreille externe*, comprenant le pavillon et le conduit auditif externe, *l'oreille moyenne* ou caisse du tympan, séparée de l'oreille externe par la membrane du tympan, elle contient les trois osselets de l'ouïe (marteau, enclume, étrier), *l'oreille interne* contenue dans les os du crâne (temporal); c'est la partie essentielle de l'appareil de l'audition. Elle se compose d'un ensemble de cavités osseuses, communiquant toutes les unes avec les autres et contenant un liquide transparent dans lequel les divisions terminales du nerf auditif sont en suspension.

Ces cavités osseuses sont complètement séparées de la caisse du tympan, en dedans de laquelle elles sont situées. L'oreille interne présente deux orifices, la *fenêtre ronde* et la *fenêtre ovale*, fermées l'une par une membrane et l'autre par la base de l'*étrier*.

La *conque* et *l'oreille externe* (conduit auditif externe) servent à recueillir les sons.

La *membrane du tympan* reçoit les vibrations sonores. Ces vibrations sont transmises à l'oreillette interne par la *chaîne des osselets*, dont le manche du marteau s'appuie sur le tympan et la base de l'étrier sur la fenêtre ovale de l'oreille interne.

La *trompe d'Eustache* s'ouvrant dans le pharynx établit une communication entre l'air extérieur et l'air contenu dans la caisse du tympan.

La trompe est destinée à maintenir l'air intérieur de la caisse à la même pression que l'air extérieur.

Dans l'oreille interne, le nerf auditif reçoit sur ses divisions terminales l'impression des vibrations sonores et la conduit à l'encéphale.

ODORAT. — Le sens de l'odorat est celui qui nous donne la notion des odeurs.

L'appareil de l'odorat se compose d'une membrane qui tapisse les fosses nasales.

Cette membrane muqueuse, dans laquelle viennent s'épanouir les terminaisons du nerf olfactif, tapisse les parties saillantes du nez (les cornets) et pénètre dans les anfractuosités du frontal et du maxillaire inférieur.

GOUT. — Le sens du goût est celui qui nous donne la notion des saveurs. La saveur est la sensation particulière qui résulte de l'action des corps sapides sur l'organe du goût. Les corps n'agissent sur le sens du goût qu'à l'état liquide.

L'organe principal du goût est la langue.

La langue possède, à sa surface, une membrane muqueuse riche en vaisseaux et en nerfs et pourvue de papilles nombreuses de formes différentes. Ces papilles sont le siège exclusif de la sensation du goût.

TOUCHER. — Le sens du toucher, répandu sur toute l'enveloppe cutanée, est celui qui nous fournit les notions les plus nombreuses et variées.

Le *toucher* nous donne la sensation de *douleur*; le toucher nous avertit de la présence des corps; il nous éclaire sur *leur forme*, sur leur *consistance*, sur leur *poids*, sur leur *température*.

Le toucher peut s'exercer par toute la surface de la peau, par toutes les parties du corps dites sensibles, mais certaines parties possèdent une finesse que n'ont pas les autres.

La peau, qui tapisse les mains et surtout la face palmaire des doigts, est par excellence le centre du toucher.

2º MOUVEMENTS.

Les mouvements qui s'accomplissent dans l'économie animale sont nombreux et variés.

Les mouvements se divisent en *mouvements volontaires* et *mouvements involontaires*. On désigne sous le nom de mouvements volontaires, ceux qui sont soumis à l'empire de la volonté. Tels sont par exemple les mouvements de la locomotion (marche, saut, etc).

Les mouvements sont sous la dépendance du système musculaire; ils résultent, en d'autres termes, de la contraction des muscles. Les muscles sont les agents actifs du mouvement, les os sur lesquels les muscles s'insèrent en sont les léviers passifs. Ces léviers, articulés entre eux de manières diverses, changent de rapports les uns avec les autres, lorsqu'ils sont mûs par la contraction musculaire et déterminent les attitudes et les divers mouvements du corps.

Les mouvements les plus étendus et les plus saisissants sont les mouvements de *locomotion* en vertu desquels l'homme et les animaux changent leurs rapports avec les corps environnants et se meuvent dans les milieux qui les contiennent, tels sont : la course, la marche, le saut, le vol, la natation).

Un autre ordre de *mouvements partiels* ou *mouvements sur place*, consiste dans les changements respectifs des divers segments mobiles, qui composent le squelette ; changements en vertu desquels le corps peut prendre les *attitudes* les plus diverses et dans lesquels les membres et la colonne vertébrale jouent le principal rôle.

Les diverses fonctions des organes des sens, la production du son, de la voix, celle de la parole, nécessitent aussi des mouvements variés et plus ou moins complexes.

Voix. Parole. — On donne le nom de voix au son que l'homme et les animaux supérieurs font entendre en chassant l'air de leurs poumons au travers du larynx convenablement disposé.

La *parole,* dont l'homme seul est en possession, consiste dans certaines modifications apportées aux sons de la voix par les parties qui surmontent le larynx. En d'autres termes, la parole est la voix articulée.

L'appareil de la voix se compose de trois parties essentielles :

1º D'*organes* qui chassent l'air au travers du larynx et qui remplissent, dans la production de la voix, l'orifice de soufflets d'orgue, ce sont les poumons, auxquels il faut joindre les bronches et la trachée, qui font l'orifice de porte-vent.

2º Du *larynx*, dans lequel l'air chassé par les poumons, vient résonner sur certaines parties, dites *cordes vocales*, qui résonnent à la manière des anches.

3º Du *tuyau vocal*, c'est-à-dire des cavités compliquées (pharynx, bouche, fosses nasales) qui surmontent le larynx et que le son traverse pour sortir au dehors.

Mouvements involontaires. Les mouvements involontaires sont ceux qui sont soustraits à l'action de la volonté. Ce sont les mouvements de la vie organique, par exemple les divers mouvements exécutés par le tube digestif (œsophage, estomac, intestins), qui se meut sur les aliments contenus dans sa cavité pour les faire cheminer du pharynx à l'anus.

A chaque moment, le cœur se contracte sur le sang, qui y afflue et le fait progresser dans les artères. Les artères, les capillaires et les veines se meuvent sur le sang par un mouvement en retour, dû à l'élasticité de leurs parois.

Tous ces mouvements sont des mouvements involontaires.

Fonction du système nerveux

(Innervation)

Le système nerveux, composé de masses centrales (cerveau, cervelet, moelle épinière) et de prolongements périphériques (nerfs), répandus dans les diverses parties du corps, est le siège de la sensibilité, l'organe récepteur des sensations perçues par les sens et le siège des facultés intellectuelles et affectives. Il est l'agent incitateur des mouvements volontaires ou involontaires, et il tient sous sa dépendance dans une certaine mesure, les fonctions de nutrition.

Les prolongements du système nerveux ou nerfs, conduisent les impressions sensitives (nerfs sensitifs), qui vont des organes périphériques vers les centres nerveux. et les incitations motrices (nerfs moteurs), qui vont des centres nerveux aux muscles (organes contractiles).

Génération

Notions succinctes sur les fonctions de Génération

La *génération* est cette fonction par laquelle les animaux se reproduisent et donnent naissance à des individus semblab'es à eux.

Dans l'espèce humaine, la génération exige le concours des deux sexes.

L'homme naît d'un œuf. Cet œuf, formé dans l'ovaire de la femme, se détache à certaines époques (tous les mois au moment des menstrues ou règles). Tantôt il sort sans être fécondé ; tantôt la liqueur mâle (sperme) secrétée par l'homme et introduite dans l'intérieur des organes de la femme, féconde l'ovule. Celui-ci s'arrête alors dans l'utérus, s'y développe, s'y accroît et donne un nouvel être.

ORGANES FEMELLES. — Les organes génitaux de la femme représentent un organe de secrétion ; c'est *l'ovaire,* qui est l'organe secréteur, et l'œuf ou ovule est le produit.

Les organes génitaux de la femme se composent :

1° Des *ovaires* dans lesquels se forment les ovules.

2° Des *trompes,* dónt le pavillon reçoit l'ovule pour le conduire dans l'utérus,

3° De *l'utérus* ou matrice, sorte de réservoir qui retient l'ovule fecondé pendant la durée de son développement.

4° Du *vagin et de la vulve*, qui donnent issue au produit de la conception et qui sont aussi des organes de copulation (rapprochement des sexes).

ORGANES MALES. — Les organes génitaux de l'homme se composent :

1° Des *deux testicules*, renfermés dans le scrotum, qui secrétent la liqueur fécondante ou sperme.

Le sperme contient des corpuscules mobiles, *spermatozoides*.

2° De *l'épididyme et du canal déférent*, longs conduits par où passe le sperme après qu'il a été secrété.

3° Des *vésicules séminales,* sorte de réservoir, qui contient le sperme.

4° *Du canal éjaculateur et de l'uréthre*, qui conduisent et projettent le sperme au-dehors.

FÉCONDATION. — L'élément mâle est le *spermatozoïde* contenu dans le *sperme*. L'élément femelle est *l'ovule*, secreté par *l'ovaire*.

Le rapprochement de l'homme et de la femme s'appelle coït. Le membre viril introduit dans le vagin, dépose le sperme sur le col de l'utérus et dans le fond du vagin. — Les spermatozoïdes pénétrent dans l'utérus, où leur mouvement ascensionnel est facilité par les cils vibratiles de la matrice.

Si le coït coïncide avec une période de secrétion de l'ovule, le spermatozoïde pénétre dans son intérieur.

L'ovule est alors fécondé, il s'arrête dans l'utérus, où il se greffe t se développe.

Le développement de l'œuf humain demande neuf mois pour arriver à maturité.

Au bout de neuf mois, l'enfant est expulsé de la matrice (accouchement).

CHAPITRE III

Notions de Séméiotique et de Pathologie

— *1° Qu'est-ce qu'une maladie ?*

On entend par maladie une altération de la santé, un trouble dans les forces et le bon fonctionnement des organes.

Division. — Les maladies sont divisées en maladies *externes* et maladies *internes, aiguës* ou *chroniques*.

Les maladies *externes* sont celles qui s'adressent aux parties extérieures du corps, que l'on peut constater par la vue : (par ex. les maladies des articulations, maladies vénériennes, etc...)

Les maladies *internes* sont celles qui affectent les organes internes (ex. maladies du cœur, des poumons, de l'intestin, etc...)

Les maladies *aiguës* sont celles qui paraissent subitement avec des symptômes évidents et de courte durée, et avec *de la fièvre.*

Les maladies qui durent longtemps sont ce qu'on appelle les maladies *chroniques.* Les maladies chroniques débutent d'emblée sous cette forme chronique, ou succèdent à une maladie aiguë.

Les maladies *internes* et *externes* peuvent être aiguës ou chroniques.

Classification. — On classe les maladies en trois catégories :

Maladies sporadiques,

Maladies épidémiques,

Maladies endémiques.

Les maladies *sporadiques* sont celles qui attaquent isolément quelques individus dans la masse de la population, sans cause locale ou générale appréciable (par ex. bronchite, rhume, maladie de cœur, etc.)

Les maladies endémiques sont celles qui sont produites par une cause locale, agissant d'une manière permanente ou par intervalle. Ce sont les maladies localisées d'une façon permanente dans certaines localités (ex. le choléra, la fièvre paludéenne sont endémiques en Indo Chine, etc.)

Les maladies endémiques peuvent se transformer passagèrement en *épidémies*, c'est-à-dire atteindre un très grand nombre d'individus dans la même localité, et se propager à des contrées où elles ne règnent pas d'habitude.

On entend par *épidémie*, toute maladie qui, dans une même localité, attaque en même temps un grand nombre de personnes. On
dit que les maladies épidémiques sont contagieuses, parce qu'elles
peuvent se communiquer par le contact, par l'air, par l'eau, etc.

Ainsi donc une *maladie endémique*, c'est-à-dire localisée dans un
pays d'une façon persistante, peut devenir *épidémique*, c'est-à-dire
attaquer un grand nombre d'individus à la fois dans la même loca-
lite. *Le caractère des maladies épidémiques, c'est qu'elles peuvent se
propager à de grandes distances.*

Par exemple, le choléra, la variole sont des maladies endémiques
en Indo-Chine, elles peuvent n'attaquer que quelques personnes
isolées, mais elles peuvent aussi attaquer un grand nombre de personnes, et au lieu de rester cantonnés dans un endroit, elles peuvent se répandre au loin ; on dira alors qu'il y a une épidémie de
variole, de choléra.

Un individu atteint de variole par exemple, peut quitter Saigon
pour aller à Mytho. Arrivé à Mytho, il communique sa maladie à
un habitant de Mytho, qui la communique à d'autres personnes.
Cet individu donne ainsi naissance à une *épidémie*. Voilà ce qu'on
appelle une maladie *contagieuse*.

— Que faut-il étudier dans une maladie ?
On doit étudier dans une maladie:
1° Les causes, ou *étiologie* de la maladie ;
2° Les symptômes, ou manifestations générales ou locales:
3° Le diagnostic, ou art de reconnaître une maladie ;
4° La marche ou évolution de la maladie;
5° Le pronostic, ou art de prévoir l'issue d'une maladie ;
6° Le traitement curatif, ou art d'administrer des médicaments,
de guérir une maladie ;
7° La prophylaxie, ou moyens de prévenir les maladies.

Étude des causes des maladies.
On entend par cause d'une maladie tout ce qui produit la maladie,
c'est-à-dire les influences qui amènent un désordre dans l'organisme ; par exemple, le refroidissement qui provoque une bronchite.
On désigne sous le nom d'*étiologie*, la partie de la médecine,
qui traite des causes des maladies.
Les causes sont partagées en trois sections :
1° Les causes intrinsèques,
2° Les causes extrinsèques,
3° Les causes pathologiques.

1° Causes intrinsèques. — On appelle causes intrinsèques les
causes, qui tiennent à l'individu lui-même.
Ces causes sont ;
1° L'*hérédité*, c'est-à-dire la transmissibilité des manières d'être

physiques et morales des parents aux enfants. L'enfant hérite des défectuosités de ses parents et de leurs prédispositions morbides. Par ex. les parents peuvent transmettre à leurs enfants : la tuberculose, la syphilis, la lèpre.

2° *L'âge*. Certaines prédispositions aux maladies se rapportent aux différents âges de la vie.

3° Le *sexe*. Certaines maladies s'observent plus fréquemment chez les hommes que chez les femmes.

4° *L'abus des fonctions, ou leur insuffisance.*

L'exercice des fonctions peut devenir par lui-même le point de départ de désordres persistants, lorsqu'il est poussé jusqu'à l'excès, ou lorsqu'il est insuffisant. (Par exemple : le trouble des fonctions digestives à la suite d'excès de nourriture ou de boissons).

L'ankylose (ou perte des mouvements) d'une articulation, restée longtemps sans être utilisée.

2° CAUSES EXTRINSÈQUES. — On entend par causes extrinsèques, l'influence des causes extérieures.

L'homme subit l'influence du milieu dans lequel il vit.

Ces causes extrinsèques sont :

1° *Causes physiques* : *chaleur* (insolation, coup de chaleur, brûlures, etc...)

Froid, refroidissement (bronchite, angine, etc.)

Lumière, la trop grande lumière fatigue les yeux.

Sol, influence des terrains marécageux (paludisme etc..)

2° *Causes mécaniques. Les traumatismes* ou violences extérieures, qui produisent une blessure ou une contusion.

La commotion, ou ébranlement plus ou moins violent imprimé au corps (coup de bâton sur la tête, par ex. etc..)

3° *Causes chimiques. Empoisonnements* par les minéraux, végétaux, etc.

Alimentation défectueuse (aliments avariés).

Air vicié, asphyxie (fosses d'aisances ou souterrains, etc..)

4° *Causes animées. Insectes* (moustiques, puces, poux) acare de la gale, etc.

Tœnia ou vers intestinaux (lombrics)

Morsures de serpents, morsures de chiens, etc.

Microbes. — On désigne sous ce nom des êtres organisés, infiniment petits, que l'on trouve partout dans l'air, dans l'eau et dans le sol. Ils se reproduisent avec une rapidité prodigieuse, envahissent toutes les substances et tous les milieux et déterminent souvent des maladies très graves (choléra, variole, lèpre).

3° CAUSES PATHOLOGIQUES. — Ce sont les causes constituées par une maladie antérieure.

Les troubles, produits par une maladie, peuvent à leur tour occasionner d'autres troubles dans l'organisme ; par exemple, une blennorrhagie produit un rétrécissement du canal de l'urèthre ; ce rétré-cissement empêchant la vessie de se vider facilement peut détermi-ner l'inflammation de la vessie (ou cystite), etc....

Étude des symptomes.

On appelle *symptômes,* les manifestations locales ou générales d'une maladie.

Les maladies donnent lieu à des troubles fonctionnels de nature diverse, qui peuvent se produire : 1º dans l'organe affecté ; 2º dans d'autres organes reliés au premier par des rapports physiologiques. 3º dans tout l'organisme. Ces troubles sont subordonnés à la lésion, naissent, se développent et disparaissent avec elles.

Étude des signes extérieurs.

Nous nous sommes occupés jusqu'à présent de l'étude de la ma-ladie, des causes qui peuvent la produire. Il nous reste maintenant à indiquer quelles sont les règles genérales auxquelles le médecin doit se conformer pour en reconnaître la *nature,* en *prévoir l'issue* et la *bien traiter.* C'est à proprement parler l'art médical, qui com-prend le *diagnostic,* le *pronostic* et le *traitement.*

Diagnostic, ou art de reconnaître les maladies.

Quand on se trouve en présence d'un malade, on doit chercher à déterminer successivement quels troubles fonctionnels il présente, à quelles lésions et à quelle affection se rattachent ces troubles et de quelle maladie ils dépendent.

Pour faire le *diagnostic de l'affection,* il faut déterminer le *siège,* l'*étendue* et la *nature* de la lésion qui la caractérise.

Le *diagnostic du siège* repose en premier lieu sur la nature des troubles fonctionnels, qui permet souvent de dire quel est l'organe lésé On peut déterminer le siège de la lésion par l'étude des modi-fications physiques que la lésion produit dans les organes. Ces modifications sont révélées par les divers procédés que le médecin a à sa disposition et qui sont : l'*inspection,* la *palpation,* la *mensu-ration,* la *percussion* ou l'*auscultation.*

La *diagnostic de l'étendue de la lésion* peut être apprécié par les résultats de l'*exploration directe* et par la *nature de l'affection.*

La nature de la lésion peut être indiquée par la simple inspection, quand elle intéresse la peau. Dans le cas contraire, il faut tenir compte de la nature des accidents.

Pour faire le diagnostic de la maladie. il faut se renseigner sur les commémoratifs, c'est-à-dire rappeler les souvenirs du malade sur les débuts de sa maladie et étudier le mode d'évolution des accidents. Il faut aussi avoir bien soin de noter les antécédents per-sonnels et héréditaires du malade.

Examen du malade. — L'examen du malade doit se faire le plus complètement possible. Cet examen doit être *méthodique*. Les questions doivent être posées, les plus courtes possible et parfaitement claires pour le malade.

Quand on arrive près d'un malade, il faut lui poser les questions suivantes :

1° Questions générales. — Savoir son nom, son âge, sa profession; il est parfois utile aussi de s'informer de la localité qu'il habite (paludisme) et de celles qu'il a habitées précédemment.

(Pourquoi entrez-vous à l'hôpital?) (Où avez-vous mal?). — La réponse du malade fera connaître le siège de la lésion.

On s'informe des commémoratifs, c'est-à-dire on questionne le malade sur le début de la maladie. (Depuis combien de temps, êtes-vous malade?) (Comment cela a-t-il commencé?). Par les réponses du malade et par l'examen rapide que l'on fait en même temps de l'ensemble de sa personne, de sa manière de parler, on peut, en général, conclure s'il s'agit d'une maladie *aigue* ou d'une maladie *chronique* et souvent aussi quel est l'organe malade.

Lorsque la maladie est récente (maladie aigue), il est important de savoir si le malade a présenté de la fièvre et pour s'en rendre compte on demande s'il a eu des frissons (ou s'il a tremblé de froid), sensation de chaleur, mal de tête, courbature, douleur quelque part, etc.

Si la maladie est chronique et pour certaines maladies (lèpre, tuberculose, syphilis), il faut demander au malade, si ses parents étaient atteints de la même maladie.

2° Examen rapide du malade. — Tout en posant les questions générales, on procède à un examen rapide du malade. Aspect du malade. Etat de sa face. Etat des mains et des pieds.

3° On procède ensuite à un examen rapide des principales fonctions.

Examen de l'appareil digestif.
Examen de l'appareil respiratoire.
Examen de la peau (couleur de la peau, taches, etc.)
Examen des os, articulations, muscles.
Examen de l'appareil génital.
Tout cet examen doit se faire rapidement et aussi complètement que possible.

4° Diagnostic. — Cet examen général étant terminé, on connaît le siège, ou la nature de la maladie et on établit le diagnostic, après avoir résumé brièvement et rapproché les principaux symptômes observés.

5° Etat actuel du malade. — Après avoir établi le diagnostic, c'est-à-dire, quand on a reconnu à quelle affection on a affaire, on termine cet examen du malade en notant les symptômes actuels (les signes existant au moment de l'exploration).

On examine le pouls, on note sa fréquence.

On note en même temps l'état de la peau, si elle est chaude, froide, sèche, couverte de sueur, etc...)

On prend la température du malade.

6º PRONOSTIC. — Quelle peut être l'issue de la maladie?

7º ON PRESCRIT LE TRAITEMENT.

MARCHE DE LA MALADIE. *Convalescence.*

Nous venons d'étudier les causes et les symptômes des maladies, il reste à parler de l'évolution des maladies, c'est-à-dire des différents phénomènes que présente une maladie depuis l'apparition des premiers symptômes jusqu'à la fin de la maladie (ou guérison).

L'évolution diffère suivant que la maladie est *aiguë ou chronique.*

A. Maladies aiguës. — On distingue : une période d'incubation, d'invasion, une période d'état, et une période de déclin, à laquelle fait suite la convalescence.

La *période d'incubation,* c'est le temps qui s'écoule entre le moment où l'organisme subit l'influence de la cause morbifique et celui où se manifestent les premiers symptômes de la maladie.

Sa durée varie avec les différentes maladies.

La *période d'invasion,* est caractérisée par l'apparition des premiers symptômes. La maladie une fois déclarée, le premier symptôme qu'on observe, est la fièvre. La température du corps est plus ou moins élevée.

La *période d'état,* c'est celle dans laquelle la fièvre se maintient au voisinage de son chiffre le plus élevé (paroxysme). Sa durée est variable.

La *période de déclin* est caractérisée par la chute de la température, qui tend à revenir à la normale et par la disparition des principaux symptômes de la maladie. La période de *déclin* prend le nom *de crise* quand elle évolue rapidement.

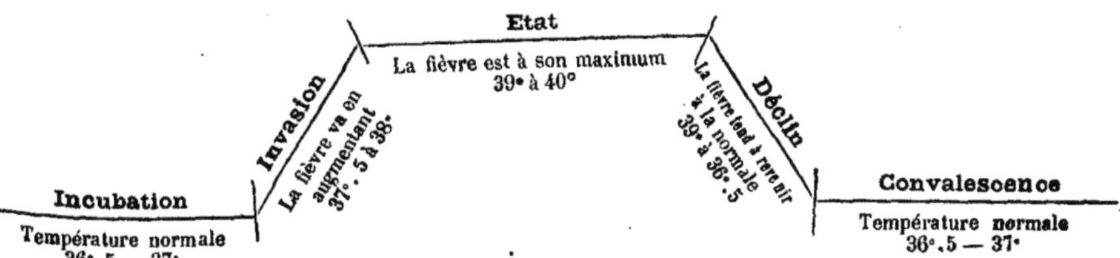

b. Dans les maladies chroniques, la marche de la maladie est tout-à-fait irrégulière. Ces maladies traînent en longueur et ne guérissent pas.

Convalescence. — Lorsque les symptômes propres de la maladie ont cessé, le malade ne revient pas tout de suite à son état normal ; il faut un certain temps pour que les désordres se réparent, que les fonctions se rétablissent et que les forces reviennent. C'est cette période que l'on désigne sous le nom de *Convalescence*.

5· Pronostic ou art de prévoir l'issue des maladies. Prévoir l'issue des maladies, leur durée, les désordres qu'elles laissent après elles, tel est l'objet du pronostic. Les signes du pronostic se tirent des symptômes, de la nature de la maladie, de la constitution générale du sujet, du milieu dans lequel il vit, etc...

Dans les maladies *aiguës*, la gravité est en rapport avec la durée et l'intensité de la fièvre.

Dans les maladies *chroniques*, il faut distinguer :

1º Celles dont les progrès sont incessants et inévitables (lèpre, la rage, etc...) : le pronostic de ces maladies est nécessairement fatal.

2º Celles qui peuvent être enrayées ou même guéries (syphilis) ; le pronostic de ces dernières maladies est moins sévère.

6º Traitement. — La médecine a pour but de prévenir les maladies et de les guérir, ou tout au moins de les soulager. Elle prend dans le premier cas le nom de *prophylaxie* et, dans le second, celui de *curatif*.

La *prophylaxie* est donc le traitement préventif des maladies. La prophylaxie, c'est la partie de la médecine, qui enseigne à se défendre contre les maladies.

L'*hygiène*, c'est la partie de la médecine qui donne les règles pour la conservation de la santé.

Le *traitement curatif* ou thérapeutique est la partie de la médecine qui traite des propriétés des médicaments et de la façon de les employer.

Que doit faire un médecin, qui se trouve en présence d'un malade, et qui, après avoir analysé les symptômes et posé le diagnostic de la maladie, doit instituer le traitement curatif ?

Le *médecin qui se trouve en présence* d'un malade peut avoir à répondre à trois ordres d'indications.

1º Indications fournies par la *cause* qui a produit la maladie.

11º Indications fournies par les *lésions*.

111º Indications fournies par les *symptômes*.

1º Indications fournies par la cause.

Ces indications n'existent que si la cause est persistante. Les causes, dont l'action est momentanée et cesse du moment où la lésion a commencé à se développer, échappent nécessairement à toute intervention thérapeutique. (Par ex. refroidissement, traumatisme, etc...)

L'action sur la cause déterminante a une importance capitale, elle peut suffire à enrayer la maladie. Par exemple, s'il s'agit d'une maladie parasitaire, la destruction de l'animal ou végétal, qui s'est développé dans l'organisme, a souvent pour résultat la disparition des accidents que provoquait sa présence (ex. gale, tœnia, etc...).

Dans toutes les maladies infectieuses, on doit tenter d'agir de même sur l'élément animé (microbe), qui en est la cause (choléra, syphilis, etc...).

Le traitement des plaies souillées, par les antiseptiques, a pour but non seulement d'en hâter la guérison, mais aussi d'empêcher le développement des accidents graves dont ces plaies souillées pourraient être le point de départ.

Dans les empoisonnements, les poisons doivent être également détruits, expulsés au dehors du tube digestif, ou transformés en substances inoffensives. On n'a d'action sur eux, que quand ils sont encore dans les voies digestives, ils peuvent alors être expulsés à l'aide de vomitifs ou de purgatifs, ou alors on les transforme en substances inoffensives en faisant absorber au malade des médicaments qui annihilent le pouvoir toxique de ces poisons.

La thérapeutique doit s'adresser aussi aux *causes internes*. Chaque fois qu'une *diathèse* (ou prédisposition à contracter une maladie, l'*hérédité*) est en jeu, le traitement général peut avoir une importance capitale (par ex. le traitement mercuriel chez les enfants nés de parents syphilitiques).

2° INDICATIONS FOURNIES PAR LES LÉSIONS (ou traitement de l'affection). Considérées au point de vue des indications qu'elles fournissent à la thérapeutique, les lésions peuvent être divisées en *actives* et en *passives*.

Lésions actives: (*Inflammation*, *hémorrhagie*, etc..).—Ces lésions sont l'inflammation, la congestion ; on les traite par l'action directe du froid (réfrigérants), de façon à diminuer l'afflux du sang dans les parties malades. On peut utiliser aussi les révulsifs (teinture d'iode, ventouses, pointes de feu), qui ont pour but de détourner d'un organe le sang, qui occasionne la congestion de cet organe.

Les *hémorrhagies* sont combattues par les agents hémostatiques, la compression et quelquefois par la chaleur (qui agit en resserrant le calibre des vaisseaux).

Lésions passives. — L'inflammation dans les lésions passives est une cause pathologique, c'est-à-dire une lésion occasionnée par une autre maladie (par ex. œdeme ou hydropisie dans les maladie du cœur. C'est un trouble dans la circulation générale, produite par une lésion du cœur).

On traite les lésions passives par les mêmes moyens que les lésions actives, mais ici, on peut essayer d'agir sur l'état général, par ex. sur les reins par les *diurétiques*.

3° INDICATIONS FOURNIES PAR LES SYMPTÔMES.

Les médicaments qui agissent sur les causes et sur les lésions, modifient par cela même les symptômes (par ex. le traitement de la cause qui produit la gale en fait disparaître les symptômes).

Mais les troubles fonctionnels, c'est-à-dire les divers symptômes de la maladie sont en outre par eux-mêmes une source d'indications thérapeutiques, et ils peuvent être modifiés par des moyens, qui restent sans actions sur la *lésion* aussi bien que sur la *cause* qui l'a produite.

C'est ainsi que l'on combat la *douleur* par l'*opium*, l'*éther*, le *chloroforme*, etc.

La *diarrhée* par l'*opium* et les *astringents*.

L'*expectoration* dans la *bronchite* par les balsamiques.

La constipation par des médicaments susceptibles d'exagérer le flux intestinal (*purgatifs salins*) ou de provoquer des mouvements plus accentués (*drastiques*, etc.).

Cette thérapeutique symptômatique est souvent la plus importante; elle domine tout, lorsqu'il s'agit de soulager le malade, de parer à un accident qui peut mettre en danger la vie du malade, (par ex. arrêter une hémorrhagie, combattre la suffocation dans la bronchite, etc.).

Dans les maladies incurables (chroniques ou autres, *lèpre*, etc..) le médecin ne peut combattre que le symptôme, mais son intervention est néanmoins des plus utiles, puisqu'elle peut diminuer, sinon annihiler la souffrance, et prolonger l'existence en soutenant les forces du malade

Fièvre

La température normale de l'homme varie de 36,5° à 37°

Lorsqu'on veut apprécier la température, on se sert d'un instrument qu'on appelle le thermomètre. Pour prendre la température d'un malade, on place le thermomètre dans l'aisselle et on le laisse en place pendant vingt minutes.

La *fièvre* est un état maladif, qui accompagne ordinairement les autres maladies et est caractérisé par l'élevation de la température normale du corps.

TRAITEMENT. Quand un individu a la fièvre, il faut le traiter par le repos, la quinine, l'antipyrine. la diète. Purger légèrement jusqu'au moment, où ayant déterminé la cause du malaise, on pourra donner le traitement de la maladie.

INTERROGATOIRE D'UN MALADE

1o Questions générales

Nom.

Age,

Profession.

De quelle localité êtes-vous?

Pourquoi entrez-vous à l'hôpital?

Où avez-vous mal?

Depuis combien de temps êtes-vous malade?
Comment a commencé votre maladie?
Avez-vous eu la fièvre (fièvre continue ou bien des accès intermittents ?)
Est-ce la première fois que vous êtes malade?
Vos parents avaient-ils la même maladie?

2° Inspection rapide du malade.

Aspect du malade.
Les caractères de sa face.
État des mains, des pieds, etc... ·

3° Examen de l'appareil digestif

Examiner la langue.
Avez-vous de l'appétit?
Digérez-vous bien ce que vous mangez?
Allez-vous à la selle.
Combien de fois par jour ?
Urinez-vous bien?

4° Examen de l'appareil respiratoire.

Toussez-vous ?
Est-ce la première fois que vous toussez?
Depuis combien de temps ?
Avez-vous craché le sang?
A quel endroit de la poitrine avez-vous mal?
Comment sont les crachats.

5° Examiner la peau.

Couleur de la peau (lèpre)
Taches (syphilis, lèpre).
Eruptions (rougeole, variole, roséole).

6° Examen des articulations

Des os.
Des muscles.

7° Examen de l'appareil génital.

Gland (chancres, balanite).
Prépuce (chancres).
Canal de l'urèthre (urèthrite).
Testicule (orchite).
Ganglions (engorgement général, bubon ou adénite).

8° Résumer les symptômes observés.

· ·

9° Diagnostic.

10° Examiner l'état actuel du malade.

A-t-il la fièvre ? Température, état de la peau (froide, chaude, sèche, couverte de sueurs, etc...).
Etat du pouls (nombre de pulsations).

11° Pronostic.

Qu'elle peut-être l'issue de la maladie?

12° Traitement.

———◆———

II. — MÉDECINE

1º Maladies internes

CHAPITRE 1ᵉʳ

1º Maladies du tube digestif

1º Embarras gastrique. — L'embarras gastrique est un trouble survenu dans les fonctions digestives.

SYMPTOMES. — On éprouve un malaise général avec de la fièvre, de la courbature, mal de tête, perte de l'appétit, dégoût des aliments, un mauvais goût dans la bouche (la bouche est amère), la langue est pâteuse, blanche, quelquefois on éprouve des envies de vomir (nausées). Il existe de la constipation, ou, au contraire, il y a de la diarrhée (selles bilieuses, fétides).

CAUSES. — L'embarras gastrique est une maladie aiguë, que l'on observe à tout âge, chez l'homme et la femme. Cette affection est causée par des fatigues excessives, des veilles prolongées ou des écarts de régime qui fatiguent l'estomac (nourriture trop abondante, excès de boissons). On observe l'embarras gastrique sous l'influence d'une chaleur élevée (plus fréquente dans la saison chaude), aux changements de saisons.

L'embarras gastrique marque souvent le début de quelques maladies. Beaucoup de maladies commencent par de l'embarras gastrique. Ex. : paludisme, variole, etc.). L'embarras gastrique fébrile et prolongé marque le début de la fièvre typhoïde.

DURÉE. — L'embarras gastrique dure de cinq à huit jours et se termine généralement par guérison, ou alors, la maladie dont il marquait le début, se déclare.

TRAITEMENT. — On commence généralement par administrer un *vomitif,* surtout si le malade a des nausées. On donne : poudre d'ipéca 1 gr. 50.

Manière de prendre l'ipéca: On délaie la poudre d'ipéca dans un verre d'eau tiède, on en fait boire la moitié, on attend cinq minutes, puis toutes les cinq minutes on fait absorber un verre d'eau tiède (faire prendre ainsi deux litres d'eau tiède). Le malade vomit au fur et à mesure, mais l'eau lui nettoie l'estomac.

Le lendemain on prescrit un purgatif salin (sulf. de soude 30 gr. ou huile de ricin 30 gr.). Les jours suivants, 2e et 3e jours, on prescrit encore, le matin : sulf. de soude 10 gr. ou huile de ricin 10 gr. On met le malade à la diète (bouillon, lait ou soupe de riz). On prescrit des boissons rafraîchissantes, de la limonade ou de la citronnade, etc...

Si le malade a de la fièvre, on prescrit du sulfate de quinine (0 gr. 50 ou 0 gr. 80 centigr), pendant deux ou trois jours.

Indigestion. — On appelle indigestion, le malaise causé par un trouble, une interruption de la digestion.

Symptomes. — Quelques temps après le repas, on éprouve une sensation de pesanteur, de douleur au creux de l'estomac; quelquefois du *hoquet* (on appelle ainsi un mouvement convulsif du diaphragme accompagné d'un bruit inarticulé). Un malaise général, des renvois acides, à odeurs d'œufs pourris, puis surviennent des nausées (ou mal au cœur) et des vomissements alimentaires et souvent très copieux; et alors généralement apparaît une diarrhée abondante, véritable débacle intestinale (les selles sont aqueuses et très abondantes.

Causes. — Un repas trop copieux, des aliments indigestes ou de mauvaise qualité (viande gâtée, conserves avariées, une émotion morale, la peur par exemple, etc)...

L'indigestion s'observe souvent chez les personnes qui ont l'estomac malade (dyspepsie).

Traitement. — Au moment où apparaissent les malaises d'une indigestion, donner une tasse de thé chaud, ou de café noir sans sucre, ou un verre d'alcool (cognac ou rhum); ou bien, prescrire la potion suivante, qui arrête fréquemment l'indigestion.

Potion { Acide lactique, ou acide chlorhydrique........ 30 gouttes.
{ Eau sucrée................................ 150 gr.
On donne cette potion en deux ou trois fois.

On peut renouveler cette potion deux ou trois fois dans la journée.

— Si l'estomac ne se vide pas, et si le mal de cœur persiste, on donnera un vomitif (poudre d'ipéca 1 gr. 50). Chez quelques personnes, la titillation de la luette avec une plume, ou avec le doigt peut suffire pour amener le vomissement.

Nota : En temps d'épidémie de choléra, il est prudent les jours qui suivent une indigestion de rester à la diète et de continuer l'usage de la potion avec l'acide lactique, car souvent on peut prendre pour une indigestion une légère atteinte de choléra.

Constipation. — On appelle constipation la difficulté d'aller à la selle, l'irrégularité et la rareté des selles.

Symptomes. — Lorsque les déjections sont rares et difficiles, il y a donc constipation. La constipation peut être *habituelle*, elle peut alors dépendre d'une atonie complète de l'intestin ; l'intestin n'a plus de mouvements suffisants, ou bien la secrétion intestinale est insuffisante et les matières sont trop dures.

Quand la constipation est *accidentelle*, elle résulte le plus souvent d'un écart de régime, ou peut n'être qu'un symptôme d'une autre indisposition des voies digestives. La constipation succède fréquemment à une atteinte de diarrhée ou de dysenterie ; c'est un symptôme commun dans les pays chauds.

La constipation est tantôt *complète* et les malades restent un ou plusieurs jours sans aller à là selle, tantôt la constipation est *partielle*, le malade va à la garde-robe chaque jour, mais vide incomplètement son intestin, il expulse des matières dures, en forme de billes, ou d'aspect filé, rubané, comme si elles avaient traversé un canal rétréci.

Il existe parfois même, un peu de diarrhée, symptôme trompeur, qui n'est que l'indice d'une irritation de l'intestin par la stagnation des matières.

Les conséquences ordinaires de la constipation sont une sensation de plénitude dans le ventre, des coliques, des malaises, de la pesanteur de tête et souvent des hémorrhoïdes, des fissures à l'anus, de l'inflammation de l'intestin, et de la dyspepsie

Règles d'hygiène. — 1° On doit avoir une déjection tous les jours, telle est la règle, il ne faut jamais se mettre au lit sans avoir vidé son intestin.

2° La régularité doit être très grande ; chaque jour, à la même heure, aller à la selle, ou tout au moins essayer d'y aller.

Traitement. — La constipation étant le prélude de diverses maladies, il importe de la combattre dès qu'elle se manifeste.

1° Constipation accidentelle. — 1 · Lavements. Essayer d'abord un grand lavement d'eau bouillie tiède ou froide (500 à 1000 gr. d'eau) qui provoque la contraction de l'intestin.

En cas d'insuccès, administrer un des lavements suivants :

Glycérine (ou huile d'olive ou miel)...	2 cuillerées à soupe.
Eau bouillie............................	1/2 litre.

Le lavement avec de la glycérine est le plus employé ; pour le rendre plus actif, procéder de la façon suivante :

La glycérine (deux ou trois cuillerées à soupe) est délayée dans un demi-verre d'eau bouillie (120 à 150 grammes d'eau) et cette eau est prise en lavement.

Ce petit lavement est gardé pendant un quart d'heure ou 20 minutes. On donne ensuite un grand lavement d'eau tiède (1000 à 1.500 grammes d'eau) que l'on garde plus ou moins longtemps.

On peut également administrer en lavement une substance purgative, qui augmente beaucoup l'effet du lavement; on peut donner ainsi.

Huile de ricin......................... 20 gr.
Eau tiède .... 500 à 1000 gr.

Ou bien :

Sulfate de soude (ou bien du sel marin).... 20 gr.
Eau tiède .... 500 à 1000 gr.

Purgatifs. — On pourra aussi faire prendre par la bouche, dès le début du traitement, soit, par exemple, de l'huile de ricin 15 à 20 grammes le premier jour, et les jours suivants, on en administrera une cuillerée à café ou une cuillerée à bouche.

La rhubarbe, à la dose de 0 gr. 50 à 1 gr. par jour, prise avant le repas, ou le soir au moment du coucher, dans un peu d'eau, ou dans un papier à cigarette, ou dans un cachet, est un laxatif très employé.

A défaut de ces médicaments, on peut prescrire les purgatifs salins. Le sulfate de soude ou de magnésie, 20 à 25 gr. dissous dans un grand verre d'eau et pris le matin à jeun. Mais ces purgatifs ont l'inconvénient de provoquer de la constipation les jours qui suivent leur emploi.

2· Constipation chronique. — La constipation habituelle est due le plus souvent à l'atonie de l'intestin et peut être combattue de plusieurs façons :

1· *Par les lavements froids*. — Prendre chaque matin un grand lavement d'eau bouillie. On fait bouillir, la veille au soir, deux litres d'eau, que l'on verse dans une gargoulette, et le lendemain matin, on se sert de cette eau refroidie.

Le meilleur instrument pour prendre un lavement est le bock à injection (bock-laveur), auquel il faut adapter une grande canule en caoutchouc mou d'environ 18 à 20 cent de longueur.

Pour prendre un lavement, il faut se coucher soit sur le côté droit, soit sur le dos, et le bock laveur doit être pendu à environ un mètre au-dessus du malade.

Ces lavements froids doivent être pris par périodes de dix à douze jours, après quoi, il faut varier le traitement.

2· *Par le massage*. — Le massage rend de grands services dans la constipation rebelle. Il doit être pratiqué avec douceur et prudence ; il consiste surtout en pressions méthodiques le long du gros intestin dans le sens des aiguilles d'une montre.

3· *Par les purgatifs*. — 1° Un des meilleurs purgatifs est l'huile de ricin, qui peut être prise sans fatiguer le tube digestif et sans amener de constipation, quand on la cesse ; la dose journalière est d'une cuillerée à café le matin (à prendre dans du café, du jus de citron, ou de la bière mousseuse).

2° La *cascarine* qu'on prend à la dose d'une ou deux pilules le soir au coucher. Le podophyllin qu'on prend généralement à la dose de trois ou cinq centigrammes le soir au moment du coucher.

3° La *rhubarbe* s'administre à la dose de 0gr. 50 centigr. à 1 gr. Pour rendre son action plus efficace, on l'associe à d'autres médicaments :

Pour un cachet .	Rhubarbe......................	0 gr. 50
	Bicarbonate de soude	0 gr. 50
Pour un cachet..	Rhubarbe......................	0 gr. 50
	Poudre de séné..................	0 gr. 35
	Soufre lavé....................	0 gr. 20

Prendre un de ces cachets le soir au moment du coucher, ou si l'effet n'est pas suffisant, prendre un cachet avant chaque repas.

Eviter les purgatifs salins, à la suite desquels la constipation revient plus opiniâtre. Changer les laxatifs dont l'effet s'épuise, plutôt que d'accroitre indéfiniment les doses.

Régime alimentaire des constipés. — Alimentation rafraîchissante.

User en petite quantité des mets échauffants : viandes noires, gibier, salaisons, riz, donner la préférence aux viandes blanches et aux mets accommodés avec des sauces grasses, qui provoquent une plus facile évacuation, faire une large part aux végétaux et particulièrement aux légumes verts, crus ou cuits, bouillon d'herbes, herbes cuites (épinards, chicorée, oseille, salade, lentilles, carottes).

Les heures des repas seront régulières ; il faudra manger lentement et bien mâcher. En sortant de table, il sera bon de marcher un peu et de ne pas se livrer de suite à un travail intellectuel.

Congestion du foie. — La *congestion du foie* se manifeste par une douleur plus ou moins vive dans le côté droit, généralement au-dessous des côtes, avec sensation de lourdeur pénible dans l'épaule droite, embarras gastrique, avec nausées et dégoût des aliments. La fièvre est souvent continue, s'exacerbant tous les soirs, ou le plus souvent ne se manifeste que le soir vers les quatre ou cinq heures, pour se dissiper ensuite dans la soirée.

Causes.— La congestion du foie résulte des désordres gastro-intestinaux, elle accompagne souvent la diarrhée, la dysenterie ; une autre cause fréquente est la constipation et le paludisme.

Traitement. — 1° *Prophylactique :* Eviter l'abus des boissons alcooliques (apéritifs, bière), l'alimentation en quantité excessive, ou bien riche en épices (abus du karry).

Combattre la constipation. Ne jamais négliger une diarrhée.

2° *Curatif*. Dans la congestion du foie, la première indication à remplir est de décongestionner l'organe ; on y parvient par l'emploi des purgatifs : Sulfate de soude, 20 à 30 gr. le premier jour ; 10 gr. les jours suivants, ou bien huile de ricin 20 à 25 gr. et les jours suivants, prescrire de la rhubarbe 0 gr. 50 centigr. à 1 gramme, à prendre le soir au moment du coucher.

Joindre à cette médication interne l'application de révulsifs sur la région du foie (ventouses), teinture d'iode, etc.)

RÉGIME. — Régime très léger (potages, œufs, etc.) ou, ce qui vaut mieux, régime lacté absolu ; toutes les deux heures prendre un bol de lait additionné de 0 gr. 50 centigr. de bicarbonate de soude.

Diarrhée. — On appelle *diarrhée* un trouble de l'organisme caractérisé par des selles fréquentes et liquides. Donc, des évacuations de matières liquides plus ou moins fréquentes, sans fièvre, avec ou sans coliques, avec embarras gastrique (perte de l'appétit, faiblesse, pâleur) constituent la diarrhée.

On doit dire, en général, que la diarrhée existe quand les matières intestinales deviennent liquides ou moins consistantes que d'habitude.

SYMPTOMES. — La diarrhée est ordinairement précédée de malaise, perte de l'appétit (inappétence), de coliques, de gaz). Puis le malade a des selles d'abord à demi-liquides, puis liquides. Ces évacuations sont quelquefois très abondantes, et les malades sont épuisés après ces évacuations.

MATIÈRES RENDUES. — Les malades rendent d'abord des aliments incomplètement digérés, des matières bilieuses, puis un liquide jaunâtre fétide.

QUANTITÉ. — La quantité des matières rendues est variable. Quelques malades ont dans la journée quelques selles peu abondantes, d'autres rendent des selles très copieuses, un demi-litre de liquide à chaque fois, etc. La diarrhée se montre à l'état aigu et à l'état chronique.

A l'état *aigu*, elle peut durer quelques jours ; à l'état *chronique*, elle entraine alors l'amaigrissement du malade et peut produire un état de dépérissement tel que le malade succombe.

CAUSES. — Un refroidissement ; des écarts de régime, aliments indigestes (mangues vertes, etc..) ; la frayeur peut produire la diarrhée.

TRAITEMENT. — La diarrhée ne doit jamais être négligée, car, soignée au début, elle guérit facilement. Mais passe aussi très facilement à l'état chronique. En outre la diarrhée marque souvent le début du choléra ; il faut donc se soigner de suite et ne pas attendre.

Dès que la diarrhée se montre, il faut mettre le malade à la diète

4

(bouillon, lait), boire du thé chaud. Dans certains cas le lait suffira à enrayer le mal.

Si après un jour de diète, la diarrhée persiste, si la langue est sale, les selles bilieuses abondantes, il est bon de commencer le traitement par un purgatif salin (20 à 30 gr. de sulfate de soude) ; quelquefois ce seul médicament suffit pour arrêter le flux intestinal. Sinon le jour suivant, on prescrit 10 gr. de sulfate de soude et les jours suivants, on administre le sulfate de soude à la dose de 5 gr, jusqu'à ce que les gardes robes deviennent pâteuses.

En même temps qu'on administre le sulfate de soude, on fait prendre au malade de potion suivante.

	Sous-nitrate bismuth............	4 grammes
Potion...{	Laudanum de Sydenham.........	20 gouttes
	Eau sucrée...................	150 grammes

Bien agiter chaque fois ; à boire d'heure en heure. — *S'il y a des coliques,* la potion ci-dessus est un bon calmant. On peut encore faire prendre une potion avec :

	Ether	25 gouttes
Potion. {	Alcool de menthe.............	15 gouttes
	Eau sucrée	150 grammes

On applique sur la ventre des cataplasmes chauds, arrosés de dix à vingt gouttes de laudanum, ou une serviette trempée dans l'eau chaude et fréquemment renouvelée.

Si la diarrhée était très abondante et le malade très altéré, donner la limonade suivante :

Acide lactique.........................	4 grammes
Eau sucrée bouillie....................	1 litre

à boire par verre d'heure en heure.

— Quand les selles deviennent pâteuses, moulées, suspendre la potion au bismuth, qui pourrait amener la constipation. Il faut éviter la constipation, qui souvent succède à la diarrhée.

Régime. — Pendant toute la durée de la diarrhée, prescrire la diète (soupes de riz, lait, œufs à la coque). Si le malade aime le lait, lui en prescrire deux litres à prendre dans la journée.

Dysenterie. — La dysenterie est une maladie endémique et infectieuse, caractérisée par des selles glaireuses ou sanguinolentes qu'accompagne une contraction douloureuse de l'anus (ténesme) avec besoins continuels d'aller à la selle (épreintes).

La dysenterie s'observe habituellement à l'état *aiçu*, on la rencontre aussi à l'état *chronique.*

Cause. — C'est une maladie endémique, mais elle revêt souvent des allures d'épidémie assez meurtrière sévissant à la fois sur un grand nombre d'individus dans la même localité.

La dysenterie apparaît surtout au moment des fortes chaleurs. — Elle peut être causée par l'abus des boissons, d'une eau sale, de fruits crus, une mauvaise nourriture.

Symptomes. — Après une période plus ou moins longue, constituée soit par les symptômes vulgaires de l'embarras gastrique avec frissons, malaises, courbature, soit par une diarrhée bilieuse, le malade est pris de coliques plus ou moins fortes s'accompagnant d'un sentiment de pesanteur au niveau du rectum avec besoin irrésistible, soudain, répété d'aller à la selle (épreintes). Ces besoins s'accompagnent de contractions douloureuses, de brûlure à l'anus (tenesme).

Les matières rendues sont glaireuses, mêlées de sang, semblables à de la lavure de chair. La langue est le plus souvent blanche, l'appétit est diminué ou nul, la soif vive, les nausées sont fréquentes. En outre le ventre est très douloureux surtout autour du nombril et sur le trajet du gros intestin.

Le plus souvent sous l'influence du traitement la maladie ne va pas au-delà, les selles diminuent de fréquence et changent de nature, elles redeviennent bilieuses, ce qui est le signe d'une sérieuse amélioration.

Si l'amélioration ne survient pas, la bouche se sèche, la langue devient rouge, les selles perdent leur viscosité, deviennent liquides, sanguinolentes (raclures de boyaux) et entraînent avec elles des débris blanchâtres. Alors l'abattement est considérable, les douleurs de ventre et à l'anus sont très pénibles et la mort arrive par affaiblissement général

Les malades *atteints de dysenterie chronique* ont une diarrhée continue avec douleur au cœcum et sur le trajet du côlon, de la paleur de la peau et un amaigrissement considérable.

Dans la dysenterie épidémique, les symptômes généraux sont presque toujours graves, les selles sont sanguinolentes et les malades éprouvent un abattement considérable.

Traitement. — 1° *Préventif*. La dysenterie étant une maladie grave, il est bon de se prémunir contre une attaque de cette affection.

Boire autant que possible de l'eau filtrée ou bouillie.

Veiller à l'alimentation, faire un usage modéré des boissons alcooliques. Eviter les excès. Eviter les fruits crus.

Stériliser par les désinfectants les selles de malades atteints de dysenterie avec sulfate de cuivre 50 gr. pour un litre d'eau, ou avec la solution de chlorure de chaux, ou le Crésyl Jeyès, 2 cuillerées à soupe pour un litre d'eau).

2° *Curatif*. — Il faut traiter dès le début toute dysenterie quelle que soit sa bénignité et ne jamais attendre une guérison spontanée.

Sulfate de soude. — Le traitement qui paraît le plus efficace est le suivant : le sulfate de soude qui provoque avec une rapidité parfois étonnante une sédation des phénomènes douloureux et une modification dans la nature des garde-robes.

Mode d'emploi. — Administrer le premier jour 30 grammes de sulfate de soude et les jours suivants 10 grammes de sulfate de soude.

L'administration répétée de sulfate de soude n'affaiblit en aucune façon le malade, le médicament agissant dans la dysenterie comme modificateur de l'état morbide de l'intestin et non comme purgatif.

On peut aider l'action du sulfate de soude en prescrivant la potion suivante.

$$\text{Potion} \dots \begin{cases} \text{Sous-nitrate de bismuth} \dots & \text{4 grammes} \\ \text{Laudanum} \dots & \text{20 gouttes} \\ \text{Eau sucrée} \dots & \text{150 grammes} \end{cases}$$

Bien agiter, prendre une cuillerée toutes les heures.

Ipéca. — Quand le sulfate de soude échoue, et quand il ne suffit pas à provoquer une guérison complète, on doit avoir recours à l'ipéca, que l'on administre à petites doses, suivant les préceptes de la méthode brésilienne.

L'ipéca donne en général très rapidement des changements heureux : les selles perdent leurs caractères spécifiques, deviennent bilieuses et ensuite fécales.

Quand les résultats tardent à se produire il faut continuer l'ipéca pendant six à huit jours, et si, après ce temps, il reste impuissant, il faut recourir encore aux purgatifs.

Lavements. — Les lavements chauds administrés matin et soir rendent de grands services. On peut donner de grands lavements avec la solution de permanganate de potasse (pour un litre d'eau chaude, une cuillerée à soupe de la solution).

Permanganate de potasse	5 grammes
Eau bouillie	500 grammes

Contre le tenesme. — On se trouve bien de petits lavements, que le malade prend le soir en se couchant et essaie de conserver.

Antipyrine	1 gramme
Laudanum	20 gouttes
Eau	80 grammes

En cas de coliques vives, le lavement ci-dessus est précieux.

Cataplasme chaud, linges très chauds secs ou humides, souvent renouvelés, brique chaude enveloppée dans une flanelle, onction sur l'abdomen avec de l'huile camphrée laudanisée.

Il faut surveiller avec soin la période de constipation qui tend à succéder à la phase de diarrhée. Quand les selles deviennent dures, il faut administrer chaque matin, pendant quelques jours, un grand lavement d'eau bouillie froide. Si la constipation ne cède pas, prescrire 3 à 4 jours de suite, de 10 à 15 grammes d'huile de ricin le matin au réveil, ou prendre le soir avant le coucher :

Pour un cachet.. } Poudre de rhubarbe......... 0 gr. 40
Bicarbonate de soude........ 0 gr. 50

RÉGIME. — Il faut veiller à l'alimentation avec un soin extrême. Le régime lacté donne de bons résultats, administré suivant cette méthode : une tasse de lait toutes les deux heures, de façon à en faire absorber progressivement 3 litres dans la journée. Si le lait est mal supporté par les malades, le couper avec de l'eau de Vichy, ou ajouter dans chaque tasse de lait 0 gr. 50 de bicarbonate de soude. A mesure que les symptômes de la dysenterie s'atténueront, on augmentera le régime alimentaire peu à peu : Commencer par des bouillons, des soupes de riz, etc.., pour arriver peu à peu au régime ordinaire.

Il faut aller très doucement, car il ne faut pas oublier que les rechutes de la dysenterie sont très fréquentes et particulièrement graves.

CHAPITRE II

Maladies des voies respiratoires

Coryza. — Le coryza ou rhume de cerveau est l'inflammation de la membrane pituitaire qui tapisse les fosses nasales.

Symptômes. — Le coryza s'annonce par une migraine frontale (mal de tête) et par une sensation de gêne et de chatouillement dans les fosses nasales. Puis surviennent les éternûments et il s'écoule bientôt un liquide clair et irritant, qui, les jours suivants, s'épaissit.

L'inflammation de la muqueuse du nez se communique aux yeux (yeux larmoyants), aux oreilles (surdité, bourdonnements), à la gorge (enrouement).

Causes. — Les refroidissements de toute nature, la grippe, la rougeole au début, certains médicaments (iode).

Dans la majorité des cas, le rhume de cerveau guérit tout seul ; mais on peut atténuer sa gravité et soulager beaucoup les malades.

Traitement curatif.— *Inhalations* de vapeurs : c'est le procédé thérapeutique qui donne les meillenrs résultats.

On mélange dans un flacon :

Acide phénique pur.............................	5 gr.
Ammoniaque liquide.............................	5 gr.
Alcool à 90º...................................	10 gr.
Eau distillée..................................	15 gr

Toutes les heures, on verse dix gouttes de cette solution sur du papier buvard, ou du coton placé au fond d'un cornet en papier et l'on respire par le nez les vapeurs qui s'en dégagent.

A défaut de ce médicament, respirer des vapeurs d'ammoniaque. d'iode, d'alcool camphré.

Avec un tuyau de plume, on peut insuffler dans le nez de la poudre de bismuth, ou de l'acide borique bien écrasé.

2ᵉ Epistaxis ou **saignement du nez.** — C'est une petite hémorrhagie qui se produit dans le nez par suite de la rupture d'un vaisseau sanguin.

Traitement.— 1º Faire asseoir le malade, la tête droite, appliquer avec l'index l'aile du nez contre la cloison du côté qui saigne ; maintenir la compression pendant cinq ou six minutes en penchant la tête en avant pour empêcher le sang de refluer dans la gorge. Appliquer des compresses froides sur le nez.

Donner un bain de pieds chaud pour décongestionner la tête.

1ᵉ Faire renifler de l'eau très chaude, priser de l'antipyrine, ou mieux injecter dans la narine 80 à 100 grammes d'une solution d'antipyrine.

Antipyrine.. 8 gr.
Eau bouillie.. 120 gr.

Angine. — L'angine est l'inflammation de l'arrière-bouche et du pharynx.

Elle peut être *aiguë* ou *chronique*.

Symptômes. — Dans l'angine aiguë, le malade éprouve des frissons, il a la fièvre, un malaise général, la voix est altérée, couverte ; en même temps, il éprouve de la difficulté à avaler, ou a la sensation d'avoir un corps étranger dans la gorge. Ces symptômes durent de cinq à huit jours, puis le malade se guérit.

Causes. — Refroidissements.

Traitement. — Faire gargariser le malade avec de l'eau boriquée dans laquelle on ajoute vingt gouttes de laudanum.

Solution d'acide borique....................... 150 gr.
Laudanum.................................... 20 gouttes.

ou bien donner un gargarisme avec ;

Chlorate de potasse............................ 4 gr.
Laudanum................................... 20 gouttes.
Eau bouillie................................. 150 gr.

Le malade se gargarise toutes les heures.

Bronchite ou Rhume de poitrine. — La bronchite est une inflammation de la membrane muqueuse, qui tapisse intérieurement les bronches (canaux qui donnent dans les poumons à l'air extérieur dans l'acte de la respiration).

Causes. — Le refroidissement est la cause de la maladie.

Division. — Il y a deux sortes de bronchite ; la bronchite *aiguë* et la bronchite *chronique*.

Bronchite aigue. — Dans la bronchite légère qu'on nomme vulgairement, *rhume de poitrine*, on éprouve : des frissons, une fièvre légère, de la courbature et de la migraine, une douleur assez vive derrière le sternum. Au début, la toux est pénible, sèche, quinteuse (revient par accès). L'expectoration (crachement) est grisâtre ; mais plus tard la toux devient grasse, les crachats sont épais.

La bronchite légère dure, en général, une huitaine de jours.

Dans *une forme* plus grave, les symptômes ci-dessus sont plus intenses, la courbature et la fièvre sont plus fortes.

La bronchite passe très facilement à *l'état chronique.*

Bronchite chronique. — La bronchite peut s'établir chronique d'emblée, on fait suite à des bronchites plus ou moins aiguës, chez des gens prédisposés : (chez les gens lymphatiques, ou issus de parents tuberculeux, chez les vieillards).

Symptomes. — La bronchite chronique est caractérisée par des quintes de toux, longues et pénibles, qui se répètent fréquemment, surtout le matin et le soir. Les crachats sont épais, jaune-verdâtre. La respiration est sifflante et incomplète. La fièvre est nulle, l'appétit est à peu près conservé ; la dyspnée est peu accusée en dehors des quintes de toux.

La *bronchite chronique n'a rien de fixe dans sa marche* : elle dure plusieurs mois ; s'amende à la belle saison, pour reparaître aux premiers froids.

La bronchite chronique est souvent accompagnée *d'asthme* (maladie nerveuse consistant en une gène de la respiration, qui se manifeste par accès. Cette gène de la respiration s'appelle *dyspnée*).

Traitement. — Dans les cas légers, *on provoquera la transpiration au moyen de boissons chaudes* ; par exemple, le soir, au moment du coucher, prendre une tasse de lait chaud aromatisé avec du rhum ou du cognac, ou bien prendre du thé chaud...etc.. Donner des bains de pieds très chauds, dans lesquels on met du gros sel.

Si la toux est fréquente et fatigante, on prescrit une potion avec

```
Eau de fleurs d'oranger........................ 80 grammes
Sirop de Tolu................................. 30    »
Sirop d'opium................................. 30    »
```

ou du lait chaud dans lequel on met du laudanum.

```
Laudanum...................................... 20 gouttes
Lait chaud sucré.............................. 1 bol
```

Pour diminuer la congestion des bronches : Donner des bains de pieds chauds, appliquer des ventouses, ou bien faire un badigeonnage de teinture d'iode sur la poitrine.

S'il y avait de l'embarras gastrique, ce qui est fréquent, commencer le traitement par un vomitif, prescrire.

```
Poudre d'Ipéca..................... 1 gr. 50.
```

et le jour suivant, donner 20 gr. de sulfate de soude.

Si le malade avait une forte fièvre, on peut donner pendant deux ou trois jours 0 gr. 50 centigr. de quinine, que l'on fait prendre de préférence le matin.

Dans la bronchite chronique, en plus du traitement ci-dessus, on prescrit des vaporisations créosotées pour diminuer la sécrétion des bronches (expectoration). On donne des fortifiants, etc...

Dans l'Asthme. — Au moment de la crise et les jours suivants, on donne de la quinine associée à l'antipyrine (par ex. 0 gr. 50 centigr. de chaque).

On soumet pendant longtemps le malade au traitement par l'iodure de potassium. On donne chaque jour :

    Iodure potassium .... 1 gramme
    Eau bouillie........................ 100 grammes.

Hémoptysie. (Hémorrhagie pulmonaire ou crachement de sang).

Les hémorrhagies internes donnant lieu à l'expectoration du sang (crachement de sang) constituent l'*hémoptysie*.

Symptômes. — L'hémoptysie s'annonce par une petite toux sèche avec ou sans goût de sang dans la bouche, puis le sang est craché, rouge, mêlé d'écume, lentement par petite quantité, ou avec abondance.

Le crachement de sang, qu'elle qu'en puisse être la cause, est un symptôme qu'il ne faut pas négliger et qui demande à être soigné de suite.

Traitement. — Prescrire le repos absolu de l'esprit et du corps, exposer le malade à l'air frais, le faire asseoir les jambes pendantes, (c'est la meilleure position à faire prendre), appliquer pendant quelques heures des ligatures autour des membres, applications froides dans le dos, sur la poitrine ; faire boire de l'eau glacée et prescrire une des limonades suivantes :

    Acide chlorhydrique, ou acide lactique.............. 2 gr.
    Eau bouillie sucrée............................. 1000 gr.

On fait boire ces limonades froides ou mieux glacées, par gorgées, tous les quarts d'heure.

Donner une potion avec du perchlorure de fer.

    Perchlorure de fer........................... 30 gouttes
    Eau sucrée.................................. 150 gr.

A boire par gorgées toutes les demi-heures.
Prescrire un régime léger. — Bouillon froid, lait froid.
Boissons froides ou glacées.

Tuberculose pulmonaire ou **Phthisie pulmonaire.** — On appelle tuberculose ou phthisie pulmonaire une maladie infectieuse, qui se porte sur les poumons et qui se manifeste par des bronchites aiguës ou chroniques, par de la pneumonie chronique et qui est caractérisée par la formation dans les poumons de petites nodosités (tubercules) remplies de microbes particuliers.

L'inflammation des bronches ou du poumon est le résultat produit par les microbes.

CAUSES. — La phthisie pulmonaire est une maladie infectieuse transmissible *par contagion, par hérédité.*

La contagion et l'hérédité sont les deux grandes causes de phthisie pulmonaire. Les parents atteints de tuberculose pulmonaire. (bronchite chronique, hémoptysie, etc.) communiquent la maladie à leurs enfants.

La contagion ou transmission de la maladie peut se faire par l'air, l'eau, etc. Ex. : Un mari atteint de tuberculose peut la donner à sa femme. Un tirailleur peut attraper la tuberculose et revenu dans son village, communiquer sa maladie à ses parents, à sa famille.

Les voies respiratoires sont la porte d'entrée habituelle du microbe (germe infectieux), et le poumon est dans la plus grande majorité des cas le premier organe infecté. Le germe infectieux (microbe) existe en abondance dans les crachats des phthisiques et ces crachats peuvent être desséchés, pulvérisés et conservés plusieurs semaines, sans qu'ils aient perdu leur virulence.

C'est comme cela que se fait la transmission chez l'homme ; des détritus de crachats, réduits en poussière, voltigent dans l'air et pénétrent dans les bronches.

Maintenant, les gens affaiblis par des maladies aiguës (rougeole, variole, etc...), par des excès de toute espèce, la fatigue, anémie, qui ont une nourriture insuffisante, sont plus enclins que les autres à contracter la tuberculose pulmonaire. Plus on est affaibli, plus on est apte à attraper cette maladie.

COMMENT RECONNAITRE LA TUBERCULOSE PULMONAIRE ? La *Tuberculose* pulmonaire peut être *aiguë* ou *chronique.*

1o Un individu atteint de bronchite aiguë qui maigrit beaucoup, qui a une fièvre revenant presque tous les soirs, qui a des hémoptysies, doit être suspecté de tuberculose.

2o Dans la *tuberculose pulmonaire chronique,* on observe les symptômes de la bronchite chronique. Le malade a une toux persistante, qui vient par accès, accompagnée d'expectoration épaisse, jaune-verdâtre (les crachats adhèrent aux parois du vase qui les contient). Il accuse des douleurs thoraciques et dorsales (au sternum et entre les épaules), il a de la fièvre tous les soirs, la nuit, il a des sueurs abondantes. Il est très amaigri, perd ses forces. On voit survenir parfois des hémoptysies plus ou moins abondantes.

Ces malades s'affaiblissent peu à peu, perdent l'appétit et meurent dans un état de maigreur et de cachexie profonde. Parfois ils sont emportés par une hémoptysie abondante.

TRAITEMENT. — Le traitement de la tuberculose est *préventif* et *curatif.*

1o Le traitement *préventif,* ou prophylaxie, consiste à indiquer les moyens propres à se préserver de la tuberculose.

1o Il faut engager les malades atteints de bronchite à ne jamais cracher par terre. Ils cracheront dans un vase dans lequel on versera un agent antiseptique et ce vase sera vidé et nettoyé plusieurs fois par jour.

Ne pas cracher sur des mouchoirs, ou des linges, sur le parquet. Le mieux est de cracher dans un vase, ou dans un cornet de papier, et de brûler ensuite ces crachats.

2o Les parents atteints de bronchite chronique vivront à l'écart de leurs enfants. Une mère tuberculeuse n'allaitera pas son enfant, mais le confiera à une nourrice. Elle ne fera pas coucher son enfant avec elle et ne lui donnera jamais à manger après elle, et dans un bol ou une assiette qui lui aura servi.

En un mot, il faut isoler les tuberculeux de crainte de contagion.

3o Il faut brûler les linges sales, les nattes, qui ont servi aux tuberculeux. Désinfecter les objets de literie (lit de camp, couvertures), en les nettoyant avec de l'eau phéniquée, de la liqueur de Van-Swieten, etc.., arroser avec des désinfectants le parquet des salles où ils couchent. Brûler les crachats de ces malades.

4o Les enfants, issus de parents atteints de tuberculose, doivent être bien nourris, vivre au grand air, prendre des fortifiants et plus que tous les autres, ils doivent éviter les causes de contagion éviter les bronchites, soigner sérieusement ces maladies.

Traitement curatif.

Donner au malade un régime substantiel, le bien nourrir, lui donner des fortifiants (du fer, perchlorure de fer, dix à douze gouttes dans un verre d'eau sucrée; de l'arsenic, 15 à 20 gouttes de liqueur de Fowler).

Contre la congestion des bronches, teinture d'iode, ventouses, bains de pieds chauds. Contre la toux, donner de l'opium ;

Lait chaud avec 20 gouttes de laudanum.

Contre la fièvre ; prescrire chaque jour : Antipyrine un gramme en deux fois et 0 gr. 50 centigrames de quinine.

Conseiller aux malades de respirer des vapeurs de créosote. On met dans une bouteille :

Créosote .... 5 gr.
Alcool .... 20 gr.

et le malade respire quatre ou cinq fois les vapeurs créosotées. Contre les hémoptysies prescrire.

Perchlorure de fer ....:. 20 gouttes.
Eau sucrée .... 150 grammes.

CHAPITRE III

Maladies endémiques et épidémiques

1º **Paludisme.**

Paludisme. — On entend par paludisme une maladie générale causée par un microbe spécial (*hématozoaire de Laveran*).

Les manifestations du paludisme peuvent être ramenées à trois formes principales :

1º La fièvre intermittente (fièvre paludéenne, accès paludéen, etc.)
2º La fièvre continue ;
3º La cachexie palustre.

Ces manifestations se produisent, d'ailleurs, très souvent chez un même sujet, qui a d'abord une fièvre continue, puis des accès intermittents, et qui arrive enfin à la cachexie.

1º FIÈVRE INTERMITTENTE (accès paludéen). — C'est la manifestation la plus commune du paludisme. C'est avoir la fièvre intermittente que d'éprouver d'une façon régulière, à un ou plusieurs jours d'intervalle et aux mêmes heures, la fièvre ou un phénomène morbide quelconque.

Quand, au lieu d'un accès de fièvre, un homme a régulièrement une douleur névralgique, une migraine, ou une courbature, ou un malaise quelconque revenant régulièrement d'une façon intermittente, on dit qu'*il a une fièvre intermittente larvée*.

L'homme qui a périodiquement un accès de fièvre froide, suivi de chaleur et de sueur, a la fièvre intermittente.

Dans un accès complet de fièvre intermittente, il y a trois périodes : 1º période de frisson, 2º période de chaleur, 3º période de sueurs.

La période de frisson peut manquer et alors, il arrive assez souvent que les malades n'ont pas conscience de leur état fébrile.

D'autres fois, le stade de frisson dure longtemps et constitue le stade le plus pénible de la maladie. Les membres et le tronc sont secoués par le frisson, les dents claquent, les extrémités sont refroidies, mais la température de l'aisselle est toujours élevée et bien au-dessus de la normale.

A la sensation de froid succède une sensation de chaleur intense, les malades ont une soif intense, un mal de tête très fort, parfois un peu de délire se montre dans cette période.

La *défervescence* se produit plus ou moins rapidement suivant l'intensité de l'accès et elle s'accompagne, en général, de sueurs abondantes. Le malade éprouve alors une sensation de bien-être.

A la fin du stade de sueurs, la température revient à la normale.

L'accès s'accompagne le plus souvent d'un embarras gastrique, plus ou moins prononcé (langue blanche, absence d'appétit, soif intense, diarrhée ou constipation, nausées ou vomissements, parfois de congestion de foie, de la rate, ou des reins, se traduisant par des chaleurs au côté droit, au côté gauche, ou dans la région lombaire.

Le malade se plaint de maux de tête, de lassitude et de courbature générale.

2ᴸ Fièvre continue. — Les fièvres continues palustres s'observent presque toujours comme fièvre de première invasion. Chez les individus impaludés, les fièvres continues sont toujours graves.

3o Fièvres graves (ou pernicieuses). — Les fièvres palustres se compliquent souvent d'accidents, qui peuvent entraîner rapidement la mort et qui ont reçu le nom d'accès pernicieux

Les manifestations les plus communes de ces accidents, sont : l'état typhoïde, le délire, la syncope, etc., l'algidité.

4o Cachexie palustre. — On appelle cachexie palustre, l'état de déchéance, d'amaigrissement auquel arrivent les malades atteints de fréquents accès de fièvre, qui n'ont pas été traités.

Les principaux signes de la cachexie palustre sont: l'anémie, la décoloration des tissus ; la face prend une teinte terreuse, il existe de la bouffissure de la face, les membres inférieurs sont enflés, surtout autour des chevilles, le ventre est ballonné (ascite), la peau se couvre parfois de taches rouges (purpura).

La cachexie palustre se termine ordinairement par la guérison, si les malades sont soumis à un traitement rationnel et peuvent changer de milieu, changer d'air.

Traitement. —

1· *Traitement de l'accès :* En présence d'un accès de fièvre, l'indication principale est de faire *transpirer* le malade le plus tôt possible, car aussitôt que les sueurs paraissent, la fièvre diminue et le malade éprouve un grand bien-être.

1· *A la période de frisson* : Bien couvrir le malade avec des couvertures de laine, l'entourer de bouteilles d'eau chaude ; lui faire prendre une ou deux tasses de thé punché.

2· *A la période de chaleur* : Administrer du thé chaud punché, de l'antipyrine *un* gramme. Ce sont les meilleurs moyens de faire tomber la température et de provoquer la sudation.

Faire des lotions froides, ou envelopper le malade dans un drap mouillé.

3° *A la période de sueur* : il faut attendre que le malade ait fini de transpirer ; l'essuyer alors et le changer complètement.

Traitement de la fièvre intermittente

1° *Première indication : détruire l'embarras gastrique.* Quand une fièvre intermittente est accompagnée de perte de l'appétit et d'embarras gastrique, il est nécessaire de prescrire, soit un vomitif (ipéca 1 gr. 50), ou un purgatif (sulfate de soude 20 à 30 grammes) *pour favoriser l'action des autres remèdes à administrer.*

2° *Deuxième indication : Traitement curatif dé la fièvre.* Dans les cas ordinaires, chez les malades atteints de fièvre intermittente simple, on prescrira la quinine à la dose de *0 gr. 50* à un gramme.

La quinine doit être administrée en dehors de l'accès. Le meilleur moment pour prescrire la quinine, c'est la fin de l'accès, pour prévenir l'accès suivant.

Dans les fièvres, qui reviennent à intervalles réguliers, il importe de prescrire la quinine de quatre à six heures avant le moment, où le nouvel accès doit venir. On suit alors les allures de la fièvre en reculant, ou avançant le moment de donner la quinine, suivant que la fièvre avance ou recule.

Si la fièvre *est continue*, on prescrit la quinine tous les jours et on la donne de préférence le matin.

3° *Troisième indication. — Prévenir le retour de l'accès.*

Il ne faut pas se contenter de donner une dose de quinine. Le médicament a besoin d'être administré pendant plusieurs jours, de façon à détruire le microbe, qui est dans le sang des paludéens.

On prescrira donc pendant plusieurs jours, *un* gramme de quinine tous les matins. Quand on voit que les accès de fièvre commencent à diminuer de force et de fréquence, on diminue la quinine et on donnera alors par exemple 0 gr. 50 de quinine pendant huit à dix jours.

Quand la fièvre a disparu depuis cinq ou six jours, on peut supprimer la quinine et donner alors la poudre de quinquina (4 gr. de poudre de quinquina), que l'on fait prendre le matin dans du thé, du café, ou un peu de vin.

Il est bon toutefois, tous les *dix* ou douze jours, de redonner de la quinine. On prescrira pendant *trois jours*, 0 gr. 50 de quinine à prendre le matin avant le premier repas.

Façons d'administrer la quinine. — On administre la quinine *en poudre*, soit dans du pain azyme, soit dans une feuille de papier à cigarette, soit dans une citronnade, une limonade, ce qui est le meilleur moyen de faire prendre la quinine.

Si le malade ne peut avaler, ce qui se voit dans les fièvres graves, on donne la quinine en lavement : Un gramme de quinine dans 150 grammes de limonade ou de citronnade.

On tache de forcer le malade à conserver ce lavement en le faisant serrer les fesses. ·

Traitement général. — Pour aider l'action des sels de quinine, il faut combattre l'embarras gastrique par l'ipéca, ou le sulfate de soude.

Il faut un bon régime et du repos.

Donner des toniques (café, thé, alcool), poudre de quinquina, 5 à *dix gouttes* de perchlorure de fer.

Si les accès de fièvre sont tenaces, prescrire le changement d'air.

PROPHYLAXIE. — La prophylaxie est l'ensemble des moyens qui enseignent à se défendre, à se protéger contre une maladie

1° *Prophylaxie générale.* — On a cru, pendant de longues années, que la fièvre paludéenne était produite par les émanations mauvaises, qui se dégagent des marais ou des sols humides, d'où son nom de *malaria* (mauvais air). Mais Laveran ayant démontré que le sang des paludéens contenait un microbe (*hématozoaire du sang*), on chercha d'où venait ce parasite et comment il pénétrait dans le sang de l'homme.

Des expériences concluantes, faites par des médecins anglais et italiens, apprirent que des moustiques ayant sucé le sang d'un homme atteint de paludisme, pouvaient transmettre le parasite du paludisme à un homme sain.

Les moustiques sont donc les véhicules du paludisme. Ces insectes peuvent vivre longtemps, les mâles et les femelles se nourrissent de fruits, *les femelles seules* sucent le sang de l'homme et des animaux. Ils vivent le plus ordinairement près des habitations et ne peuvent se passer d'eau. C'est dans ce liquide que les femelles déposent leurs *œufs* et que ceux-ci éclosent pour se transformer en larves d'abord, en nymphes ensuite, avant de devenir insectes parfaits. C'est à cette dernière phase de leur existence qu'ils abandonnent l'eau pour voler dans l'air, mais ils retournent à l'eau pour déposer leurs œufs à sa surface:

La *larve met de huit à dix* jours pour devenir un insecte parfait. Les larves se nourrissent de végétaux aquatiques; pour respirer, elles sont obligées de venir à la surface du liquide.

Il y a deux sortes de moustiques: le *culex* et *l'anophèles.*

Le *culex* a un corps grossier. Les pattes et les ailes sont de teinte uniforme; son dard est mince. Lorsqu'il se pose sur un mur, son corps est parallèle au mur.

Le culex se pose n'importe où et se voit facilement. C'est lui que l'on voit bourdonner toute la journée.

L'anophèles est le moustique qui véhicule le paludisme.

L'anophèles se distingue par un corps

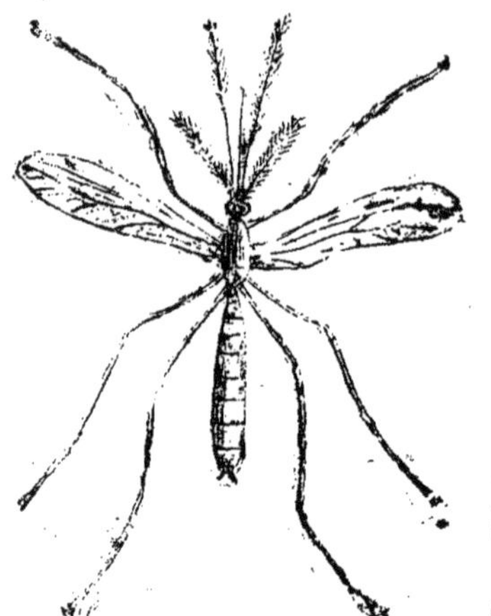

mince, des ailes tachetées, un dard long et épais. Lorsqu'il se pose sur un plan quelconque, son corps est perpendiculaire à ce plan.

L'anophèles vole surtout la nuit et se tient dans le jour dans les endroits sombres et humides. Les femelles déposent leurs œufs dans les petites mares alimentées par les eaux de pluie, les flaques d'eau qui ne se dessèchent pas trop vite et sont garnies de plantes vertes. Il affectionne également les terrains herbus, humides, marécageux, les forêts touffues, sombres, les excavations provoquées par les travaux de terrassements que remplissent les eaux de pluie, etc.

Sa larve flotte horizontalement sur l'eau comme un bâtonnet. Si on remue le liquide dans lequel elle flotte, elle s'agite à la surface en imprimant à la partie arrière de son corps un mouvement de zig zag, comme le serpent.

Pour que le paludisme se produise, trois conditions doivent se trouver réunies :

1º Des malades atteints de paludisme.

2º Des anophèles, qui iront piquer les paludéens et transportent la maladie en allant piquer des individus sains.

3º Des mares ou des marais, où l'anophèles pourra déposer ses œufs.

Toutes les mesures de prophylaxie du paludisme découlent donc naturellement des données ci-dessus.

1º L'homme atteint de paludisme étant dangereux pour ceux qui l'entourent, la première mesure à prendre sera donc de traiter par les sels de quinine toutes les personnes atteintes de paludisme.

2º La seconde mesure sera de chercher à détruire, par tous les moyens, les moustiques et surtout leurs larves qui vivent dans les mares, et qui sont plus faciles à atteindre que les insectes ailés et qu'on peut détruire en masse.

1º Destruction des moustiques dans les habitations.

Il faut les pourchasser dans les maisons, ventiler les habitations, faire battre tous les coins et recoins, faire en sorte que toutes les pièces soient largement éclairées, les moustiques n'aimant ni la lumière, ni les courants d'air et choisissant les endroits sombres.

On peut aussi faire brûler des herbes, de façon à produire une épaisse fumée, ensuite on ferme toutes les ouvertures.

2º Empêcher les moustiques de se reproduire.

Il faut veiller à ce qu'il n'y ait pas d'eaux stagnantes dans le voisinage des maisons, couper les branches touffues qui leur procurent des abris ; autour des maisons supprimer les arbustes, ne conserver que du gazon.

Faire détruire les vieux vases à demi-brisés qui renferment de l'eau de pluie, etc...

3o Détruire les larves. Le moustique ne peut vivre sans eau. Le plus sûr moyen de détruire le moustique serait donc de supprimer les mares, les flaques d'eau se trouvant au voisinage des habitations.

Donc assainir le sol, le drainer, détruire les petites mares, dessécher les marais, cultiver le sol (rizières).

Dans les mares qui ne peuvent être asséchées, il n'y aura qu'à projeter à leur surface un peu de pétrole, ou un peu de goudron, et cela au moyen d'un chiffon placé à l'extrêmité d'une perche.

L'huile s'étend rapidement en une couche très mince à la surface des mares et fait périr les larves, en les empêchant de venir respirer à la surface de l'eau l'air extérieur, qui est nécessaire à leur existence.

2o Prophylaxie individuelle.

1o La fièvre paludéenne, dans toutes ses formes, est due à la pullulation dans le sang d'un microbe (hématozoaire de Laveran) dont la *quinine* est le *remède* (l'antidote spécifique).

Le traitement des fièvres paludéennes se résume donc dans l'emploi judicieux de la médication quinine.

2o Ce dont il faut bien se persuader, c'est que pour se débarrasser complètement du paludisme, il faut rester longtemps sous l'influence de la quinine.

3o Il est prouvé que les moustiques jouent, dans la propagation du paludisme un rôle très important, on devra donc ne négliger aucun moyen pour se défendre contre eux.

I° Il ne faut pas dormir sans moustiquaire.

II° Ne pas sortir le soir dans le voisinage des marais.

III° Si on a eu quelques accès de fièvre, avant d'entreprendre un travail fatigant, ou un voyage pénible, il est bon de prendre de la quinine, pendant quelques jours. On en prend alors une petite dose, 20 à 25 centigr., chaque jour avant le repas du soir.

Coup de chaleur

Coup de chaleur. — On entend par coup de chaleur un ensemble de phénomènes le plus souvent très graves produits par l'action d'une haute température.

C'est l'asphyxie produite par l'action d'une haute température.

L'insolation, qui complique souvent le coup de chaleur, est une brûlure du premier degré occasionnée par l'action directe du soleil sur la peau, et est caractérisée par de la rougeur de la peau et une douleur assez vive.

Symptomes. — Il y a deux formes de coup de chaleur ; la forme *lente* et la forme *brusque.*

La forme lente évolue plus ou moins rapidement : *1re Période,* mal de tête plus ou moins violent, douleur à la nuque, sensation de chaleur brûlante s'accompagnant de sécheresse de la peau et des muqueuses, malaise général, accablement, vertiges, nausées, vomissements, tendance au sommeil, fièvre plus ou moins forte. *2e Période*, les symptômes ci-dessus s'accentuent rapidement et en quelques heures, quelquefois au bout d'une journée seulement, la deuxième période est réalisée. Elle se caractérise par de la migraine très violente, soif vive, vomissements bilieux, convulsions. La température dans l'aisselle est très élevée et dépasse 41°. Les urines sont rares, chargées, la respiration est gênée et le malade tombe dans une sorte de somnolence (*Coma*). *3e Période*, aggravation des symptômes ci-dessus, respiration irrégulière, urines supprimées, les pulsations du cœur s'affaiblissent peu à peu et le malade meurt avec une température axillaire, qui s'élève à 42°, 43° et même au-delà.

Dans la forme *brusque*, le malade tombe subitement, perd connaissance et éprouve de suite les symptômes de la deuxième période.

Quand le malade doit guérir, la maladie n'atteint pas, en général, la troisième période ; les urines se rétablissent, l'intelligence et la sensibilité reviennent peu à peu.

TRAITEMENT. — Quand un individu est atteint d'un coup de chaleur, il faut le placer dans un lieu frais, à l'ombre d'un arbre, faire agiter l'air autour de lui, le dévêtir, lui faire des affusions froides, ou même glacées sur la tête et le corps, des frictions excitantes (liniment ammoniacal camphré, frictions vinaigrées, frictions avec huile de cajeput, etc.), donner des bains de pieds très chauds avec du sel.

Donner un grand lavement froid avec 20 grammes de sulfate de soude, pour dégager l'intestin.

Donner à l'intérieur des boissons stimulantes : thé punché, café, vin chaud, potions avec l'ammoniaque, l'éther.

De l'antipyrine, 2 grammes par doses de 0 gr. 50.

De la quinine, 1 gramme en deux fois.

Si le malade est sans connaissance et respire mal, pratiquer la respiration artificielle.

Une fois le malade guéri, il faut le surveiller de crainte de rechute, le purger avec 30 grammes de sulfate de soude, lui donner pendant plusieurs jours 50 centigrammes de quinine, l'empêcher de s'exposer au soleil.

PROPHYLAXIE. — Il faut éviter les excès de toutes sortes surtout les excès de table (nourriture, alcool, l'opium).

Éviter de sortir au soleil tout de suite après les repas.

3° Choléra

Choléra. — *1° Période de choléra.* — Le choléra est une maladie infectieuse de l'appareil digestif, qui se caractérise par la réunion de deux groupes de symptômes ; d'une part, des *troubles digestifs intenses* (vomissements et diarrhée) et d'autre part, un état spécial de l'organisme, dit *algidité* (période de froid).

2o Période de réaction. — La maladie terminée, on observe une période dite de *réaction* cholérique, se manifestant par la fréquence du pouls, la chaleur et la rougeur de la peau, le retour des urines et la réapparition de la voix. Ce sont les symptômes de la convalescence.

L'incubation du choléra varie de quelques heures à plusieurs jours.

SYMPTÔMES. — *1o Forme légère* (Diarrhée cholériforme, cholérine) Le malade a des évacuations intestinales abondantes, qui se répètent à des intervalles rapprochés, toutes les deux ou trois heures par exemple, ces évacuations s'accompagnent d'abattement considérable.

Les manifestations du choléra peuvent ne pas aller au-delà ; elles durent de un à cinq ou six jours et le malade est bientôt guéri de sa petite attaque cholérique.

2o Forme commune. — La forme commune peut s'établir d'emblée, soit succéder à la forme légère. Quelquefois le malade était atteint d'embarras gastrique ou de diarrhée depuis quelques jours.

Les symptômes caractéristiques du choléra sont par ordre d'apparition : la *diarrhée*, les *vomissements*, les *crampes*, *l'algidité*, la *voix cassée* etc...

DESCRIPTION. — La diarrhée ouvre la scène ; toutes les dix ou quinze minutes, les malades ont de véritables débacles, et rendent un liquide grisâtre contenant des petits flocons blanchâtres, on dirait des grains de riz d'où le nom de selles riziformes. En même temps, les malades sont pris de vomissements fréquents et abondants accompagnés d'efforts violents, de vive douleur au creux de l'estomac. — Les malades se plaignent de douleurs très vives dans les mollets, les pieds (crampes). La soif est ardente, les yeux sont creux, la voix est cassée, le pouls est petit ou même insensible, les urines sont supprimées ; la peau du corps, des membres est couverte d'une sueur froide, glacée, les pieds et les mains prennent une couleur violacée. — C'est la *période algide*.

TERMINAISON. — Le choléra peut se terminer par la mort ou par la guérison.

1o Si cette période algide doit se terminer par la mort, la respiration s'embarrasse de plus en plus et le malade, plongé dans la stupeur, s'éteint peu à peu.

2o Si le malade ne succombe pas à la période algide, on voit les vomissements et la diarrhée cesser, les crampes disparaître, le pouls recommence à se faire sentir et le malade se réchauffe peu à peu et revient à la vie.

On ne peut considérer un cholérique comme hors danger, que lorsque les urines recommencent à apparaître. Tant que le malade n'a pas uriné une ou deux fois, il est encore en danger.

La convalescence est d'autant plus longue que la maladie a été plus grave. Les malades restent longtemps sans forces et les fonctions digestives sont troublées (pas d'appétit, diarrhée ou constipation).

Les rechutes sont fréquentes et sont en général dues à des écarts de régime.

CAUSES DU CHOLÉRA. — Le choléra est une maladie contagieuse ; le microbe du choléra est contenu dans les déjections des malades (matières fécales et vomissements.)

Il se transmet surtout par *l'eau*, les linges, les vêtements.

TRAITEMENT PRÉVENTIF. — (Prophylaxie particulière): 1º En temps d'épidémie, on doit s'abstenir de toutes espèces d'excès, excès de nourriture, fruits crus, excès de boissons.

2º Eviter de boire de l'eau non filtrée. Si on ne possède pas de filtre, faire bouillir l'eau, ou boire du thé.

3º Si on a la diarrhée, il faut se soigner tout de suite et ne pas attendre, car toute diarrhée peut être le point de départ de l'attaque du choléra.

4º En temps de choléra, il faut être très prudent dans l'administration des purgatifs.

5º Pendant une épidémie de choléra, il est prudent de prendre chaque jour après les repas, un verre d'eau sucrée contenant un ou deux grammes d'acide lactique.

6º Il ne faut jamais se mettre à table, avant de s'être bien savonné et nettoyé les mains.

PROPHYLAXIE GÉNÉRALE. — Dès qu'un cas de choléra est signalé dans une maison, il faut :

1º Isoler les cholériques.

2º Il faut désinfecter les déjections des cholériques (matières fécales et matières vomies) et les vases, qui les contenaient, soit à l'aide d'une solution de sulfate de cuivre (50 grammes pour un litre d'eau) soit avec une solution de chlorure de chaux au 1/10e.

— (Pour faire cette solution : mélanger 100 grammes de chlorure de chaux à un litre d'eau, bien agiter le mélange, laisser reposer, et on obtient par filtration un liquide verdâtre. — On étend ce liquide de dix fois son volume d'eau.)

On trempe les vases dans cette solution et on en verse également dans les déjections.

3º Il faut bien désinfecter les locaux où a habité un cholérique. — Le sol de la chambre sera fréquemment lavé avec la solution antiseptique. — On aspergera les murs avec une solution antiseptique.

4º Il faut brûler les linges, la literie (nattes, couvertures, etc.), qui ont touché un cholérique, ou bien les faire bouillir pendant trois ou quatre heures, ou bien les faire tremper dans un liquide antiseptique pendant plusieurs jours.

5º Si on soigne un cholérique, il faut changer de vêtements *(mettre des vêtements spéciaux)*, se laver souvent les mains dans un liquide antiseptique. Avoir soin de se laver la bouche avec de l'eau boriquée, ou un peu d'eau phéniquée, avant d'aller manger.

Traitement curatif. — Comme le choléra débute le plus souvent par la diarrhée, en temps d'épidémie, toute diarrhée et tout trouble intestinal *(embarras gastrique, etc..)* doivent être soignés énergiquement.

Repos, diète, potion au bismuth, et surtout limonade avec acide lactique.

Lorsque le choléra est déclaré, il faut réagir vigoureusement et combattre tous les symptômes.

Il faut :
1· Combattre la diarrhée.
2· Arrêter les vomissements.
3· Réchauffer le malade.
4· Agir contre les crampes.

1º *Pour combattre la diarrhée :*

Donner une potion au bismuth (une cuillerée toutes les demi-heures).

Ou ce qui est préférable, administrer tous les quarts d'heure trois cuillerées à soupe de la limonade suivante :

Acide lactique	10 grammes.
Laudanum	25 gouttes.
Rhum ou cognac	20 grammes.
Sirop de sucre	100 grammes.
Eau bouillie	900 grammes.

L'acide lactique est le meilleur remède contre le choléra, c'est un antiseptique et un astringent.

2º *Pour arrêter les vomissements.*

Donner de la limonade lactique glacée et dans laquelle on ajoute de l'eau gazeuse, faire avaler de petits morceaux de glace.

Donner toutes les heures une cuillerée à soupe de la potion suivante :

Elixir parégorique	10 grammes.
Eau bouillie sucrée	120 grammes.

Ou cette autre potion :

Ether	30 gouttes.
Eau sucrée	120 grammes.

Le cholérique boira souvent et peu à la fois, par gorgées.

3º *Pour réchauffer le malade (algidité).*

On combat l'algidité : par des boissons chaudes et alcoolisées (du thé punché, du grog, etc), par des frictions énergiques (frictions sèches, ou frictions avec l'essence de térébenthine, frictions avec alcool camphré, etc). Avec des bouteilles d'eau chaude, ou des briques chauffées placées autour du malade.

4o *Contre les crampes :* frictionner le malade (frictions sèches, ou avec alcool camphré, etc.).

RÉGIME. — 1o Pendant toute la durée du choléra, le malade doit être mis à la *diète absolue ;* on ne doit rien lui donner *en dehors des potions.*

2o Quand la réaction est bien établie, quand le malade a uriné plusieurs fois, on commence par lui donner un peu de lait, pendant un jour ou deux. Puis on donnera des soupes légères. Il faut aller tout doucement dans l'alimentation des malades.

CONVALESCENCE. — La convalescence est longue et il faut continuer longtemps l'usage de la limonade à l'acide lactique comme traitement préventif d'une rechute.

4° **Variole**

Variole. (Ses causes). — La variole est une maladie endé mique, contagieuse et inoculable, qui se transmet par contact, par les germes contenus dans l'atmosphère du malade ou adhérents aux différents objets provenant de lui (vêtements, linge, couverture, natte, etc.), enfin par l'inoculation.

La variole est transmissible pendant toute la durée de la maladie, mais le maximum de contagiosité coïncide avec la période de desquamation.

FORMES. — Il y a deux formes de varioles :
La variole légère ou discrète ;
La variole grave ou confluente.

PÉRIODES. — On distingue dans l'évolution de la variole cinq périodes :

　1o *Une période d'incubation* qui varie de sept à quatorze jours ;
　11o *Une période d'invasion ;*
　111o *Une période d'éruption ;*
　1v0 *Une période de suppuration ;*
　v0 *Une période de dessication* des boutons (ou desquamation), *la convalescence.*

DESCRIPTION DE LA MALADIE.
Incubation. — La durée de l'incubation (c'est-à-dire le temps qui s'écoule entre le moment, où l'individu contracte la maladie et l'apparition des premiers symptômes), est variable suivant les individus, elle varie de sept à quatorze jours.
Invasion. — La période d'invasion est caractérisée par un malaise général, avec frissons, céphalalgie, vomissements, douleurs de reins très violentes (coup de barre), de la constipation, et une forte fièvre, la température monte à 39 et 40 degrés.
Éruption. — Du troisième au cinquième jour, on voit apparaître sur la face, sur le cou, enfin sur tout le corps une éruption de

boutons rouges, présentant une petite dépression, au centre (boutons ombiliqués).

Dès que l'éruption est terminée, la fièvre tombe, et la température revient presque à la normale.

Suppuration — 24 ou 48 heures après la sortie de l'éruption, la fièvre se ranime sous l'influence de la suppuration de tous les boutons de la variole. On voit ces boutons se gonfler, se remplir de pus crêmeux, en occasionnant une tuméfaction considérable des mains, des pieds et du visage.

Dessication — La dessication des pustules de la variole commence généralement vers le 9e ou 10e jour de la maladie. On voit les pustules se couvrir de croûtes, plus ou moins épaisses, jaunâtres. Les croûtes après leur chute, laissent à nu des cicatrices rougeâtres.

La convalescence de la variole est longue.

1° TRAITEMENT PRÉVENTIF.

Traitement. — La variole est une maladie très contagieuse. La vaccination et la revaccination sont les seuls moyens de prévenir ou d'arrêter les épidémies de variole.

Un individu vacciné est à l'abri de la variole pendant une période de temps, qui varie de cinq à dix ans. Cela varie avec chaque personne, aussi est-il préférable de se faire revacciner tous les cinq ans.

La variole est très contagieuse, aussi faut-il isoler les malades atteints de variole.

Il ne faut pas oublier que les croûtes sont des agents puissants de contagion et que les malades doivent rester isolés jusqu'à la chute complète des croûtes.

Les cadavres des varioleux sont aussi susceptibles de produire l'infection ; ils peuvent conserver ce pouvoir pendant un temps indéterminé. Il faut donc placer beaucoup de chaux dans le cercueil des personnes mortes de la variole, fermer le cercueil, éviter les veilles près du mort et procéder à l'enterrement le plus tôt possible.

Les personnes qui sont appelées à soigner des varioleux, doivent se faire revacciner. Elles doivent se laver les mains et le visage avec une solution antiseptique (eau phéniquée, eau chlorurée, solution de sublimé), toutes les fois qu'elles auront touché le malade ou des linges souillés.

Elles devront se laver la bouche avec de l'eau bouillie, avant de manger.

Elles ne mangeront jamais dans la chambre du malade.

Elles devront avoir des vêtements spéciaux et les quitter en sortant de la chambre.

Les linges souillés, les objets de literie (couvertures, oreillers, etc...) seront trempés dans une solution antiseptique. Les nattes seront brûlées.

Traitement curatif.

Période de début. — **Au** moment de la période d'invasion, il faut purger le malade pour éviter la constipation. Donner de la *quinine* pour combattre la fièvre. Faire des *frictions* contre les douleurs de reins.

Pour aider l'éruption à sortir (donner des boissons chaudes avec de l'alcool), donner une potion avec de l'acétate d'ammoniaque.

Pendant la suppuration. — Donner de la quinine, prescrire de grands bains, contenant un antiseptique. Donner une potion avec de l'éther, de l'opium.

```
Ether........................... 30 gouttes.
Sirop d'opium................... 30 grammes.
Eau............................. 150 grammes.
```

Pendant la période de dessication. — Continuer les grands bains antiseptiques, continuer à donner un peu de quinine, continuer la potion avec éther et opium.

Pendant la convalescence. — Donner chaque jour une potion avec dix gouttes de perchlorure de fer, donner de la poudre de quinquina.

Régime. — Pendant toute la durée de la maladie il faut alimenter le malade légèrement : donner du lait, des œufs, des soupes de riz.

Nota : — Pendant toute la durée de la maladie, il faut veiller à ce que le malade ne soit pas *constipé*.

Vaccine ou **Vaccination**. — Le vaccin est un liquide séreux, qui provient d'une maladie des vaches (cow-pox), ce liquide (vaccin) inoculé à l'homme, détermine chez ce dernier une maladie bénigne (la vaccine), qui préserve de la variole pendant un temps plus ou moins long.

Pour préparer le vaccin, on prend une génisse ou une bufflonne et on pratique un grand nombre de scarifications sur la peau, préalablement rasée. — Au bout de sept ou huit jours, on recueille ce vaccin, on le mélange avec de la glycérine et ensuite on le renferme dans des petits tubes que l'on ferme hermétiquement.

Quant on veut vacciner, on casse un de ces tubes et on fait sortir le vaccin. C'est avec ce liquide que l'on vaccine. On trempe la lancette dans le vaccin et on fait une petite égratignure à la peau pour introduire le vaccin. — On laisse sécher le bras pendant dix minutes, pour que le vaccin ne soit pas enlevé par le frottement de la manche. Au bout de cinq à six jours on voit apparaître à l'endroit de la piqûre, un petit bouton rouge qui, vers le 7e ou 8e jour, s'ombilique et contient un liquide clair, transparent. — C'est la pustule de vaccin. — Ensuite ce bouton se dessèche et laisse à sa place une petite cicatrice blanchâtre. L'apparition du bouton de vaccin est généralement accompagnée de fièvre légère, de courbature,

.de malaise général. — Car c'est une maladie bénigne que l'on donne pour préserver de la variole.

Un homme vacciné est à l'abri de la variole pendant six à sept ans. Cela varie avec chaque personne, mais il est prudent de se faire revacciner en moyenne tous les *cinq* ans.

On prépare du vaccin à l'Institut Pasteur de Saigon.

Il faut prendre des précautions antiseptiques quand on vaccine. Stériliser par la chaleur les lancettes, laver le bras de la personne qu'on doit vacciner avec de l'eau bouillie.

Diagnostic différentiel

Rougeole	**Variole**	**Syphilis**
INVASION. — Malaise général. Céphalalgie. Coryza. Yeux larmoyants. Toux sèche. Fièvre 38 à 39°.	Malaise général. Courbature. Douleurs de reins. Vomissements. Constipation. Fièvre 38 à 40°.	Chancre initial induré. Courbature. Douleurs généralisées, quelquefois fièvre.
ERUPTION. — Taches *saillantes* Augmentation de la température. DESQUAMATION.	ERUPTION. Boutons rouges remplis de sérosité, puis ombiliqués. Chute de la température. SUPPURATION.— Fièvre. DESSICATION.	ERUPTION. Taches cuivrées, pas d'élevure de la peau. Ces taches, sous l'influence du traitement, vont en palissant.

5° **Rougeole**

Rougeole. — La rougeole est une maladie contagieuse et épidémique, caractérisée par une éruption sur tout le corps, de taches rouges, irrégulières, un peu saillantes avec accompagnement de fièvre.

La rougeole peut atteindre tous les âges ; elle est néanmoins plus spéciale à l'enfance.

CAUSES. — C'est une maladie *contagieuse*. Il suffit qu'un enfant atteint de rougeole soit dans une réunion d'enfants pour qu'il communique sa maladie au plus grand nombre de ses petits camarades.

SYMPTÔMES — On distingue *quatre périodes* dans l'évolution de la rougeole.

1° L'*incubation*, c'est-à-dire le temps qui s'écoule entre le moment où le malade contracte la maladie et l'apparition des premiers symptômes, dure de *huit* à *dix* jours.

2° L'*invasion* (apparition des premiers symptômes) qui dure plus ou moins longtemps, de quatre à sept jours. Le malade est pris de malaise général avec migraine, éternuements, de rhume de cerveau, yeux larmoyants, toux sèche avec accompagnement de fièvre, la température s'élève à 38° - 39° .

3° *Eruption*. — L'éruption apparaît du quatrième au septième jour de la maladie ; elle commence par la face, le cou, le tronc, les membres. — On voit apparaître des petites saillies rouges. — L'éruption se généralise en vingt-quatre ou quarante-huit heures. En même temps qu'apparaît l'éruption, les phénomènes généraux augmentent, la fièvre est plus forte, la toux est quinteuse, fatigante.

La diarrhée se montre généralement en même temps que l'éruption.

4° *Desquamation*. — Vers le huitième jour de la maladie, la fièvre tombe, l'éruption tend à disparaître en commençant par le visage. La desquamation se fait du quatrième au septième jour de l'éruption.

La rougeole se complique parfois de bronchite. La rougeole est par elle même une maladie bénigne mais des complications (bronchite, otite, conjonctivite, etc.) peuvent l'aggraver.

Traitement.

1° *Préventif*. — La rougeole étant très contagieuse, il faut isoler les malades atteints de cette maladie (dix jours d'isolement).

2° *Curatif*. — Purger légèrement le malade.

Donner une potion avec l'acétate d'ammoniaque.

Acétate d'ammoniaque......................... 3 gr.
Eau sucrée.................................. 120 —

Donner des bains de pieds chauds.
Soigner la bronchite.
Mettre les malades à la diète (lait, soupes de riz.)
Les empêcher d'attraper froid, de sortir.

6° Béribéri

Béribéri *(ou Binh-Thung)*. — Maladie endémique et souvent épidémique, caractérisée par des troubles de la sensibilité, de la motilité (mouvements) et par des atrophies musculaires.

Le béribéri est la maladie qui atteint tous les âges, surtout les adultes de tous les sexes.

Symptomes. — On distingue trois formes de béribéri :

1° Le *béribéri paralytique* (ou maigre) ou atrophique ;
2° Le *béribéri œdémateux* ou humide ;
3° Le *béribéri mixte*.

Prodromes. — Mais quelle que soit la forme de la maladie, celle-ci est toujours précédée de certains symptômes :

Les malades commencent par éprouver une faiblesse générale, de la courbature, une grande fatigue dans les membres inférieurs, une lourdeur au creux de l'estomac.

Béribéri sec ou paralytique. — Le premier symptôme qui apparaît, après les troubles de la période prodromique, c'est en général l'insensibilité de la peau aux membres inférieurs (sur le devant du tibia).

Des fourmillements dans les membres inférieurs, puis des douleurs très vives. — La marche devient difficile, les malades ont une marche caractéristique (ils lèvent les pieds en marchant), puis ils ne peuvent plus se tenir debout et restent couchés. Peu à peu, les muscles des jambes s'atrophient. La paralysie gagne les membres supérieurs et le malade ne peut plus faire un mouvement et reste allongé sur son lit.

Béribéri humide ou œdémateux. — L'œdème (enflure) débute généralement par les pieds, gagne les jambes, les cuisses et envahit tout le corps. Les malades ont la figure bouffie. Certains malades doublent de volume. — Trois autres symptômes accompagnent l'œdème, ce sont : 1° *une sensation de constrition,* de serrement au creux de l'estomac et à la base du thorax, comme si la poitrine était serrée par un lien.

11° La *dyspnée* (ou difficulté de respirer), le malade respire avec difficulté, au point de ne pas pouvoir rester couché.

111° des *vomissements.* Le malade ne peut se nourrir.

Dans cette forme de béribéri, la mort subite est fréquente.

Béribéri mixte. Cette forme comprend des symptômes se rattachant au béribéri œdémateux et au béribéri paralytique. Le béribéri débute à la fois par de l'œdème et de la paralysie.

DURÉE. — Le béribéri est une maladie de durée essentiellement variable. — Quelquefois la maladie traîne en longueur et dure des mois ; d'autres fois les malades sont emportés très rapidement (béribéri œdémateux). La mort par asphyxie est fréquente dans la forme œdémateuse.

RECHUTES. — Les rechutes sont fréquentes et les malades semblent ne se guérir que très difficilement.

CAUSES DU BÉRIBÉRI. — Le béribéri est une maladie endémique et contagieuse, qui devient facilement épidémique sous certaines conditions : humidité atmosphérique (mois chauds et humides), encombrement, les rassemblements humains (casernes, prisons, etc...), la vie sédentaire.

La mauvaise nourriture, nourriture insuffisante, mauvais riz (riz décortiqué depuis longtemps).

TRAITEMENT.

Préventif. — Le traitement préventif consiste à évacuer les locaux où se déclare une épidémie de béribéri.

2° Le meilleur traitement, c'est, si on le peut, d'éloigner les malades de l'endroit où ils ont contracté leur maladie, de leur faire changer d'air.

Il faut bién nourrir les béribériqueš.

Leur donner des fortifiants (arsenic, fer, thé, café).

Les purger de temps en temps, les frictionner (les membres inférieurs et le long de la colonne vertébrale).

PROPHYLAXIE PARTICULIÈRE.

1° Il faut éviter les encombrements, la vie sédendaire.

2° Manger une bonne nourriture, éviter le mauvais riz (riz mouillé et séché ensuite, et le riz décortiqué depuis longtemps).

PROPHYLAXIE GÉNÉRALE.

1° Dès qu'un cas de béribéri se produit dans une prison, il faut faire évacuer cette prison.

2° Désinfecter les locaux, où se sont produits les cas de béribéri :

3° Le meilleur traitement, c'est de disperser les béribériques, de les éloigner de la localité où ils ont contracté leur maladie.

Peste

Peste. — La peste est une maladie infectieuse produite par un microbe. Elle se caractérise d'habitude par une prostration (état typhoïde), s'accompagnant de fièvre violente, de diarrhée et d'engorgement douloureux des ganglions lymphatiques (bubons), principalement] ceux des aines, des aisselles, des creux poplités et du cóu. Dans les cas qui se terminent rapidement par la mort, les ganglions restent durs et très douloureux. Mais, en général, vers le sixième ou septième jour, la suppuration s'établit et il se forme des ulcérations très longues à guérir.

Dans les cas graves, le corps se recouvre parfois aussi d'ecchymoses noires, de pustules, de charbons (lésions du derme comparables comme intensité aux brûlures du 1er, du 2e ou 3e degré). Ces dernières manifestations caractérisent le type spécial de la maladie qu'on appelait autrefois *la peste noire.*

La peste bubonique est la forme la plus commune de la maladie. Mais parfois la maladie se localise de préférence sur le poumon et l'intestin; dans quelques cas, elle évolue sous la forme d'une vraie septicémie (décomposition du sang).

La peste ne respecte ni âge, ni sexe, ni race; l'encombrenent, la misère, les privations, la famine, la malpropreté favorisent considérablement son développement. Sa période d'incubation ne paraît guère dépasser dix jours; ordinairement, elle atteint à peine cinq jours.

La peste est presque toujours mortelle chez les enfants et chez les vieillards; les hémorrhagies, la stupeur profonde ou le délire violent sont un pronostic presque toujours fatal.

Traitement. — Le seul traitement spécifique de la peste est l'injection sous-cutanée de sérum antipesteux de Yersin, qui est du sérum de cheval immunisé contre la peste.

Sérum de Yersin. — Ce sérum conserve ses propriétés pendant un an, à la condition de le maintenir à l'abri de la lumière et de l'humidité, sans sortir le flacon de l'étui qui le renferme. Ce sérum ne renferme aucune substance toxique et est par lui-même inoffensif; on peut, par conséquent, l'injecter d'emblée, à hautes doses, sans inconvénient.

Le sérum peut être employé de deux manières :

Pour prévenir la peste (action préventive).

Pour la guérir (action curative).

1º Action préventive. — On l'emploie lorsqu'un cas de peste s'est produit dans une maison, ou encore pour préserver les personnes en contact avec les malades et exposés à la contagion. On se contente alors d'injecter sous la peau dix centimètres cubes de sérum, mais l'immunité produite par cette injection ne dépasse pas neuf à dix jours; aussi faut-il recommencer avant ce laps de temps, si on veut prolonger l'immunité.

2º Action curative. — L'emploi du sérum donne d'autant plus de succès qu'on l'inocule à une date plus rapprochée du début de la maladie et à fortes doses, 40 à 60 centimètres cubes par jour. Les injections doivent être répétées tous les jours tant que la fièvre n'a pas diminué. Lorsque la fièvre a disparu, il est prudent d'injecter encore 5 centimètres cubes pendant quelques jours.

Manière de pratiquer les injections: On les pratique dans le flanc droit ou gauche. Il faut prendre toutes les précautions antiseptiques nécessaires, laver d'abord la région avec du savon, puis avec un antiseptique (eau phéniquée à 2 pour 100 ou liqueur de Van-Swieten). Il est indispensable de stériliser la seringue et la canule au moment de pratiquer l'injection, et pour cela, on les plonge dans l'eau froide qu'on porte ensuite à l'ébullition pendant un quart d'heure. On aura soin de recouvrir l'endroit, où la piqûre aura été faite, avec une goutte de collodion. L'introduction du sérum sous la peau est peu douloureuse et le liquide est résorbé en quelques instants. On observe parfois des éruptions à la suite de ces injections, mais elles sont sans importance et gravité.

Prophylaxie. — On sait aujourd'hui que le rat contracte la peste et que, par suite, c'est un grand propagateur de la maladie. Les épidémies de peste humaine sont presque toujours précédées d'une épizootie sur les rats.

La contamination par le rat se fait de deux façons : par ses parasites ou puces et par son mucus nasal. Les mouches, les fourmis, sont nombreuses dans les pays chauds, les poux et les punaises doivent également être regardés comme susceptibles de véhiculer les bacilles pesteux.

Les puces envahissent le rat dès qu'il est malade et restent sur son corps quelque temps après sa mort ; aussi n'y a-t-il rien de plus dangereux, au point de vue de la contamination que de toucher un cadavre de rat mort de la peste, parce que immédiatement les puces sautent de toutes parts et piquent ceux qui ont commis cette imprudence. Il ne faut donc toucher à un rat mort qu'après l'avoir inondé d'eau bouillante, afin de détruire les parasites qu'il porte sur lui.

Pour se préserver de la peste, il faudra donc prendre des mesures :

ı° Contre les rats ;

ıı° Contre les parasites de l'homme et du rat ;

ııı° Contre l'homme provenant d'un milieu infecté ;

ıv° Contre les marchandises ou autres provenant d'un milieu infecté ;

Il faut chercher à détruire les rats par tous les moyens possibles, poisons incorporés à une pâtée quelconque, pièges, ou par la chasse, (chiens, chats ou mangoustes).

Si une grande mortalité sur les rats était constatée, il faudrait tout de suite prendre des précautions.

En temps d'épidémie, tout individu porteur d'un gonflement ganglionnaire au cou, au pli de l'aine, ou à l'aisselle, sera considéré comme suspect.

Les effets ayant appartenu à des pestiférés, les bois provenant de leurs habitations, étant des éléments de dissémination, il faut veiller avec le plus grand soin à les faire désinfecter ou à les détruire par le feu.

Le bacille de la peste paraît susceptible de se conserver dans le sol ; aussi, il faut enterrer dans un lit de chaux vive les cadavres des individus morts de la peste.

En se conformant aux règles de l'hygiène, on se met dans les meilleures conditions pour se préserver de la peste. Il faut donc veiller en tout temps à la propreté des locaux, et organiser la chasse aux rats, non seulement pendant les périodes épidémiques, mais encore en dehors d'elles.

Dès qu'un cas de peste est signalé dans une maison, il faut :

ı° Isoler le malade ;

ıı° Inoculer préventivement par le sérum tous les habitants de la maison, et les mettre si possible en observation pour dix jours dans un camprement isolé ;

ııı° Désinfecter soigneusement à l'étuve, ou par les vapeurs sulfureuses tous les effets que les habitants des maisons contaminées emportent avec eux, sinon les détruire par le feu ;

ıv° Désinfecter soigneusement la maison, la blanchir à la chaux. Si c'est possible et surtout s'il s'agit de paillottes, il vaut mieux détruire immédiatement par le feu la maison contaminée et les maisons environnantes.

CHAPITRE IV

1⁰ Furoncle

Furoncle *(Clou, furonculose).* — Le furoncle est une tumeur douloureuse de la peau, due à l'inflammation d'une glande sébacée. Le furoncle siège sur toutes les parties du corps, où il y a des glandes. Dans les pays chauds, on observe fréquemment, surtout au début de la saison humide. de véritables éruptions de furoncles (furonculose), qui viennent par séries.

On appelle *furonculose,* cette éruption de furoncles plus ou moins nombreux.

Symptômes. — Le furoncle passe par trois périodes :

I⁰ Une période d'inflammation caractérisée par une rougeur de la peau et une douleur fixe qu'on a comparée à celle que provoquerait la pénétration d'un clou dans la peau ;

II⁰ Une période de suppuration ; le furoncle devient blanchâtre, suppure et une petite masse grisâtre appelée bourbillon est expulsée.

III⁰ Enfin, une période de réparation.

Quelquefois, le furoncle s'arrête à la première période ; on dit alors qu'il a avorté.

Causes. — Les furoncles reconnaissent pour causes : I⁰ l'action du soleil, l'action de la chaleur, qui, en produisant une sudation abondante, irritent la peau et favorisent la pénétration des germes par les éraillures de l'épiderme, si fréquentes dans les pays chauds : (sudamina, bourbouilles, piqûres d'insectes, etc.).

II⁰ Les affections du tube digestif : (embarras gastrique, dyspepsie, diarrhée, dysenterie, etc.) chez les personnes qui ont un régime trop animalisé ;

III⁰ La contagion (linge lavé en commun chez le blanchisseur), la malpropreté corporelle, l'auto-inoculation ;

IV⁰ La furonculose peut être une manifestation du diabète. (Dans le cas de furonculose, il est prudent de faire analyser ses urines).

Traitement.

1⁰ *Traitement local.* — La première indication à remplir est d'essayer de faire avorter le furoncle. Les meilleurs moyens abortifs sont : les badigeonnages de teinture d'iode, les pulvérisations phéniquées, ou encore des badigeonnages avec de l'alcool phéniqué (1 gr. d'acide phénique pour 50 d'alcool);

2° Lorsque le furoncle est déclaré, faire de fréquentes pulvérisations avec l'eau phéniquée au 1/10°. Mettre sur le furoncle des compresses trempées dans l'eau phéniquée, ou dans l'eau boriquée pour calmer la douleur.

Nota. — Dans les pays chauds, il faut s'abstenir de cataplasmes, qui favorisent l'apparition de nouveaux furoncles.

3° Lorsque le furoncle est développé, l'inciser avec un bistouri bien propre ou avec une aiguille flambée, presser légèrement, et mettre sur le furoncle un pansement antiseptique (eau phéniquée, liqueur de Van-Swieten, etc.);

4° Pour prévenir le développement de nouveaux furoncles, donner des bains sulfureux ou des bains au sublimé (pris dans une baignoire en bois ou en fonte émaillée.

```
                 ( Bichlorure de mercure.............. ..   10 gr.
Pour un bain.  {  Sel marin.............................   20 gr.
```

Les frictions générales sur tout le corps, une ou deux fois par jour, avec de l'alcool camphré sont excellentes pour empêcher le développement des furoncles.

1° *Traitement général.* — Le traitement général consiste surtout à faire l'antisepsie du tube digestif et le meilleur antiseptique est le purgatif. Prescrire le sulfate de soude, 20 à 30 grammes le premier jour, et 10 grammes les jours suivants, trois ou quatre jours de suite.

2° Prescrire en même temps des antiseptiques du tube digestif, pendant dix jours : Salol 50 centigrammes deux fois par jour, aux repas, ou un des cachets suivants :

```
Benzo-naphtol.........................................   0 gr. 20
Salicylate-bismuth....................................   0 gr. 25
Rhubarbe..............................................   0 gr. 20
```

3° On peut faire prendre de la levure de bière fraîche, ou mieux de la levurine (deux cuillerées à café à chaque repas dans de la bière). On prescrit du sirop de Raifort iodé (une cuillerée à soupe par jour, entre les repas).

2° **Mal d'oreille.**

Otite externe (mal d'oreille).— *Furonculose du conduit auditif externe.* — Le furoncle du conduit auditif externe s'observe très fréquemment aux colonies. La furonculose du conduit détermine un gonflement considérable des parties; la tuméfaction détermine une vive douleur et une occlusion plus ou moins complète du conduit.

Traitement. — Au début, instiller dans l'oreille trois fois par jour quelques gouttes de glycérine phéniquée.

> Glycérine.......................... 20 gr.
> Acide phénique.................... 1 gr.

Lorsque la suppuration commence, faire deux fois par jour dans l'oreille des injections chaudes boriquées (parties égales d'eau chaude et de solution boriquée). Ces injections seront faites avec le bock-laveur, au tuyau duquel on adaptera une petite canule en verre. Ensuite instiller dans l'oreille quelques gouttes de glycérine phéniquée.

Nota : S'abstenir d'introduire dans l'oreille des solutions peu antiseptiques (laudanum, baumes divers, etc...)

Prophylaxie. — Eviter de se gratter l'oreille avec des cure-dents, allumettes, ou tout autre instrument.

Contre les démangeaisons de l'oreille, se badigeonner le conduit avec un petit tampon de coton, qu'on renouvellera chaque fois, imbibé d'alcool camphré, ou de glycérine phéniquée.

3° Affections des yeux

1· **Plaies, Contusions**. — Dans le cas de plaie de l'œil, laver soigneusement l'œil avec de l'eau boriquée et recouvrir d'un pansement humide antiseptique.

Dans le cas où l'œil serait très fortement contusionné, appliquer sur l'œil des compresses d'eau bouillie froide, ou d'eau boriquée et qu'on renouvellera souvent.

2· **Brûlures**. — Si la brûlure a été causée par un agent liquide, il faut laver abondamment l'œil et les culs-de-sac de la conjonctive avec de l'eau bouillie ; si elle est due à un agent solide (chaux, plomb fondu), il faut enlever avec une pince toutes les parties qui restent en contact avec l'œil, et ne procéder au lavage que s'il ne reste aucune matière étrangère qu'il y aurait chance de diluer. — On introduira entre les paupières une grande quantité de vaseline pure, et on appliquera sur l'œil, soit un linge imbibé de vaseline, soit des compresses froides, souvent renouvelées.

Dans les cas de brûlure de l'œil par la chaux, laver l'œil avec de l'eau bouillie sucrée ; il se forme un saccharate de chaux insoluble et inoffensif, soit avec de l'eau de Vichy, ou simplement de l'eau bouillie contenant du bicarbonate de soude (5 grammes pour 100 gr. d'eau.)

3· **Conjonctivite**. — Les inflammations de la conjonctive peuvent ne produire qu'une légère inflammation accompagnée de sécrétion légère (conjonctivite catarrhale), ou bien la conjonctive s'accompagne d'une inflammation très forte avec suppuration très abondante (conjonctivite purulente).

Conjonctivite catarrhale. — Laver les yeux avec de l'eau boriquée chaude (30 gr. pour 1000) quatre fois par jour. Matin et soir, mettre dans l'œil une goutte du collyre suivant :

Sulfate de zinc .... 5 centigrammes.
Eau distillée ou bouillie.......... 20 grammes.

Laisser reposer les yeux, employer des verres légèrement fumés, ou porter un léger bandeau.

Conjonctivite purulente. — La conjonctivite purulente est une affection extrêmement dangereuse. Traitée à temps et bien traitée, elle peut guérir sans laisser de traces irréparables ; aussi faut-il consulter un médecin et cela sans perdre de temps.

Cette affection est très contagieuse (elle est souvent d'origine blennorrhagique), et justifie un ensemble de précautions : isolement du malade, soins constants de propreté, désinfection soigneuse des mains après qu'elles ont été souillées, brûler le coton qui a servi a nettoyer les yeux.

Si un seul œil est atteint, recouvrir le bon œil d'un pansement antiseptique changé deux fois par jour ; obliger le malade à se coucher sur le coté malade, ou a incliner la tête de ce côté afin que le pus ne coule pas vers l'œil sain.

TRAITEMENT. — Le traitement de l'ophtalmie purulente consiste essentiellement dans de grands lavages antiseptiques et des cautérisations au nitrate d'argent.

1o Toutes les deux heures, on pratique des lavages de l'œil malade avec de l'eau boriquée chaude. Il faut laver l'œil, les culs-de-sac de la conjonctive, les cils et la face externe des paupières.

Il faut être très prudent, au moment où on entrouvre les paupières, d'où s'échappe souvent un jet de pus, qui est très dangereux pour les yeux de l'opérateur.

2o Deux fois par jour, on retourne les paupières et on touche leur surface interne avec un petit tampon d'ouate hydrophile trempé dans la solution suivante.

Nitrate d'argent.............................. 1 gr.
Eau distillée................................. 50 gr.

Si on ne possède pas de nitrate d'argent, instiller dans les yeux quelques gouttes de la solution de permanganate de potasse suivante :

Permanganate de potasse...................... 0 gr. 10
Eau distillée .... 50 gr.

3o Entre les cautérisations et les lavages, on recouvre l'œil malade de tampons d'ouate imprégnés d'eau boriquée, sur lesquels on maintient appliqué un petit sac contenant des fragments de glace. On continue ce traitement jusqu'à la disparition des symptômes graves, ensuite on injecte dans les yeux du collyre au sulfate de zinc.

4o **Plaies ulcérées**

Plaies ulcérées (*Ulcère chronique, plaie annamite*). — Les plaies des extrémités inférieures, qui sont très fréquentes dans les pays chauds, présentent souvent une cicatrisation difficile et lente, et affectent une forme ulcéreuse, c'est-à-dire une tendance à s'étendre aux dépens des tissus circonvoisins.

Ces ulcères chroniques sont, en général, circulaires ; leurs bords sont saillants, irréguliers, durs ; le fond de l'ulcère est grisâtre ; la suppuration est abondante, fétide, souvent sanguinolente. Chez les indigènes, en général mal soignés, ces ulcères deviennent très volumineux.

L'ulcère siège généralement aux chevilles, à la face dorsale du pied, et de la face antérieure de la jambe.

PROPHYLAXIE. — Le moyen d'éviter ces plaies ulcérées consiste à soigner immédiatement les piqûres de moustiques, les écorchures, piqûres de sangsues, etc., les blessures produites par une chaussure trop juste, à éviter l'action directe du soleil sur les téguments, et à ne jamais s'aventurer dans la boue vaseuse des rizières ou des marais avec des plaies aux jambes ou aux pieds.

TRAITEMENT. — 1o Donner des bains de pied ou de jambe dans de l'eau chaude contenant de l'eau chlorurée (deux litres de solution saturée de chlorure de chaux pour vingt litres d'eau), ou de la liqueur de Van-Swieten, ou du crésyl Jeyès. Ces bains seront quotidiens et dureront au moins une bonne demi-heure.

2o Toucher énergiquement la plaie avec la solution de permanganate de potasse

> Permanganate de potasse..................... 10 gr.
> Eau bouillie............................... 1.000 gr.

ensuite recouvrir de coton trempé dans la même solution.

Pour exciter ces plaies et hâter leur cicatrisation, il est bon de les toucher de temps en temps avec de la teinture d'iode.

IIIᵒ CHIRURGIE

CHAPITRE V

Maladies chirurgicales

1ᵒ Brûlures

Brûlures. — Les brûlures sont des lésions des tissus produites par l'action intense de la chaleur ou des caustiques sur le corps humain.

La brûlure est produite tantôt, par des corps solides (feu, fer, cuivre), portés à une haute température, tantôt par des liquides (eau bouillante, pétrole, huile), tantôt par de la vapeur, par le soleil ardent, etc).

Dans un incendie, ces différentes causes peuvent se trouver réunies.

DIVISION. — On divise les brûlures suivant la profondeur des lésions produites, en trois degrés.

1ᵉʳ degré. ROUGEUR DE LA PEAU. — Au premier degré, il y a seulement de la rougeur de la peau avec gonflement et douleur vive. (Le coup de soleil produit cet effet).

2ᵉ degré. AMPOULES.— Le deuxième degré est caractérisé par l'inflammation de la peau et la formation d'ampoules ou phlyctènes. Dans la région qui est atteinte, l'épiderme est soulevé comme à la suite d'un vésicatoire. Cet accident est provoqué surtout par les liquides bouillants.

3ᵉ degré. ESCHARES.— Dans le troisième degré, il y a mortification de la peau et parfois des autres tissus. On peut diviser ce degré en trois autres suivant la profondeur de la brûlure. Ces graves lésions sont produites par le contact des métaux portés au rouge, ou de la flamme des incendies, par le pétrole enflammé

La gravité dépend surtout de l'étendue de la brûlure. Une simple rougeur de la peau comprenant une grande partie de la surface du corps est plus grave que la destruction profonde d'une région limitée.

SYMPTÔMES GÉNÉRAUX. — Quel que soit le degré de la brûlure, il y a trois périodes principales ;

1ᵒ Une période de congestion caractérisée par de la douleur très vive, surtout dans les brûlures du 1er et 2e degré. La soif est ardente, les envies d'uriner fréquentes ; il peut y avoir du délire.

2° Une période d'inflammation avec une forte fièvre variant de 39 à 40 degrés.

3° Une période de suppuration abondante.

TRAITEMENT. — *Avant tout, il faut calmer la douleur.*

1er degré. 1° Badigeonner les surfaces brûlées avec une solution d'acide picrique :

Acide picrique......................	12 gr.
Eau bouillie........................	1000 gr.

recouvrir de compresses trempées dans cette solution, puis d'ouate hydrophyle très propre.

S'il n'y a ni douleur, ni suppuration, laisser le pansement plusieurs jours sans y toucher.

Ou bien simplement plonger la partie atteinte dans l'eau froide.

2° degré. — Quand l'épiderme est soulevé, il faut surtout éviter d'arracher les ampoules. On les ouvre délicatement avec une aiguille flambée, ou avec des ciseaux stérilisés et on applique par dessus de la vaseline boriquée, ou bien des compresses trempées dans la solution d'*acide picrique,* ou simplement de l'*huile.* On peut se servir de poudre d'iodoforme, ou de bismuth. Un bon médicament est le liniment oléo-calcaire.

Eau de chaux........................	10 gr.
Salol ou iodoforme..................	0 gr. 50 cent.
Huile d'olive......................	10 gr.

Ce liniment doit être fraîchement préparé et aseptique. On imbibe une compresse avec ce liniment, par dessus on met une couche de ouate et on maintient par un bandage peu serré.

Les pansements doivent être rares, de façon à éviter les inoculations et la suppuration consécutive.

3° Pour les brûlures étendues ou profondes (3e degré), la première chose à faire est de calmer la douleur ; aussitôt après l'accident, enlever avec précaution les vêtements, les couper au besoin, mettre le brûlé dans un grand bain à la température de 30·, et on l'y maintient en le surveillant pendant une heure ou deux. — Ensuite on fait un des pansements ci-dessus.

Si la brûlure devient une vaste plaie, elle est pansée soit avec du coton trempé dans un liquide antiseptique, soit avec du coton enduit de vaseline boriquée ou iodoformée, soit saupoudrée avec de l'iodoforme.

Pour éviter des cicatrices fâcheuses, il est nécessaire de placer les parties atteintes dans une bonne position.

Dans une brûlure de la main, il faut placer du coton entre les doigts pour les tenir écartés et isolés.

Pour les brûlures des membres, ceux-ci seront placés dans l'extension.

TRAITEMENT GÉNÉRAL.— Le brûlé est souvent abattu, il se refroidit, on administre alors du vin, des grogs, du thé punché.

Il ne faut pas purger les brûlés pour ne pas provoquer la diarrhée.— S'il y a de la constipation, il faut donner un lavement.

Si le brûlé a la fièvre, il faut lui donner de la quinine 0gr. 50, pendant trois ou quatre jours.

Donner un régime léger et des boissons fraîches (limonade, citronnade).

Secours aux brûlés.— Il ne suffit pas de savoir panser la brûlure. il faut aussi *secourir le brûlé.*

Quand le feu prend aux vêtements d'une personne, nous devons immédiatement essayer d'étouffer les flammes.

Avec notre vêtement, une couverture, un sac, un tapis, nous pouvons envelopper la victime et la rouler par terre. Le feu est rapidement éteint, et il n'y a plus qu'à supprimer la chaleur et la fumée en versant de l'eau froide en grande quantité.

On déshabille le blessé avec beaucoup de précautions :

Couper avec des ciseaux les vêtements carbonisés, ouvrir les ampoules sans les déchirer, mettre de l'huile ou de la vaseline (ou un des pansements ci-dessus), éviter enfin le contact de l'air.

2· Contusions

1º **Contusions**. — La contusion est un écrasement des tissus produit par une pression plus ou moins énergique. Quand la peau est déchirée, il y a *plaie contuse.*

VARIÉTÉS. — C'est tantôt une blessure légère, *contusion simple,* tantôt un accident très grave, *contusion profonde.* Un coup de pied dans le ventre, une chute sur la tête, une pression violente sur la poitrine peuvent amener rapidement la mort, parce que des organes essentiels sont frappés.

La gravité dépend donc de la profondeur, de l'étendue et surtout de la nature des parties atteintes.

DIVISION. — La classification est basée seulement sur la profondeur des lésions, on distingue trois degrés :

Premier dégré. ECCHYMOSE. — L'ecchymose ou *bleu* caractérise le premier degré. C'est un épanchement de sang, résultant de la déchirure des vaisseaux capillaires. L'ecchymose passe successivement du noir au violet, au jaune verdâtre, au brun et enfin au jaune paille.
— Dans les muqueuses, comme la conjonctivite de l'œil, c'est une tache d'un rouge vif, faisant contraste avec le cercle noir qui l'entoure : la cuisson, l'engourdissement local, la douleur, sont les signes de la contusion simple.

Deuxième degré. BOSSE SANGUINE.— Dans le deuxième degré, des vaisseaux plus importants sont déchirés, le sang se collecte immédiatement et forme une tumeur qu'on nomme la bosse sanguine. C'est un accident fréquent chez les enfants, qui présentent des bosses sur le front et sur la tête quand ils tombent sur le sol.

Troisième degré. ESCHARE. — Au troisième degré, il y a mortification des tissus. La peau violacée, froide, est menacée de gangrène ; plus tard les parties atteintes s'éliminent lentement, il y a des eschares.

CONTUSION DES ORGANES. — Les contusions des organes essentiels, comme le cerveau, les poumons, le tube digestif, présentent surtout des phénomènes généraux. La commotiou cérébrale est caractérisée par la pâleur du visage, la perte du mouvement et de la sensibilité. Quand le poumon est atteint, il y a des crachements de sang : si c'est le ventre, une vive douleur est ressentie par le blessé, qui peut avoir des vomissements et même succomber à la suite d'une syncope. Ces lésions internes sont toujours graves.

TRAITEMENT. — Dans la pratique, on ne doit considérer que deux sortes de contusions : celles qui sont légères et superficielles, celles qui sont graves et profondes.

Contusions simples. — Appliquer sur les contusions simples des compresses ou du coton trempés dans l'eau fraîche ou dans certaines solutions, telles que l'eau blanche, l'eau-de-vie camphrée, etc... (pansement résolutif.)

L'immobilisation de la partie blessée est nécessaire; dans tous les accidents, le repos est une condition de guérison. — Pour les bosses sanguines, on peut joindre à l'enveloppement humide qui calme la douleur, la compression qui diminue le gonflement.

Contusions des organes. — Dans les contusions des organes internes, l'état général est inquiétant. Enlever d'abord tout ce qui gêne (vêtements, ceinture, etc.). Coucher ensuite le blessé sur le sol, si c'est possible, sur un lit; verser de l'eau fraîche sur le visage et la poitrine, frictionner les jambes avec des flanelles imbibées d'alcool camphré, réchauffer les pieds avec des briques chaudes. Quand le malade revient à lui, administrer des boissons chaudes et stimulantes, du thé ou rhum, quelques gouttes d'éther dans de l'eau sucrée, etc.

3º Plaies.

Plaies. — Une plaie est une solution de continuité, c'est-à-dire une division des tissus du corps avec accompagnement de douleurs, d'écoulement de sang et d'écartement des bords de la peau.

DIVISIONS. — Les plaies sont *régulières* ou *irrégulières.* Les plaies *régulières* ou *nettes* sont produites par les instruments tranchants (coupures), ou piquants (piqûres, baïonnette, clou). Elles saignent en général beaucoup, car des vaisseaux d'un volume important (artères, veines) sont ouvertes pour peu que la plaie soit profonde. Les plaies irrégulières sont produites par les instruments contondants (plaies contuses), et parmi ces plaies contuses, on doit distinguer les :

Plaies par armes à feu (balles de fusil, etc.).
Plaies par arrachement (accidents des machines).
Plaies par morsures.

Ces plaies sont caractérisées par l'irrégularité, la noirceur, la meurtrissure des bords et du fond.

Les désordres sont quelquefois considérables et au lieu d'une plaie, c'est une déchirure, un écrasement, un arrachement. Dans ces plaies, l'écoulement sanguin est généralement peu abondant.

Complications des plaies. — Les plaies régulières et irrégulières peuvent être *compliquées.* Une plaie est compliquée lorsqu'elle s'accompagne d'un *écoulement de sang* très abondant, *de fracture des os,* ou *de pénétration* dans le crâne, la poitrine, le ventre, les articulations, etc.

Caractères des plaies. — *Phénomènes primitifs.* — La douleur, l'écoulement de sang, l'ouverture de la peau sont les trois signes immédiats qui caractérisent une plaie. Le blessé souffre, parce que des filets nerveux ont été déchirés; il saigne parce que des vaisseaux sont toujours ouverts, les lèvres de la plaie s'écartent, en raison de l'élasticité de la peau et des autres parties.

Phénomènes secondaires. — Aux phénomènes primitifs de la division des tissus, succèdent les *phénomènes secondaires* de la réparation : la plaie marche plus ou moins vite vers la guérison.

Dans les blessures simples, régulières et non souillées, comme les coupures et les piqûres ordinaires, la douleur cesse en quelques heures, l'écoulement de sang diminue et s'arrête, les surfaces éloignées se rapprochent, il y a une cicatrisation rapide : c'est la *réunion immédiate* ou *par première intention.*

Dans les plaies contuses, irrégulières et salies, quand il y a des lambeaux détachés ou modifiés, la guérison est beaucoup plus lente. La surface saignante se couvre de bourgeons charnus et est baignée de pus; la profondeur et l'étendue de la plaie diminuent progressivement et la cicatrice se forme peu à peu : *c'est la réunion secondaire ou par seconde intention.*

TRAITEMENT. — RÈGLES GÉNÉRALES.

Les règles générales du pansement des plaies peuvent se résumer ainsi :

1° *Asepsie préalable des mains.* — Désinfecter soigneusement les mains par le savonnage et les tremper dans des solutions antiseptiques.

2º *Hemostase.* — Arrêter l'hémorrhagie par un lavage à l'eau très chaude, si elle est légère ; au moyen de la compression directe ou indirecte si elle est grave.

3º *Asepsie de la plaie.* — Nettoyer la plaie et ses environs avec de l'eau bouillie et avec des solutions antiseptiques.

4ª *Extraction des corps étrangers,* s'ils sont apparents et faciles à saisir.

5º *Occlusion dé la plaie.* — Recouvrir et protéger la plaie avec une compresse, ou des tampons d'ouate trempés dans une solution antiseptique.

6º *Compression et immobilisation.* — Maintenir le pansement serré et immobile au moyen d'une bande.

7ª *Elévation du membre.* — Placer la région blessée dans une position favorable, c'est-à-dire dans une position élevée.

Il ne faut pas sonder les plaies, afin de savoir si elles sont ou non pénétrantes, car en agissant ainsi, on infecte une plaie pour peu que le doigt ou l'instrument soit d'une propreté douteuse.

Une plaie peut être compliquée de la présence de corps étrangers (débris de vêtements, fragments de balles de plomb, morceaux de bois, petites pierres, etc). Il faudra les retirer avec une pince, s'ils se présentent d'eux-mêmes, mais ne jamais fouiller profondément une plaie.

Il faut favoriser l'écoulement des liquides des plaies (pus, sang etc...), par suite les placer dans la meilleure position et les tenir dans une immobilité complète.

Appliquer un pansement antiseptique.

Renouveler le pansement tous les jours ; (cela dépend de la plaie) excepté si on a appliqué le pansement par occlusion, qui peut rester deux ou trois jours.

Traitement des diverses sortes de plaies

1º Plaies régulières

A. PLAIES PAR INSTRUMENTS TRANCHANTS. — On place la partie blessée dans une bonne position, autant que possible celle où les muscles sont relachés.

On nettoie bien la plaie et ses environs avec un liquide antiseptique

On rapproche les lèvres de la plaie (réunion par première intention) et on les maintient en place par des agglutinatifs. C'est le diachylon qui est le plus employé ; on le découpe en bandelette, on affronte bien les bords de la plaie, et la bandelette, fixée d'un côté et retenue par la main gauche, est fixée ensuite de l'autre côté. S'il s'agit d'un membre, on peut aussi fixer le plein de la bandelette sur le côté du membre opposé à la plaie et ramener ses deux chefs, qui passent en s'entre-croisant sur la plaie et viennent se fixer sur les bords.

La baudruche peut aussi servir aux mêmes usages. Après l'application des bandelettes, on met par dessus un linge frotté de vaseline boriquée, une lame de ouate et un bandage modérément serré.

A. *Sutures*. On appelle suture l'action de coudre ensemble les deux lèvres d'une plaie.

Une bonne façon de réunir les bords d'une plaie, c'est d'employer la suture entortillée.

Pour faire cette suture, on choisit *plusieurs épingles*, qui doivent rester à demeure dans la plaie, et un *long fil*.

On commence par faire l'antisepsie de la plaie ; on stérilise les épingles et le fil.

On introduit une des épingles à une des extrémités de la plaie, en l'enfonçant *d'un côté* de dehors en dedans, de l'*autre côté* de dedans en dehors.

Pour faciliter l'introduction des épingles dans la peau, on les graisse avec de la vaseline boriquée.

Lorsque l'épingle est introduite, on resserre les deux extrémités des épingles avec les fils ; les bords de la plaie sont ainsi rapprochés. On peut mettre plusieurs épingles.

B. PLAIES PAR INSTRUMENTS PIQUANTS. — S'il est resté dans la plaie une aiguille, une pointe de fer, etc., tâcher de l'extraire si on l'aperçoit, mais ne jamais sonder une piqûre.

Ensuite pansement antiseptique sec, ou bien coton trempé dans un antiseptique, et pansement humide.

2o Plaies irrégulières

PLAIES CONTUSES — (Coups de bâton, coup de poing, masse de bois ou de fer tombant sur une partie du corps).

Si la peau n'est pas trop décollée, si les bords ne sont pas très irréguliers et mâchés, on pourra tenter la réunion après avoir bien lavé et désinfecté la plaie avec une solution antiseptique.

On rapprochera toujours dans une certaine mesure (sinon complètement), avec des bandelettes de diachylon qui soutiendront les chairs.

Dans les plaies contuses légères ne pouvant être réunies par première intention, prescrire le repos, le pansement résolutif avec de l'eau froide mélangée d'eau blanche.

La simple contusion sans plaie se traite de la même façon.

Dans les plaies contuses avec meurtrissures très fortes (écrasement, broiement des chairs), il faut traiter par l'irrigation continue d'eau froide, ou le pansement humide.

Le blessé sera réconforté par des frictions et des potions stimulantes (éther, ammoniaque, grogs, etc...)

3º PLAIES PAR ARMES A FEU. — 1º Règle importante. Ne jamais explorer le trajet de la balle avec le doigt ou un stylet.

Immobiliser la partie blessée au moyen d'une gouttière, d'une atelle, de lattes de bambou, etc...

Nettoyer la plaie avec un liquide antiseptique.

Saupoudrer avec la poudre d'iodoforme.

Appliquer sur la plaie un pansement antiseptique.

4º PLAIES DE LA POITRINE. — Si le poumon est touché, le malade crache du sang, et il sort de la mousse sanguinolente et de l'air par la blessure.

Appliquer un pansement occlusif, sans remuer le blessé. — Faire asseoir le blessé. — Repos, diète.

5º PLAIES DE L'ABDOMEN. — Toutes les plaies de l'abdomen sont très graves.

Agir comme pour les plaies de la poitrine, à moins qu'il n'y ait issue de l'intestin par une large plaie. Alors coucher le blessé ; les cuisses repliées sur le ventre.

Bien désinfecter l'intestin et les parties environnantes ; essayer de faire rentrer l'intestin, et placer sur la plaie des compresses trempées dans une solution antiseptique tiède. Une lame de ouate par dessus, et pansement un peu serré.

Repos dans la position horizontale. Diète (bouillon, lait). Potions avec XX ou XXX gouttes de laudanum pour la journée.

6º PLAIES DES MEMBRES. — Appliquer un traitement antiseptique. Si une articulation est ouverte, immobiliser le membre, pansement antiseptique, compresses froides, bandage modérément serré.

Traitement de l'état général. — Les blessés ont généralement soif, surtout s'ils ont perdu beaucoup de sang. Il faut leur donner des boissons fraîches, acidulées (limonade au citron, etc...), de l'eau vineuse.

Si les blessés perdent l'appétit, ont la fièvre, de la constipation, prescrire un léger purgatif (sulfate de soude 25 à 30 grammes), des boissons rafraîchissantes, donner un régime reconstituant.

Panser avec discernement les blessés, les purger légèrement, prescrire une très grande propreté, un air pur, une bonne nourriture, les empêcher de faire des excès de boissons. La tranquillité d'esprit est indispensable.

Plaies envenimées. — On appelle plaie envenimée une plaie qui a été souillée par un venin ou un liquide infesté.

1º PIQURES D'INSECTES. — Certains insectes, les moustiques, versent dans la petite plaie faite par leur aiguillon une goutte d'un liquide qui rend la plaie insensible, mais détermine ensuite un gonflement et des démangeaisons parfois très vives.

Le grattage, surtout sur les jambes, détermine souvent des excoriations, qui, négligées, occasionnent des ulcérations parfois longues à guérir.

Traitement. — Il faut laver l'endroit piqué avec un peu d'eau bouillie alcoolisée (cognac, eau de Cologne, etc...), ou avec un peu d'ammoniaque (quelques gouttes d'ammoniaque dans de l'eau). Si à la suite de grattages il s'est produit une petite plaie ulcérée, panser avec un liquide antiseptique et du coton.

2° *Morsures de singes.* — Les singes font souvent par leurs morsures des plaies profondes, qui, mal soignées, s'ulcèrent et même ont occasionné quelquefois des accidents graves (tel que le tétanos).

Traitement. — Il faut faire saigner les plaies produites par les dents des singes, bien laver avec de l'eau bouillie chaude, mélangée d'une solution antiseptique, saupoudrer avec de la poudre d'iodoforme et faire un pansement, qui sera renouvelé tous les jours.

3° *Morsures des chiens.* — Si le chien n'est pas suspect, soigner la plaie comme ci-dessus.

Si le chien est suspect, et en cas de doute, placer une ligature au-dessus de la plaie. Faire saigner la plaie (succion ou ventouse). Cautériser, le plus rapidement possible et profondément, au fer rouge et pansement avec un antiseptique ou de la poudre d'iodoforme.

Ensuite diriger rapidement le blessé sur l'Institut Pasteur de Saigon ou d'Hanoï, où on lui fera subir le traitement contre la rage.

Rage. — La rage est une maladie virulente, caractérisée par des accès de délire furieux. Elle se développe spontanément chez certains animaux (chien, chat, cheval, etc.) et se transmet aux animaux et à l'homme par inoculation résultant d'une morsure.

Un savant français, Pasteur, a découvert un traitement efficace contre cette maladie, qui était toujours mortelle. Ce traitement ne peut être suivi qu'en envoyant les personnes mordues se faire soigner à l'Institut Pasteur, qui se trouve à l'hôpital militaire de Saigon. On ne peut les soigner en dehors de cet établissement, car le remède est préparé sur place et ne peut être transporté.

Signes auxquels on reconnait qu'un chien est enragé. — Le chien devient triste, refuse de manger ou de boire. Son poil se hérisse. Il devient irritable, cherche à mordre. Souvent le chien enragé fuit de chez son maître et erre à droite et à gauche, mordant les autres chiens. Il a la gueule ouverte et une abondante salive coule de chaque côté. Au bout de quelques jours, il devient paralysé et meurt.

Quand il aboie, sa voix est rauque, bizarre.

Il faut s'informer de tous ces détails, si le chien paraît douteux, il faut le mettre à l'attache et le surveiller.

Si au bout de trois semaines le chien est bien portant, on sera certain qu'il n'a pas la rage.

Si on n'a pas pu voir le chien, et, *dans le doute*, il faut envoyer la personne mordue à l'Institut Pasteur.

4ᵉ *Morsures des serpents.* — Le venin des serpents est très violent. Passé une heure, il n'y a quelquefois plus de remède. Mais dans les cas communs, la mort survient entre dix et douze heures après la morsure.

La morsure de serpent n'est pas très douloureuse ; elle est surtout caractérisée par de l'engourdissement, qui survient dans la partie morduc, se propage rapidement dans tout le corps et produit des défaillances, des syncopes. En même temps, le membre mordu se gonfle, devient parfois volumineux.

Lorsque la quantité de venin inoculée est assez considérable pour donner la mort, l'anxiété respiratoire ne tarde pas à se manifester, la bouche se contracte, devient baveuse, la langue se gonfle, les dents se resserrent, puis le malheureux blessé tombe dans le coma le plus profond et expire en quelques heures.

Si le venin est introduit par la morsure dans une région très riche en vaisseaux, ou directement dans une veine, il tue presque fatalement. Au contraire, si la peau est à peine entamée, ou si les vêtements ont pu exercer une action protectrice, l'absorption deviendra presque nulle.

Traitement. — Quand on se trouve en présence d'une personne mordue par un serpent, voici la conduite à tenir :

1º La première précaution à prendre, c'est de serrer le membre mordu à l'aide d'un lien ou d'un mouchoir, le plus près possible de la morsure entre celle-ci et la racine du membre. Si possible, placer des ventouses sur la plaie, ou en pratiquer la succion.

2º Laver abondamment la plaie produite par les crochets du serpent en la faisant saigner, et l'arroser ensuite avec une solution récente de chlorure de chaux (un gr. pour 60 d'eau distillée), ou avec une solution de chlorure d'or pur (1 gr. pour 100 gr. d'eau).

3º Si on possède du serum antivenimeux, faire une injection sous-cutanée du sérum au niveau du flanc droit ou gauche. La dose à employer est de 10 centimètres cubes pour un enfant ; pour les adultes, il faut injecter simultanément deux ou trois doses, soit 20 ou 30 cents cubes.

Il faut faire cette injection de sérum le plus tôt possible après la morsure.

4º On injectera avec une seringue de Pravaz dans le trajet de la morsure et autour de celle-ci, en trois ou quatre endroits différents, 8 à 10 gr. de la solution de chlorure de chaux (1 gr. pour 60) ou de chlorure d'or (1 gr. pour 100). Ces dernières injections ont pour but de détruire sur place le venin, qui n'a pas été absorbé.

5º Après le pansement de la plaie et ces injections, enlever la ligature du membre, frictionner le blessé.

Piqures du scorpion, du mille pattes, etc. — Laver la plaie avec la solution de chlorure de chaux, injecter dans la plaie et autour de la plaie de la solution de chlorure de chaux, ou laver la phaie avec un mélange de parties égales d'eau et d'ammoniaque, et mettre sur la plaie de la ouate trempée dans l'eau blanche, ou un liquide antiseptique.

6o Plaies par flèches empoisonnées. — Dans le cas de blessure par une flèche, il faut :

1° Placer le plus tôt possible une ligature au-dessus de la plaie pour empêcher la diffusion du poison dans l'organisme, enlever la flèche et ne pas hésiter à faire de larges débridements pour enlever avec soin tous les corps étrangers.

2o Laver longuement et avec soin la plaie avec une solution antiseptique quelconque (liqueur de Van-Swieten, eau phéniquée, solution de permanganate de potasse, etc...).

3o Ensuite laver la plaie avec la décoction d'une écorce astringente quelconque (décoction de quinquina, solution de tannin dans l'eau (tannin 4 gr. pour eau 400 gr.) ou même avec du vin rouge ordinaire.

4o Faire boire au malade une infusion de thé chaud alcoolisé, ou du vin chaud ; lui donner 50 gouttes d'alcool de quinquina dans un verre d'eau, ou un verre de vin.

CHAPITRE VI

I°. Hémorrhagies

Hémorrhagies. — L'hémorrhagie est un écoulement acci-
dentel de sang. Toutes les plaies saignent parce qu'il y a toujours
déchirure de quelques vaisseaux plus ou moins importants. — Suivant le *calibre* de ces vaisseaux, l'hémorrhagie est grave ou légère.
L'hémorrhagie est parfois tellement abondante, que le malade meurt
en quelques minutes (hémorrhagie foudroyante, blessures du cœur,
des gros vaisseaux).

Nature de l'hémorrhagie. — Lorsque l'hémorrhagie est fournie
par une *artère*, le sang est rouge, vermeil, il s'échappe en jets
saccadés, intermittents, correspondant aux battements du cœur. On
diminue ou on arrête l'écoulement du sang artériel, en comprimant
le vaisseau entre la plaie et le cœur.

Le sang fourni par les veines est brun violacé ; il s'écoule à jet
continu, en nappe, diminuant ou cessant, si l'on comprime entre la
plaie et l'extrémité du membre.

L'hémorrhagie des vaisseaux capillaires se fait en nappe rouge.
Donc hémorrhagie *artérielle, veineuse* ou *capillaire*.

Traitement. — *Hémostase*. — Pour assurer l'hémostase, c'est-à-
dire l'arrêt du sang, nous avons trois sortes de moyens : les *agents
hemostatiques*, la *compression digitale* ou *mécanique*, et la *ligature*.

La compression faite sur la plaie, ou à distance sur le trajet du
vaisseau, est le pansement d'urgence ; qu'on applique les doigts, un
tampon ou un appareil, l'hémostase n'est que *provisoire*, mais elle
est toujours suffisante. — La ligature est le pansement définitif.

1° *Agents hémostatiques*. — Ils ne conviennent qu'aux hémorrhagies en nappe des vaisseaux capillaires. On peut les diviser en :

Réfrigérants. — Les réfrigérants, eau froide, glace, agissent en
resserrant les vaisseaux capillaires par contraction de leurs parois.

Eau chaude. — L'eau chaude à 45° ou 50° produit les mêmes
résultats.

Astringents. — Les astringents font coaguler le sang. Le plus
énergique est le perchlorure de fer. Il ne faut jamais l'employer
pur ; étendu d'eau, il rend des services. Le *vinaigre, l'eau salée,
l'eau alcoolisée* rendent également des services.

Absorbants. — On emploie quelques corps, qui en absorbant le sang forment une croûte épaisse qui arrête l'écoulement du sang (bismuth, iodoforme, salol, amadou).

2° Le véritable traitement des hémorrhagies est la compression. Elle est *directe* ou *indirecte* suivant qu'elle est faite *sur la plaie* ou à *une certaine distance,* sur le trajet du vaisseau qui saigne.

Elle est pratiquée avec les doigts *(compression digitale)*, avec des instruments *(comp. mécanique)*, ou avec des tissus de pansements *(tamponnement)*.

(A) *Compression directe* : (ou dans la plaie) si le sang jaillit avec force et si on n'a pas sous la main tout ce qui est nécessaire, on enfonce un, deux, ou trois doigts dans la plaie, en attendant de pouvoir comprimer autrement. (Compression digitale).

Tamponnement. C'est une compression directement appliquée sur la plaie. Elle consiste à appliquer sur la plaie des compresses de gaze antiseptique, des boulettes de coton, des morceaux de toile, placées l'une au-dessus de l'autre de façon à combler la plaie.— On peut imbiber le coton d'eau-de-vie, d'alun, de solution d'antipyrine etc... On fait ainsi un pansement épais et compressif, et le tout est maintenu avec quelques tours de bande, une cravate, un mouchoir,

B. *Compression indirecte.* Quand la blessure est profonde ou irrégulière, quand le vaisseau coupé est important, ni le doigt, ni le tampon ne peuvent arrêter le sang. On pratique alors la compression indirecte, ou à distance de la plaie. (Il est nécessaire que l'artère soit au voisinage de la peau et d'un os, pourqu'elle puisse être serrée entre le doigt qui appuie et un plan qui résiste.— Il y a donc des points d'élection pour les diverses régions du corps.

— Pour le cou et la tête. On comprime l'artère carotide dans le sillon qui existe entre le larynx et la saillie des muscles du cou.

— Pour l'épaule et l'aisselle, on écrase l'*artère sous-clavière* dans le creux au-dessus de la clavicule.

— Pour le bras, en dedans du biceps (art. humérale).

— Pour le membre inférieur, le point choisi est le milieu de l'aine (artère fémorale).

— En forçant à plier fortement le genou on peut arrêter une hémorrhagie de la jambe (art. poplitée).

La compression se fait : 1° avec les *doigts.* Elle est difficile, pénible, le doigt se fatigue vite.

Les doigts servent à chercher l'artère ; une fois celle-ci trouvée, il faut remplacer les doigts qui se fatiguent très vite, soit par un bandage compressif, soit par un tourniquet. Il y a trois types d'appareils : le tourniquet, le garrot, la bande élastique.

Bandage compressif. Prendre une compresse graduée, ou pliée en quatre, la placer sur le trajet de l'artère, de façon à aplatir l'artère sur l'os voisin, (On peut prendre une bande roulée). Par dessus on met une compresse ordinaire, un peu de coton, enfin on maintient le tout par un bandage roulé, bien serré.

Cravate de Mayor. Prendre un mouchoir, une serviette que l'on plie en faisant un gros nœud. On entoure le membre blessé, de façon que le nœud appuie sur le trajet de l'artère et joue le rôle d'une pelote.

Garrot. Le garrot est le plus puissant et le plus pratique des compresseurs. Il se compose d'un *lien* (ruban, corde, ficelle, mouchoir, cravate, courroie, etc.), d'une *pelote*, qu'on peut remplacer par un bouchon, un caillou, une bande roulée, *d'une plaque* de *cuir* (ou une boucle de ceinturon, un morceau de liège, un morceau d'écorce d'arbre), enfin d'un *bâtonnet* quelconque.

Application. Chercher d'abord la position de l'artère ; sentir les battements, placer la pelote à l'endroit où on sent les battements, et la plaque au côté opposé, un aide soutient la pelote et la plaque.

Le lien est passé autour et noué sur la plaque. On engage le bâtonnet sous le lien et on tord. Quand l'écoulement est arrêté, on fixe le bâtonnet.

Il ne faut pas laisser cet appareil longtemps en place, car il comprime douloureusement.

Tourniquet. Le tourniquet à baguettes se compose de deux bâtonnets réunis par une de leurs extrémités, au moyen d'une cordelette. On applique un bâtonnet sur le trajet de l'artère et l'autre sur le côté opposé ; pour comprimer le membre, il n'y a qu'à rapprocher les extrémités libres en les serrant par un lien solide.

La *bande élastique* est un ruban de tissu élastique que l'on roule au-dessus de la plaie (hémorrhagie artérielle) ou au-dessous (hémorrhagie veineuse).

INCONVÉNIENTS. — Le tourniquet, la bande élastique, le garrot, sont difficiles à supporter. Comme ils compriment la circulation dans tout un membre, ils peuvent amener la gangrène au bout de quelques heures. Ces moyens douloureux et dangereux ne doivent être que provisoires.

2° Fractures

2° Fractures. — Un os cassé est une fracture. On appelle donc fracture la solution de continuité brusque et violente d'un os. Les deux morceaux de l'os brisé s'appellent *fragments*.

CAUSES. Les causes habituelles de cet accident sont les coups, les chutes et les contractions musculaires énergiques. Prenons comme exemple l'humérus ou os du bras. Il peut se briser de trois façons : par contre-coup, dans une chute sur le coude, *fracture indirecte*; à la suite d'un violent effort, en lançant une pierre, fracture musculaire ; directement, en recevant un coup de bâton, *fracture directe*.

VARIÉTÉS. — Les fractures peuvent être simples ou compliquées.

Les fractures *simples* (fractures fermées) sont celles qui n'ont pas de plaie. Les fractures *compliquées* (fractures ouvertes) ont une plaie, mettant l'os en communication avec l'air.

7

Signes auxquels on reconnait une fracture

Les signes principaux auxquels on reconnait une fracture sont : *la déformation* du membre, *la crépitation* et *la mobilité* anormale.

1· La déformation du membre est produite par le déplacement des fragments ; il y a presque toujours un raccourcissement.

2· La crépitation résulte du frottement des surfaces brisées.

3· La mobilité anormale ; on peut faire exécuter vers le milieu du membre, par exemple, des mouvements qui n'ont pas lieu en temps ordinaire, lorsque l'os est normal ; de cette mobilité anormale résulte l'impuissance du membre, l'impossibilité pour le blessé de le soulever et de s'en servir.

Si on constate l'un de ces trois symptômes, on peut affirmer que l'os est fracturé.

Il faut être très réservé dans l'examen que l'on fait pour s'assurer s'il y a une fracture. Il faut éviter des recherches prolongées, il vaut mieux rester dans le doute et se conduire comme si l'existence de la fracture était démontrée.

Traitement des fractures.

Traiter une fracture c'est d'abord *la réduire, puis l'immobiliser*.

Réduction. La réduction d'une fracture comprend trois manœuvres : l'extension, la contre-extension et la coaptation.

Extension. Un aide saisit le membre à pleines mains, de manière à ne pas blesser le malade, et tire sur le fragment inférieur pour le dégager. On tire dans la direction normale du membre.

Contre-extension. Un aide saisit le membre au-dessus de la fracture en retenant la racine du membre, et en tirant en sens opposé au premier.

Coaptation. Les deux aides tirant ensemble doucement et chacun en sens opposé, le médecin, lui, essaie pendant ce temps de remettre les fragments en place.

Immobilisation. Après la réduction, le membre fracturé est immobilisé dans un appareil jusqu'à la consolidation. — Si la fracture est ouverte, c'est-à-dire compliquée de plaie, on commence par la *désinfection* de la plaie et le pansement antiseptique.

Conduite à tenir. Appareils provisoires.

Dès qu'on est appelé près d'un blessé atteint de fracture, la première chose à faire est *d'immobiliser* l'os brisé, pour calmer les souffrances et éviter les complications. Avant de transporter le blessé, on doit lui faire un *pansement provisoire.*

Improvisation d'un appareil. Un appareil à fracture se compose d'une attelle, d'une bande ou un lien quelconque.

Les *attelles* sont des lames minces, étroites, de longueur très variable, en bois, en zinc, ou en carton. Elles servent à maintenir immobiles les os fracturés.

A la campagne, dans les champs ou dans les bois, on trouve des branches, des écorces d'arbres, des morceaux de bambous, *en ville,* un manche à balai, une canne, un parapluie, etc...

Comme bandes, on utilise les courroies, les mouchoirs, les ceintures, les serviettes, etc...

Entre le membre et l'attelle, on place un coussin quelconque.

Si on n'a pas d'attelle, on fait soutenir le membre blessé par une partie saine : par exemple la jambe cassée est maintenue par l'autre qui est rapprochée et fixée, le bras est collé au tronc par des bandes ou des serviettes. On obtient ainsi une immobilisation suffisante qui permet de transporter convenablement le blessé sur un brancard ou dans une voiture.

Il faut agir avec méthode et précaution. Découdre et au besoin découper les vêtements, pour mettre le membre à découvert, chercher rapidement où est le siège de la fracture, s'abstenir de toute manœuvre inutile ou dangereuse, se contenter d'une immobilisation provisoire et improvisée avec ce que l'on trouve partout, étendre le blessé sur un brancard et le transporter sur un lit, une table, où l'on fera le pansement définitif.

DIFFÉRENTS APPAREILS DE FRACTURE.

Les appareils employés dans le traitement des fractures sont toujours destinés à maintenir les fragments dans un rapport aussi complet que possible. Ils ne doivent donc pas seulement s'opposer par leur *solidité* aux *déplacements* suivant la longueur des os, mais ils doivent encore agir par *compression* pour maintenir les os fracturés dans leur position normale, en empêchant tout déplacement *transversal.*

Les meilleurs résultats peuvent être obtenus avec les moyens les plus simples, à la condition de les appliquer avec adresse.

Quoiqu'il en soit, certaines pièces d'appareil sont nécessaires à presque tous les appareils à fractures. Les unes communes à beaucoup d'autres pansements, telles que les *bandes,* les *compresses* ont déjà été passées en revue ; les autres les attelles, les *coussins* vont être étudiés.

Drap fanon ou porte-attelles. — On donne ce nom à une pièce de linge aussi longue que le membre sur lequel on veut appliquer l'appareil, et assez large ponr pouvoir en faire au moins deux fois le tour. Le drap fanon ne s'emploie que dans l'appareil *Scultet.*

Attelles. — Lames minces destinées à maintenir immobiles les os fracturés.

Coussins. — Sacs de toile étroits, allongés, remplis d'une substance molle (coton, paille, balle de paddy, etc.).

Lacs et rubans. — Liens pour maintenir les différentes pièces d'un appareil.

Appareil de Scultet. — Cet appareil peut servir pour les fractures des membres.

Il se compose 1° d'un drap fanon ou porte-attelles, 2° de bandes séparées et assez longues pour faire une fois et demie le tour du membre, 3° de coussins et d'attelles aussi longues que le membre fracturé, 4° de lacs pour serrer l'appareil et le maintenir.

Application. — Cet appareil, préparé d'avance et roulé, est étendu sous le membre fracturé.

L'extension et la contre-extension, la coaptation des fragments étant faites, (l'extension et la contre-extension doivent être continuées pendant toute la durée du pansement); On mouille des compresses avec un liquide résolutif et on les applique sur le membre fracturé. Ensuite on place les bandelettes autour du membre en commençant par l'extrémité du membre pour remonter vers la racine ; en les imbriquant l'une sur l'autre.

L'appareil ainsi disposé, on place de chaque côté les attelles et les coussins, et on maintient le tout par les lacs.

Membres supérieurs. — Le meilleur appareil est le suivant, l'extension, la contre-extension et la coaptation étant faites, on entoure le bras, ou l'avant-bras d'une épaisse couche de ouate, puis avec une bande un peu longue, on fait un pansement roulé. On s'arrête à l'extrémité supérieure du membre et on applique alors les atelles rembourrées avec du coton. On fait maintenir ces at'elles bien en place, et on fixe le tout avec la fin de la bande par des tours de bande assez serrés. Le membre est placé dans la demi-flexion et soutenu par une écharpe.

Membres inférieurs. — Lorsqu'un blessé est atteint de fracture d'un membre inférieur. Il ne devra être transporté qu'après que la fracture aura été immobilisée.

Pour la cuisse, le membre sera maintenu par deux attelles, *l'interne* partira de l'extrémité supérieure de la cuisse et ira jusqu'à la plante du pied, *l'externe* partira de la hanche et s'étendra au delà de l'extrémité du membre. Pour la jambe se servir de l'appareil Scultet.

FRACTURES EN PARTICULIER.

Fracture du crâne. — Les fractures du crâne présentent surtout des phénomènes généraux : perte de connaissance, pâleur du visage, état syncopal. On constate souvent des écoulements de sang ou de sérosité par les oreilles, la bouche et les fosses nasales.

Il faut coucher le blessé, la tête légèrement élevée, enlever tout ce qui gêne la respiration et la circulation, réchauffer les extrémités au moyen de frictions stimulantes et de sinapismes, appliquer sur la tête une vessie remplie de glace ou des compresses d'eau froide, donner beaucoup d'air, supprimer enfin le bruit et la lumière.

Fracture de la mâchoire. — Dans la fracture du maxillaire inférieur (menton), la bouche saigne, il y a une vive douleur et une salivation abondante, les dents sont déplacées.

Il suffit d'appliquer la *fronde* du menton, ou simplement deux mouchoirs pliés, l'un qui soutient la machoire de bas en haut, l'autre qui la retient d'avant en arrière.

Fractures de côtes. — La fracture de côte est caractérisée par une douleur fixe en un point de la cage thoracique. Cette douleur est réveillée par la toux et gêne les mouvements respiratoires. Inutile de chercher la crépitation. Il vaut mieux soulager le blessé en lui immobilisant le thorax avec une serviette, un bandage de corps, une ceinture de flanelle qu'on serre fortement. Le bandage est soutenu par des bretelles.

Fracture de la clavicule. — La fracture de la clavicule est produite par les coups sur l'épaule et les chutes sur le coude, ou sur la main. Le bras impuissant pend le long du corps, le coude est soutenu par l'autre main, la tête et le tronc s'inclinent instinctivement du côté blessé, l'épaule est affaissée. Il faut appliquer un coussin sous l'aisselle, mettre le bras en écharpe et le fixer contre le corps au moyen de tours de bande.

Fractures du membre supérieur. — Les principales fractures du membre supérieur sont celles du bras (corps de l'humérus), du poignet (extrémité inférieure du radius), et des doigts (phalanges).

Il suffit d'appliquer des attelles pour immobiliser les os et de soutenir le bras avec une écharpe.

Avec de l'ouate, des compresses, du linge plié, on fait des coussinets qui garnissent les attelles placées en dedans et en dehors du membre

Les planchettes sont maintenues au moyen de bandes, de cravates, ou de mouchoirs.

Une grande serviette pliée en triangle forme une excellente écharpe qui embrasse le coude et soutient solidement l'avant-bras. — Quand un doigt est cassé, il suffit de le fixer sur une petite planchette. — Si plusieurs doigts sont brisés, on applique la main sur une palette et on la suspend dans une écharpe.

Fractures du membre inférieur. — Parmi les fractures du membre inférieur, on constate surtout celles de la cuisse (col et corps du fémur), de la jambe (tibia et péroné), du genou (rotule), de la cheville (extrémité inférieure du tibia et surtout du péroné). — Elles doivent être parfaitement immobilisées.

Cuisse. (Deux attelles appareil Scultet, voir plus haut).

Jambe. (Appareil Scultet, ou deux attelles allant du genou aux chevilles et placées l'une en dedans, l'autre en dehors).

Genou et pied. Pour le genou et le pied, il est bon de coucher le membre dans une gouttière garnie de ouate, de laine, ou d'étoupe. Avec une planche allant du jarret au talon et placée derrière la jambe, on peut obtenir une immobilisation suffisante.

FRACTURES COMPLIQUÉES. En présence d'une fracture compliquée, on doit agir comme en présence d'une plaie. Plus que partout ailleurs, il est nécessaire d'appliquer la méthode antiseptique dans toute sa rigueur. On lavera donc la plaie avec une solution antiseptique, on la couvrira de poudre d'iodoforme ou de salol, et on la fermera au moyen de plusieurs couches d'ouate aseptique.

Durée du traitement. On laisse l'appareil en place un temps plus ou moins long . pour l'humérus un mois, pour les os de l'avant bras quinze à vingt jours, puis on met le bras dans une écharpe et on pra·ique des massages quotidiens, pour la clavicule pendant trois semaines à un mois. Pour les côtes, quinze jours, un mois; Quand le malade n'accuse plus de douleurs, on enlève l'appareil.

Pour le membre inférieur, deux mois, et le malade marche ensuite avec des béquilles.

3º Maladies des articulations

Les principales maladies des articulations sont : l'arthrite, l'entorse et la luxation. — On appelle *arthrite*, l'inflammation d'une articulation.

L'entorse est la distension violente et quelquefois le déchirement des ligaments d'une articulation et des parties molles, qui l'entourent.

La luxation est le déplacement anormal d'un os du squelette par rapport à un autre os avec lequel, il est ordinairement en contact. — C'est le déplacement permanent des os d'une articulation.

On dit vulgairement que le membre est *démis*, que l'os est déboîté.

1º Entorse

Causes — L'entorse ou foulure est produite par des mouvements forcés dans une jointure : Renversement du pied en dedans, ou en dehors pour le coup-de-pied (tibio-tarsienne), extension forcée pour le poignet (radio-carpienne), une chute sur la paume des mains (luxation du coude), etc...

Symptomes. — Au moment de l'accident, le blessé ressent une violente douleur. — Il ne peut remuer le membre, qui enfle rapidement, le moindre mouvemen♦ ou la moindre pression augmente la douleur Parfois, il y a de l'ecchymose. — Donc les symptômes de l'entorse sont : (chaleur, impuissance du membre, gonflement et ecchymose. — L'articulation est chaude, la pression et les mouvements exaspèrent la douleur).

L'entorse differt de la fracture en ce que dans l'entorse les mouvements sont pénibles et très douloureux, tandis qu'ils sont possibles et à peine douloureux dans la fracture.

Traitement. — On prescrit en général : l'immobilité, le repos au lit, car le repos est le plus simple et le meilleur des traitements.

Appliquer sur l'articulation malade des compresses imbibées d'eau fraîche, ou bien d'un mélange résolutif (alcool camphré et eau

blanche). — On fixe les compresses avec une bande sans serrer.
De temps en temps, on arrose avec le liquide résolutif employé.

Un bon remède est l'irrigation continue avec de l'eau froide.

Le massage donne d'excellents résultats. Le *massage* se pratique
de la façon suivante :

On enduit la peau d'huile d'olive ou de vaseline, on embrasse
avec le plat de la main l'articulation, qui est le siège de l'entorse,
et on place les deux pouces au-dessus. Avec les deux pouces, on exé-
cute des pressions de bas en haut et d'arrière en avant. Les pouces
manœuvrent l'un après l'autre ; on commence par appuyer légèrement et on augmente peu à peu, toujours dans le même sens. Cela
fait pendant dix minutes ou un quart d'heure, on entoure l'articulation d'une couche de ouate et d'un bandage roulé.

2° Luxation — La luxation est le déplacement permanent
des os d'une articulation.

CAUSES. — Une contraction musculaire énergique, une chute, un
coup violent sont les causes habituelles de cet accident.

Luxation directe portant sur l'articulation. *Luxation indirecte* ou
par contre-coup.

Les luxations les plus fréquentes sont celle de la hanche, de
l'épaule, du coude, de la machoire, du pouce.

SYMPTOMES. — Douleur assez vive augmentée par le moindre mouvement. — Impuissance du membre, les fonctions ordinaires de
l'articulation sont abolies.

La région est complètement déformée : on constate par exemple,
des saillies là où il y avait des dépressions et réciproquement.
Bientôt apparaît le gonflement de toute l'articulation, qui devient
chaude et présente une ecchymose plus ou moins forte.

TRAITEMENT. — Immobiliser l'articulation malade. — Appliquer
des compresses froides ou trempées dans un liquide résolutif. —
Consulter un médecin, qui remettra l'articulation en place.

DIFFÉRENCE ENTRE LA LUXATION, L'ENTORSE ET LA FRACTURE.
Dans la luxation, il y a déplacement des os, tandis que dans l'entorse, il n'y a que de la distension et quelquefois déchirement des
ligaments et des parties molles environnantes. — Dans la fracture,
il y a déformation du membre, crépitation et mobilité anormale.

CHAPITRE VII

Maladies vénériennes

On appelle *maladies vénériennes*, les maladies des organes génito-urinaires.

Les organes génito-urinaires sont :

1º La *verge*, qui comprend le *gland* et le *prépuce ;* elle renferme le canal de l'*urèthre ;*

2º Les *testicules* au nombre de deux, qui sont contenus dans les *bourses* ou *scrotum.*

1º Balanite. — On désigne sous le nom de balanite, l'inflammation du gland.

Causes. — Cette inflammation peut survenir à la suite d'un coït malpropre, ou par le manque de soins, de propreté, etc...

Traitement. — Faire des lotions avec de l'eau boriquée, et interposer entre le prépuce et le gland de la ouate trempée dans de l'eau boriquée.

On pourra aussi isoler les surfaces avec de la poudre de bismuth, ou de la poudre de Talc, mélangée de poudre d'oxyde de zinc.

2º Paraphimosis. — Le paraphimosis est l'étranglement du gland par le prépuce. Chez les individus, qui ont un prépuce étroit, lorsqu'ils ramènent le prépuce en arrière du gland, le gland se congestionne, devient rouge, très gonflé.

Traitement. — Si l'étranglement dure longtemps, le gland devient énorme, violet, et peut-être atteint de gangrène. Il importe donc de réduire dè suite le paraphimosis, c'est-à-dire de faire repasser le gland par l'ouverture étroite du prépuce.

On commence par faire prendre un bain de siège au malade, après un quart d'heure, on pratique la réduction.

On saisit la verge entre le pouce et l'index de la main gauche (il est bon d'entourer la verge d'une compresse pour empêcher les doigts de glisser), les doigts de la main droite pétrissent le gland, doucement d'abord, puis plus fort. Ces pressions réduisent considérablement le volume du gland ; quand celui-ci est flasque et comme flétri, on appuie fortement le pouce, qui refoule brusquement le gland vers l'anneau du prépuce.

On donne ensuite des bains locaux prolongés pour calmer l'inflammation.

3₀ **Uréthrite** (ou *blennorrhagie* ou *chaude-pisse*).

La blennorrhagie est l'inflammation du canal de l'urèthre.

La malade éprouve d'abord un picotement, qui apparaît dans le canal, à la fin de l'émission de l'urine. Puis, en urinant, survient une brûlure de plus en plus vive, une douleur le long du canal de l'urèthre. Ensuite, en pressant sur le canal, on voit apparaître au méat une goutte blanche, puis un écoulement abondant, jaune verdâtre, alors peu à peu les douleurs diminuent et l'écoulement devient blanc et moins épais.

La durée est en moyenne d'un mois ; chez quelques individus, elle passe à *l'état chronique*, et il y a toujours le matin au réveil une ou plusieurs gouttes blanchâtres, c'est ce qu'on appelle la *goutte militaire*.

PROPHYLAXIE. — On diminue les chances de contagion après un coït, en se lavant soigneusement le gland et le méat avec de l'eau boriquée, ou un mélange d'eau bouillie et de Van Swieten (mettre moitié eau, moitié Van Swieten).

TRAITEMENT. — Lorsqu'une blennorrhagie débute, recommander au malade de ne pas se fatiguer, lui faire porter un suspensoir pour éviter l'orchite.

Cesser les *rapports sexuels*, la chaude-pisse est très contagieuse.

Bien recommander de se laver les mains, chaque fois qu'on a uriné, car le pus de la blennorrhagie introduit dans l'œil, cause de violentes inflammations des conjonctives et on s'expose à perdre l'œil.

Brûler les linges souillés par le pus.

1° Faire prendre aux malades des bains de siège ou des bains locaux avec de l'eau boriquée.

Donner matin et soir, en potion.

<pre>
Bicarbonate de soude............ 0 gr. 50 (A prendre avec
Salol, ... 0 — 50 un verre d'eau).
</pre>

Prescrire aux malades des injections chaudes au permanganate de potasse.

Les malades font ces injections deux fois par jour immédiatement après avoir uriné, soit avec une petite seringue en verre, soit avec un bock-laveur.

Pour faire ces lavages, le malade ayant uriné, commence par bien laver le prépuce et le gland avec de l'eau boriquée, puis il se place debout les jambes rapprochées, et introduit dans le canal le bout de

la seringue, ou de la canule du bock-laveur, et pousse doucement
l'injection. — Si on se sert d'une petite seringue, on injecte cinq
ou six seringues.

Continuer ce traitement jusqu'à ce que l'écoulement ait disparu
depuis au moins *sept* à *huit* jours.

Ne permettre le coït que quand le méat est bien sec le matin au
réveil, en pressant sur le gland.

4° **Orchite**. — On appelle orchite l'inflammation du testicule.

L'inflammation du testicule est causée quelquefois par un coup
ou par une chute sur les parties, c'est alors *l'orchite traumatique*.
Mais le plus souvent, c'est une complication de la blennorrhagie.
Le malade atteint de chaude-pisse a négligé de porter un suspensoir,
s'est fatigué, a commis des excès de boisson, de coït ; c'est l'orchite
blennorrhagique.

SYMPTÔMES.— Un des testicules, quelquefois les deux, deviennent
douloureux — puis augmentent de volume peu à peu ; en même
temps, la peau du scrotum devient rouge, chaude.

TRAITEMENT. — Au début de l'orchite, commencer par purger
le malade (sulfate de soude 30 grammes), et les jours suivants,
empêcher le malade d'avoir de la constipation.

Faire une onction sur le testicule enflammé avec de la pommade
mercurielle. Puis mettre une bonne couche de ouate et appliquer
un suspensoir bien serré.

Il vaut mieux que le malade garde le repos au moins les premiers jours. — Il devra conserver son suspensoir jusqu'à ce que
le testicule soit revenu à l'état normal.

On peut prescrire au malade des bains de siège tièdes, dans lesquels il reste une demi-heure. Ensuite on remet le suspensoir.

5° **Chancres**. — On appelle chancre une plaie ulcérée du
gland ou du prépuce.

Il y a deux sortes de chancres :

1° *Le chancre mou*, appelé aussi chancre rongeur. Ce chancre est
souvent volumineux et suppure beaucoup ; l'ulcération, qui le forme, gagne en profondeur et en surface. *Il est accompagné* ordinairement de l'engorgement d'un ganglion de l'aine (bubon), qui peut
devenir volumineux et suppurer.

TRAITEMENT. — Avant tout, il ne faut pas irriter la plaie ; il faut
décoller les pansements quand ils sont adhérents, par des bains locaux très chauds, soit avec de l'eau boriquée, soit avec de l'eau
blanche (acétate de plomb et eau ordinaire par parties égales).

Bien laver le chancre, puis poudrer d'iodoforme.

Si malgré ce traitement le chancre ne guérit pas, on peut le toucher matin et soir avec la solution de permanganate de potasse

(tremper un pinceau dans cette solution) et recouvrir ensuite de ouate trempée dans la même solution.

2° *Chancre induré*. Le chancre induré ou chancre dur est ainsi nommé, parce que la petite ulcération, qui le forme, est supportée par un tissu dur. Ce chancre est petit ; le trou formé par l'ulcération n'est jamais bien profond et il ne gagne presque pas en étendue. Ce chancre est généralement indolore.

Ce chancre est le premier accident de la syphilis, il arrive, en général, vingt-cinq jours après un coït suspect.

Traitement. — Même traitement que pour le chancre mou.

6° Adénite inguinale (Bubon). — On appelle ainsi l'inflammation d'un ganglion de l'aine.

L'adénite est ordinairement une complication du chancre mou, qui siège sur le prépuce ou le gland. Elle peut aussi survenir à la suite d'une plaie du membre inférieur (jambe ou pied), qui a été négligée.

Traitement — Repos au lit ; badigeonnages répétés avec la teinture d'iode.

Si l'adénite augmentait, devenait rouge, douloureuse, mettre des cataplasmes chauds et arrosés avec de l'eau phéniquée, ou du Van Swieten.

Si l'adénite suppure, la panser comme une plaie ordinaire.

7° Syphilis ou Vérole. — La syphilis ou vérole est une maladie causée par l'empoisonnement du sang. C'est une malade *virulente* excessivement *contagieuse*.

Elle débute après un coït impur, mais on peut l'attraper en buvant après une personne atteinte de plaques à la bouche, en se servant des mêmes baguettes, du même bol, etc...

Extérieurement, la vérole se manifeste par trois groupes principaux d'accidents :

Accidents primaires, caractérisés par le chancre induré et l'engorgement des ganglions.

Accidents secondaires, on voit apparaître la roséole des papules sur le corps et des plaques muqueuses dans la bouche.

Accidents tertiaires, ce sont : la gomme, des ulcérations, des paralysies, etc..

Marche de la maladie. — Le premier accident de la syphilis c'est le chancre induré. Une fois ce chancre guéri, vers le deuxième ou le troisième mois on voit apparaître les accidents secondaires :

1° La *roséole*, c'est une éruption de taches rouges cuivrées, sur la poitrine, le ventre, sur le front, et accompagnée de fièvre, de courbature et de migraine (mal de tête) survenant surtout la nuit.

2° *Plaques muqueuses aux lèvres*, sur la langue, etc., ce sont des ulcérations à fond blanchâtre que l'on voit dans la bouche principalement.

3º *Syphilides,* ce sont des plaques rouges qui viennent à la paume de la main, sur le corps.

On n'a pas forcément tous ces accidents, mais au moins quelques-uns d'entre eux; cela dépend du traitement suivi.

Si la maladie est mal soignée, alors on voit apparaître les accidents tertiaires, les yeux deviennent malades, des plaies ulcérées apparaissent sur le corps. Des accidents peuvent se produire du côté du cerveau. Et finalement, le malade meurt, tout le corps n'étant qu'une pourriture.

TRAITEMENT. 1º *Préventif.* — La syphilis est une maladie contagieuse et qui se transmet aux enfants (par hérédité), donc un syphilitique ne doit pas se marier, avant que sa maladie, soit bien guérie.

Tout individu, atteint d'accidents syphilitiques doit éviter les rapports sexuels, et ne pas laisser les autres personnes manger ou boire après lui, sans avoir, au préalable, bien désinfecté le verre, le bol, ou les baguettes dont il s'est servi.

Éviter de fumer des bouts de cigarettes, déjà fumés par une autre personne.

2º *Curatif.* Le traitement de la syphilis est long, et nécessite environ quatre années de soins sérieux et réguliers.

Le médicament qui guérit la syphilis, c'est le *mercure* ; l'iodure de potassium aide l'action du mercure.

Voici comment on prescrit le mercure.

La meilleure préparation à employer c'est la liqueur de Van-Swieten, que l'on prépare de la façon suivante :

```
                ( Sublimé.........................    1 gr.
Liqueur   de  { Sel marin.......................    5 gr.
Van Swieten ( Eau bouillie.....................  1000 gr.
```

Chaque jour on donne une cuillérée de cette solution.

Mode d'administrer le mercure.

1ʳᵉ *année.* — Chaque mois pendant vingt jours, on fait prendre une cuillerée de Van-Swieten.

Puis le malade se repose dix jours.

Le mois suivant, il recommence la même chose et ainsi de suite pendant douze mois.

Deuxième année. — Le malade suit un traitement mixte.

Un mois, il prend pendant quinze jours une cuillerée à soupe de Van-Swieten. Puis se repose pendant quinze.

Le mois suivant, il prend de l'iodure de potassium d'après la formule :

```
             ( Iodure de potassium................   20 gr.
Solution.  { Eau bouillie......................    300 gr.
```

Pendant quinze jours, il prend deux cuillerées à soupe de la solution d'iodure de potassium, puis se repose quinze jours.

Le troisième mois, il prend de la solution de Van-Swieten, etc.

Troisième année. — Trois mois de mercure et six mois d'iodure de potassium par périodes de vingt jours.

Quatrième année. — Deux mois de mercure, et quatre mois d'iodure de potassium.

(Voir le tableau dans le guide médical, page 84).

Nota — Si pendant la durée du traitement par le mercure, le malade se plaignait d'avoir mal à la bouche, alors on suspendrait le traitement pendant quelques jours et on donnerait au malade la potion suivante :

Chlorate de potasse. . . . .   4 gr.
Eau bouillie. . . . .   150 gr.

Le malade se gargariserait avec cette potion et en avalerait quelques gorgées. Dès que ce mal de bouche serait terminé, on recommencerait le traitement.

CHAPITRE VIII

Maladies de la peau

1º Gale. — La gale est une maladie contagieuse, causée par un petit animal (acare), qui s'introduit sous la peau.

Une démangeaison violente se manifestant surtout le soir et la nuit, et s'accompagnant de petites cloches rouges apparaissant aux poignets, entre les doigts, au pli du coude, sur le ventre, quelquefois sur tout le corps, constitue la gale.

La gale met de huit à vingt jours pour se développer et elle dure indéfiniment si elle n'est pas soignée ; alors apparaissent chez les individus malpropres, des pustules, des croûtes provenant de l'écorchure de la peau par les grattages.

TRAITEMENT. — 1º On commence par frictionner le corps, excepté la tête, avec du savon ordinaire ou mieux du savon noir. Il faut frotter énergiquement et longtemps (une demi-heure environ). Puis on se lave à grande eau. Ensuite on fait une bonne friction avec la pommade d'Helmérich. Cette friction est faite rudement et doit être générale. Après une friction, on se rhabille sans essuyer la pommade, dont le contact avec la peau est nécessaire pendant 24 heures.

Puis nouvelles frictions au savon et grand bain. Si les frictions sont bien faites, une seule séance suffit pour guérir la gale.

2º Un traitement plus rapide et irritant moins la peau consiste dans l'emploi du baume du Pérou. Le soir, on fait une friction sur tout le corps, sauf à la face et au cuir chevelu, pendant vingt minuites, avec 60 grammes de baume du Pérou ; on revêt ensuite du linge et des vêtements propres, puis on garde ce baume sur le corps pendant toute la nuit : le lendemain matin, le malade prend un bain et se trouve guéri.

Nota. — Il faut avoir soin de ne pas remettre les mêmes vêtements que l'on avait avant les frictions; il est nécessaire aussi de changer les draps de lit. Ces vêtements et ces draps de lit doivent être bouillis pour les débarrasser des insectes de la gale.

2º Herpès circiné. — L'herpès circiné est une maladie caractérisée par l'apparition, à la surface de la peau, de vésicules, qui se transforment rapidement en petites papules rouges. Ces petites papules forment sur la peau de grands anneaux plus ou moins réguliers.

Les démangeaisons sont pénibles et sont exagérées par la chaleur du lit.

TRAITEMENT.— Badigeonner les plaques d'herpès avec de la teinture d'iode pendant plusieurs jours consécutifs.

3° Erythème intertrigo. — Cette affection se caractérise par une rougeur plus ou moins intense, qui occupe les plis de la peau. On le rencontre à la partie interne des cuisses, aux parties génitales, aux plis inguinaux, dans le sillon interfessier, sous les aisselles etc...

L'épiderme est macéré et il existe souvent un suintement fétide.

TRAITEMENT. — L'intertrigo étant dû à l'irritation produite par les sécrétions cutanées, surtout sur les points où la peau est adossée à elle-même, ce sont des soins de propreté et l'isolement des points de contact qu'il faudra prescrire.

Faire des lotions avec de l'eau boriquée, puis saupoudrer les parties irritées avec la poudre suivante :

    Poudre de talc.................................... 15 gr.
    Oxyde de zinc.................................... 15 gr.

4° Pelade. — La pelade se caractérise par la présence sur le cuir chevelu ou dans la barbe, quelquefois aux sourcils, de plaques dénudées de cheveux ou de poils.

A leur niveau, la peau est lisse, brillante comme l'ivoire, souvent décolorée. Ces plaques ont des dimensions variables, tantôt il n'y a qu'une plaque, tantôt plusieurs. Parfois, le cuir chevelu est tout-a-fait dénudé.

C'est une maladie contagieuse ; aussi les brosses, les peignes, le rasoir, le blaireau des individus atteints de pelade ne serviront qu'à eux-seuls ; ils seront désinfectés dans l'eau bouillante et trempés dans une solution d'acide phénique.

    Acide phénique.................................... 40 gr.
    Alcool................................... .... 100 gr.
    Eau... 1000 gr.

TRAITEMENT. —Commencer par couper les cheveux très courts, ou ce qui est préférable, raser complètement le cuir chevelu.

1° Tous les jours frotter la tête avec du savon noir ;

2° On frictionne ensuite énergiquement toutes les plaques avec de la ouate imbibée d'acide lactique. Il faut que la plaque de pelade soit un peu irritée ; si elle l'était par trop, on espacerait les frictions à l'acide lactique et on se contenterait pendant deux ou trois jours des autres lotions ;

3° On termine par une lotion générale de toute la tête avec le liniment suivante :

Sublimé..	0 gr. 50 centigr.
Eau de Cologne	100 gr.
Glycérine....................................	50 gr.
Eau distillée..............................	300 gr.

Le traitement de la pelade est très long et demande à être fait soigneusement chaque jour.

5° Bourbouilles (Gale bédouine). Les bourbouilles sont des éruptions dues à l'irritation des glandes de la peau par suite d'une sudation abondante et répétée. C'est une affection bénigne, mais causant des démangeaisons souvent assez violentes.

TRAITEMENT. Prendre des bains frais ou faire des lotions froides à l'eau douce pour abaisser la température du corps.

Lotionner avec de l'eau boriquée (30 grammes pour 1000) ensuite calmer l'irritation de la peau avec de la poudre de talc et d'oxyde de zinc (mélangée par parties égales).

Les lotions avec de l'eau légèrement alcoolisée (eau de lavande etc..), les frictions avec de l'alcool camphré calment beaucoup les démangeaisons, et guérissent bien les bourbouilles.

6° Lèpre. — La lèpre est une maladie infectieuse et qui sévit indistinctement sur toutes les races. C'est une maladie contagieuse qui n'est communiquée que par l'individu atteint de lèpre. C'est du lépreux et exclusivement du lépreux que vient la lèpre.

La contamination est partout en pays lépreux ; chaque lépreux constitue un danger pour son entourage, danger qui augmente avec l'insuffisance des conditions hygiéniques.

On peut dire que tout lépreux qui présente une lésion lépreuse tégumentaire ouverte, et en activité virulente, est une source de contagion. Tout individu sain, qui prend un contact renouvelé avec le lépreux latent ou déclaré, peut être contaminé, il peut l'être encore indirectement par des linges souillés, des vêtements, des objets mobiliers, etc.

On comprend donc le danger que l'on court en se laissant approcher par un lépreux.

La période d'incubation de la lèpre est toujours très longue.

Elle peut se prolonger pendant dix ou douze ans : une fois déclarée la maladie met très longtemps à évoluer et le lépreux ne meurt qu'après une longue période de souffrance.

SYMPTÔMES. — La lèpre se présente dans plusieurs formes et il est souvent fort difficile de la reconnaître. Elle peut affecter deux types différents suivant que les troubles prédominent du côté de la peau et des muqueuses, ou du côté du système nerveux ; d'où deux formes bien tranchées, la forme *tuberculeuse* (lèpre léonine) et la **forme** *anesthésique* (lèpre nerveuse, lèpre antonine). En fait, ces deux formes se rencontrent souvent chez le même sujet, d'où la *forme mixte* (lèpre mixte).

1º L'individu, atteint de lèpre tuberculeuse, a un facies caractéristique ; le visage est bouffi, couvert de nodosités variant de la grosseur d'un pois à celui d'une noisette. Le front est épaissi et irrégulier, les paupières sont à demi-pendantes, le nez est élargi, aplati, le menton volumineux, les lèvres sont lippues, proéminentes (masque léonin), les lobules des oreilles sont gros et infiltrés.

Les mains sont épaissies et infiltrées, les doigts augmentés de volume, en boudins. Les pieds sont épaissis (pieds d'éléphant).

La peau est infiltrée de tubercules. Elle est d'une couleur grisâtre, bronzée ; suivant la période d'évolution de la maladie, le malade présente des ulcérations plus ou moins étendues, qui détruisent tous les tissus, car la lèpre est mutilante au plus haut degré ; elle transforme les pieds et les mains en moignons ulcérés.

2º Dans la forme nerveuse, on ne trouve plus de tubercules, mais la peau est couverte de taches pigmentaires, de plaques décolorées, souvent couvertes de bulles, et d'ulcérations rebelles, Les malades, atteints de lèpre nerveuse, présentent une diminution considérable de la sensibilité au niveau de ces taches, et aussi dans des régions qui paraissent saines. Cette perte de la sensibilité est souvent si marquée que les malades se blessent, ou se brûlent sans s'en apercevoir. Les muscles s'atrophient (mains en griffes). On observe chez ces lépreux la chute des ongles, des dents, des ulcérations du nez, des gencives, des mains et des pieds (lèpre mutilante).

La lèpre mixte comporte les symptômes associés des deux formes ci-dessus ; c'est elle qu'on rencontre le plus fréquemment, c'est presque la seule forme que l'on voit chez les vieux lépreux.

Terminaison. — La marche de la maladie est rarement aiguë : elle est plus souvent lente, durant des années, en moyenne huit ou dix ans ; elle procède par poussées aiguës de fièvre et d'éruptions diverses, suivies de périodes de calme.

Peu à peu, l'état général s'altère, et la mort survient dans le marasme, ou est amenée par une complication viscérale quelconque (pneumonie, pleurésie).

Traitement. —On ne connaît pas de remède préventif ou curatif à opposer à la lèpre.

Prophylaxie générale. — Le degré de contagion de la lèpre est tel, qu'il y a un intérêt majeur à isoler les lépreux du reste de la population. C'est pour le moment le seul moyen efficace à opposer à la propagation de cette maladie.

La contamination est partout en pays lépreux. Il est donc, de toute nécessité de surveiller ces malades, afin de leur interdire toutes

les professions, qui sont de nature à favoriser la propagation de
la maladie (professions de boulanger, pâtissier, boucher, blanchisseur, jardinier vendant des légumes, etc...)

Eloigner des marchés les lépreux, qui sèment partout la contagion d'autant plus facilement qu'ils laissent à nu leurs plaies,
afin d'apitoyer sur leur sort

Les indigènes se contaminent entre eux par leurs habitudes déplo-
rables, en se passant la pipe ou la cigarette de bouche en bouche,
(se méfier des pipes dans les fumeries d'opium), et en plongeant
leurs mains mutilées dans le plat commun.

Il faut se rappeler du danger que l'on court en se laissant approcher par des lépreux

Se méfier des gens, qui présentent sur la peau des plaques blanchâtres, bordées d'un liséré rougeâtre, atteints de plaies suspectes
(plaies ulcérées aux jambes, aux pieds, aux mains), ou qui ont la
face couverte de tubercules.

Avant de prendre à son service un domestique indigène (boy,
ou bonne pour les enfants), le soumettre au préalable à une
visite médicale.

Il est dangereux de cohabiter avec des femmes indigènes atteintes
de lèpre ou issues de parents lépreux.

On peut contracter la lèpre par le lavage en commun du linge
appartenant à des lépreux et à des gens sains, par l'habitation
dans des logements précédemment occupés par des malades lépreux.

CHAPITRE IX

Secours aux asphyxiés

L'asphyxie est la suspension de la respiration, d'où résulte une mort apparente, qui, prolongée, devient réelle.

L'asphyxie peut être produite :

1° Par le manque d'air : submersion (noyade), suffocation (étouffement), strangulation (étranglement), pendaison, compression.

2° Par altération de l'air : fosses d'aisance, citernes, caves, souterrains, gaz délétères.

3° Par les agents physiques : par la chaleur (coup de chaleur), par l'électricité.

Traitement général des asphyxies.

1° Supprimer la cause pour détruire l'effet.
Eloigner du lieu de l'accident. Donner de l'air. Enlever les vêtements qui gênent la respiration et la circulation.

2° Stimuler le système nerveux, en excitant la peau et les muqueuses : frictions, flagellations, inhalations, lavements.

3° Rétablir la respiration par les tractions rythmées de la langue et les différents procédés de respiration artificielle.

Traitement des asphyxies en particulier.

1° Submersion — On désigne sous le nom de *noyé*, l'homme asphyxié par un séjour plus ou moins prolongé dans l'eau.

2° Pendaison. — Couper immédiatement la corde du pendu et descendre le corps en le soutenant. Etendre le malade au grand air, enlever tout ce qui gêne. Flageller le visage et la poitrine avec de l'eau fraîche. Frictionner le corps et les membres. Au besoin faire des tractions sur la langue et pratiquer la respiration artificielle.

3o Par les gaz délétères (vapeur de charbon, fosses d'aisances, etc).
Retirer l'asphyxié du lieu de l'accident.
Précautions à prendre, au moment du sauvetage.
Donner de l'air le plus vite possible.
Enlever les vêtements, flageller avec de l'eau fraîche.
Si possible, provoquer des vomissements.
Respiration artificielle.
Frictions excitantes sur le corps.

4º *Coup de chaleur*.

Mettre le malade à l'ombre et au frais.

Dégager le cou et verser de l'eau froide.

Agiter l'air autour de l'asphyxié.

Respirations artificielle.

Quand le malade se rétablit, le faire boire.

5º *Fulguration* (Electricité, fils électriques).

Si l'asphyxié touche un fil électrique, il est dangereux de l'approcher, il faut écarter le fil électrique avec un morceau de bois.

Frictions et compresses d'eau fraîche.

Respiration artificielle et tractions de la langue. Panser les brûlures. Donner du café et des réconfortants (thé punché).

2º Secours aux noyés

On désigne sous le nom de noyé, l'homme asphyxié par un séjour plus ou moins prolongé dans l'eau.

TRAITEMENT. — 1º Il faut rétablir la respiration ;

2º Ranimer la circulation et la chaleur.

Soins préliminaires. Le noyé est débarrassé rapidement de ses vêtements; il est ensuite roulé dans une couverture. On débarrasse la bouche et le nez des mucosités ou de la vase, qui souvent les enduisent.

Il est couché sur le dos, tourné vers le côté droit, la tête inclinée un peu en avant et soutenue par le front. Les mâchoires sont écartées avec un morceau de bois, ou le manche d'une cuiller.

L'écartement est maintenu, ainsi placé, le noyé se débarrasse de l'eau introduite dans la bouche et dans le nez et même d'une partie de celle contenue dans l'estomac. On peut lui aider en titillant le fond de la gorge avec une plume ou le doigt.

Ces soins préliminaires donnés, il faut, le plus rapidement possible, rétablir la respiration.

On peut, soit insuffler de l'air dans les poumons, soit pratiquer la respiration artificielle.

L'insufflation peut se faire de bouche à bouche, ou à l'aide d'une sonde introduite jusqu'au fond de la bouche. On ne souffle pas d'une façon continue et violente, mais d'une façon intermittente, on imite le jeu de la respiration normale, qui comprend deux temps, l'inspiration et l'expiration ; en agissant toujours avec le plus grande douceur.

On peut essayer des tractions rhythmées de la langue : on saisit la langue et on tire doucement, de façon à la faire sortir de la bouche, et on la laisse revenir. On procède ainsi plusieurs fois. Mais le meilleur procédé est de pratiquer la respiration artificielle.

Le malade est couché sur le dos, les épaules soulevées et soute-
nues par une couverture ou autre chose.

On nettoie soigneusement la bouche et le nez, on attire et on
maintient la langue au dehors.

On se place derrière la tête du noyé et on saisit ses bras. On les
ramène à soi jusque derrière la tête, et on les fait descendre le long
du corps contre la poitrine, et en pressant de chaque côté sur elle.

Cela se fait en deux temps.

1er Temps : On saisit les bras placés le long du corps, on les met
en croix et on les amène derrière la tête, en les tirant légèrement.
Ce mouvement invite le mouvement d'inspiration en agrandissant
la poitrine et en appelant l'air.

2e Temps : On s'arrête quelques secondes, puis on fait redescendre
les bras le long du corps contre la poitrine et on presse sur elle. Ce
mouvement d'abaissement invite le mouvement d'expiration en
retrécissant la poitrine et en chassant l'air.

Pendant ce temps, une autre personne frictionne énergiquement
le noyé avec une flanelle, ou un gant de crin imbibé d'eau-de-vie
camphrée ou de vinaigre. On promène sur le corps des bouteilles
d'eau chaude, etc...

Quand le noyé commence à revenir à lui-même, et que les mouvements de la respiration se font naturellement, on cesse la respiration artificielle.

Le noyé est alors couché, bien couvert ; à ce moment, il vomit,
on peut l'y aider en lui chatouillant la gorge avec une plume.

Quand la respiration est bien rétablie, la chaleur et la circulation
rappelées, on peut administrer une boisson stimulante : (thé punché très chaud, grog, vin chaud).

Les manœuvres de la respiration artificielle devront être continuées
avec persévérance pendant plusieurs heures, car certains noyés ne
donnent des signes de vie qu'après plusieurs heures d'insensibilité.

CHAPITRE X

Empoisonnements

On appelle *poison* toute substance, qui introduite dans le tube digestif, ou absorbée par la peau, détruit la santé et compromet la vie.

On appelle *empoisonnements*, les maladies produites par l'introduction dans l'organisme d'une substance qui détruit la santé et compromet la vie.

DIVISION. — Les poisons ont été groupés en quatre classes :

1º Poisons acides (acide phénique, acide oxalique, acide sulfurique, acide chlorhydrique, acide azotique, sels de mercure, etc...).

2º Les alcalis (soude caustique, chaux, eau sédative, ammonique, etc...).

3º Poisons organiques (champignons, viandes gâtées, coquillages gâtés).

4º Poisons végétaux (strychnine, datura stramonium, opium).

TRAITEMENT. — Quand on se trouve en présence d'un malade que l'on croit empoisonné, les secours à donner sont de trois sortes :

1º *Il faut évacuer* le *poison* contenu dans le tube digestif, soit à l'aide de vomitifs, soit à l'aide de purgatifs.

2º *Il faut le neutraliser*, c'est-à-dire administrer une substance, qui en se combinant avec le poison, produise dans l'estomac un corps inoffensif.

3º *Donner à l'empoisonné* des soins spéciaux, soigner l'état général.

Conduite à tenir lorsqu'on se trouve en présence d'un individu qu'on croit être empoisonné.

Il faut : 1º *Evacuer* le *poison*. Pour cela provoquer les vomissements, soit en chatouillant la gorge, soit en mettant le doigt dans la bouche à la base de la langue. Administrer un vomitif (poudre d'ipéca 1 gr. 50) suivi de beaucoup d'eau tiède.

Après, on administre un purgatif, pour débarrasser l'intestin du poison, qui a pu y pénétrer. On donne 50 à 60 grammes de sulfate de soude dissous dans un litre d'eau, et que l'on administre rapidement par verrées.

(On peut remplacer le sulfate de soude par 50 à 60 grammes de sel marin, dissous dans un litre d'eau.)

2o *Il faut neutraliser le poison.* — Pour neutraliser le poison, on peut donner du lait, en grande quantité, ou de *l'eau albumineuse* (quatre blancs d'œufs battus dans un litre d'eau), ou de *l'eau de savon*. Ou *de l'eau amidonnée* (deux cuillerées de farine de riz mélangées à un litre d'eau chaude).

3o *Soins généraux.* — Un empoisonnement est une véritable maladie ; dans presque tous les cas, la mort arrive par suite de troubles considérables dans les fonctions de la circulation et de la respiration. Il faut donc empêcher leur suspension même momentanée. La circulation sera ranimée en réchauffant la peau à l'aide de couvertures chaudes, de frictions énergiques.

La respiration est facilitée par les insufflations d'air, ou par les manœuvres de la respiration artificielle.

TRAITEMENT DES EMPOISONNEMENTS EN PARTICULIER.

1o ALCALIS (soude, chaux, ammoniaque, eau sédative, etc..).

Signes. Goût très caustique dans la bouche et sensation de brûlure dans la bouche, le long de l'œsophage et de l'estomac. La bouche est enflammée, rouge.

Conduite à tenir. Faites boire au malade de l'eau *acidulée*, du vinaigre, du jus de citron dilué dans de l'eau, pour neutraliser l'alcali.

2o ACIDES (acide phénique, acide chlorhydrique, acide azotique bichlorure de mercure, eau de cuivre, etc.)

Signes. Douleur violente et immédiate dans la bouche et la gorge, difficulté à avaler. La muqueuse de la bouche paraît tuméfiée et recouverte d'une pellicule blanchâtre.

Conduite à tenir. Faites laver la bouche du malade avec un alcali, et faites lui boire beaucoup pour neutraliser l'acide (par exemple : de l'eau de Vichy, ou du bicarbonate de soude, 20 grammes dans un litre d'eau ; Ou bien de l'eau de chaux, ou de l'eau savonneuse, ou du lait).

3o POISONS ORGANIQUES (champignons, viandes gâtées, charcuterie, boîtes de conserves mauvaises, coquillages, etc..)

Signes. Les symptômes apparaissent de une heure à six heures après l'absorption des substances, qui ont produit l'empoisonnement.

Coliques violentes avec vomissements et diarrhée très abondante. Malade très excité.

Respiration gênée. La mort survient par la paralysie du cœur et des muscles respiratoires.

Conduite à tenir. Faites vomir d'abord, puis réchauffez le malade par des frictions, des bouteilles d'eau chaude, des briques. Donnez des boissons chaudes (du thé avec de l'alcool), une potion avec de l'éther :

```
Ether.............................................  30 gouttes
Eau sucrée........................................ 150 grammes
```

ou une potion avec l'acétate d'ammoniaque :

```
Acétate d'ammoniaque.............................   4 grammes
Teinture de cannelle.............................  10 grammes
Eau sucrée....................................... 150 grammes
```

Donner des boissons abondantes (lait, ou eau albumineuse, eau savonneuse, etc).

4° Poisons végétaux (strychnine, datura stramonium, opium).

Si un malade est pris d'accidents, après avoir absorbé une boisson quelconque (tasse de thé, tasse de café, bière, etc.), penser à un empoisonnement, surtout si on remarque les signes suivants :

1° Grande agitation, mouvements nerveux survenant par intervalles ; yeux brillants, respiration difficile, difficulté à ouvrir la bouche, secousses convulsives. Ce sont les symptômes de l'*empoisonnement par la strychnine*.

2° Ou bien le malade se plaint d'éprouver de la chaleur et de la sécheresse de la bouche et de la gorge avec suppression de la salive ; difficulté à avaler, soif ardente, visage rouge, yeux brillants.

Grande excitation, délire bruyant. La marche est hésitante et chancelante. La peau est sèche et souvent couverte de rougeurs. Vomissements abondants. *Empoisonnement par le datura stramonium,*

Conduite à tenir. — Faire vomir le plus rapidement possible, puis réchauffer le malade par des frictions, etc...

Pratiquer la respiration artificielle.

Donner des boissons abondantes, beaucoup de thé, ou du café.

Puis administrer toutes les dix minutes, dix gouttes de teinture d'iode dans un verre d'eau, ou faire boire par verre la potion suivante (toutes les dix minutes) :

```
                       ( Iodure de potassium....... 40 centigr.
Solution iodo-iodurée. { Teinture d'iode........... 30 gouttes.
                       ( Eau ..................... 1 litre.
```

3° Le malade peut s'être empoisonné avec de l'*opium*, soit en buvant du laudanum, soit en absorbant des pilules d'opium, ou en fumant beaucoup de pipes d'opium.

Symptômes. — Le malade éprouve une soif ardente, il éprouve une grande lassitude, des maux de tête et une envie de dormir incoercible. Vomissements abondants. Peau froide au toucher, face pâle.

Grand abattement. Peu à peu le malade tombe dans un sommeil

dont il est difficile de le faire sortir. La respiration devient bientôt lente, irrégulière, et la mort survient.

Conduite à tenir. — Faire vomir d'abord, si le malade a absorbé du laudanum, ou de l'opium ; puis purger ensuite.

Réchauffer le malade avec des frictions énergiques. Le placer debout, le frapper avec une serviette mouillée, le pincer, le stimuler de toutes les façons pour l'empêcher de dormir.

Donner surtout du *thé très fort*, ou du café fort et chaud sans sucre (en grande quantité), faire prendre au malade la potion iodo-iodurée :

<pre>
Iodure de potassium........................ 0 gr. 40 centigr.
Teinture d'iode............................ 30 gouttes.
Eau.. 1 litre.
</pre>

Un traitement, qui a donné des succès, consiste à faire prendre au malade une solution de permanganate de potasse.

<pre>
Permanganate de potasse.................... 20 centigr.
Eau .... 300 gr.
</pre>

Au besoin, pratiquer la respiration artificielle.

CHAPITRE XI

Petite Chirurgie

La suppuration des plaies est produite par des êtres animés, infiniment petits et nombreux, qu'on appelle *microbes*. Ces petits êtres se reproduisent avec une rapidité prodigieuse, on en trouve partout, dans l'air, dans l'eau et dans le sol ; ils envahissent toutes les substances et tous les milieux. Ce sont eux qui font gâter la viande, qui font suppurer les plaies. S'il survient une déchirure de la peau ou des muqueuses, une infection se prépare, et il faudra craindre une maladie externe ou interne.

Nous devons donc lutter contre les microbes, qui veulent nous envahir. S'ils sont déjà dans la plaie, nous les détruisons par l'*antisepsie*; s'ils essaient de pénétrer nous les arrêtons par l'*asepsie*. La méthode aseptique consiste à faire un pansement propre sur une plaie propre, c'est-à-dire dépourvue de microbes.

La méthode aseptique ne peut être employée que quand on fait une opération ; elle ne peut être qu'une exception pour les plaies accidentelles. Dans ce dernier cas, il faut donc recourir à l'antisepsie, puisqu'il y a presque toujours dans la blessure des microbes déjà présents.

Quand un accident se produit, la peau est souvent sale, le couteau qui coupe, la pointe qui pique, le marteau qui écrase, la dent qui déchire, en un mot tout ce qui blesse, apporte dans les tissus des microbes, qui vont se multiplier et produire du pus. On doit donc dans la pratique combiner les deux méthodes : l'*antisepsie*, qui est le moyen, et l'*asepsie*, qui est le but.

En un mot, l'*asepsie* est le traitement préventif et l'*antisepsie*, le traitement curatif.

Antisepsie.— On entend par antisepsie la méthode chirurgicale, qui a pour but de détruire les microbes qui ont envahi une plaie.

C'est l'emploi méthodique de substances, qui empêchent la pénétration des microbes dans une plaie et arrêtent la suppuration.

On appelle *agents antiseptiques* les substances qui empêchent la putréfaction (la pourriture, la suppuration, etc). Telles sont les solutions d'acide borique, d'acide phénique, de bichlorure de mercure, de chlorure de chaux, etc,.

Asepsie. — On entend par *asepsie* la méthode chirurgicale, qui a pour but d'empêcher les microbes de pénétrer dans une plaie.

Dans l'*asepsie*, on se met à l'abri de l'infection en stérilisant par la chaleur tout le matériel nécessaire (instruments et objets de pansements). (Stérilisation chirurgicale).

Dans l'*antisepsie*, on détruit les microbes, ou on les empêche de se reproduire, et de pulluler dans une plaie ou une substance quelconque par les agents chimiques (solutions antiseptiques).

Pansements. — On entend par *pansement*, toute application méthodique de topiques ou de moyens propres à amener la guérison d'une plaie, en la protégeant contre les germes infectieux et aussi contre les violences extérieures.

Les pansements sont une des parties importantes de la chirurgie; faits avec soin, ils diminuent les douleurs et hâtent la guérison.

Le plus habile opérateur ne pourra être un bon chirurgien, s'il ne sait bien faire un pansement; en effet, la plupart des affections chirurgicales exigent un pansement méthodiquement fait et l'opération la mieux faite peut être suivie de résultats fâcheux, si les pansements qu'elle nécessite, ont été négligés.

Avant de faire un pansement, ou une opération, il est un certain nombre de précautions que l'on doit prendre, précautions générales sur lesquelles on doit insister :

1º Désinfection du milieu dans lequel on opère (nettoyage de la salle où l'on doit opérer).

2º Désinfection du malade, antisepsie de la peau pré-opératoire (avant d'agir).

3º Désinfection du chirurgien et de ses aides (nettoyage des mains et des avant-bras).

4º Stérilisation de l'eau (faire bouillir l'eau qui servira aux pansements). Stérilisation des solutions employées.

5º Stérilisation des instruments, des plateaux qui les contiennent.

6º Stérilisation des objets de pansement (par la chaleur, en les faisant bouillir, par ex.

Ces précautions sont indispensables pour réaliser une protection vraiment sûre des plaies, en les abritant non seulement contre les microbes septiques et pyogènes, mais contre tous les microbes, en un mot pour réaliser une antisepsie absolue.

Pour faire les pansements, il faut avoir à sa disposition un certain nombre d'objets : ce sont les *instruments, les matériaux de pansement et les topiques.*

Instruments. Les instruments les plus usuels, c'est-à-dire ceux dont on a besoin le plus souvent, sont : *ciseaux* (droits, courbes) *spatule, stylet-aiguillé, sonde cannelée, bistouri, un rasoir, des épingles, une pince à pansement.*

Ciseaux. Deux sortes, droits ou courbes.

Spatule. Lame métallique dont les deux extrémités sont légèrement relevées en sens contraire. L'une de ces extrémités est élargie et présente une face plane, qui sert à enlever certains topiques ou le sang desséché autour des plaies.

Stylet aiguillé. Le stylet est une petite aiguille allongée, flexible, qui sert à sonder les plaies, ou à passer un fil dans une fistule par ex.

Sonde cannelée. — Est une tige métallique, dont l'une des extrèmités est terminée par une plaque assez large (pavillon), l'autre extrêmité est mousse. La sonde cannelée sert d'instrument explorateur, mais le plus souvent de conducteur au bistouri et aux ciseaux.

Bistouri. — Les bistouris sont droits ou fermés.

Rasoir. — Pour raser les parties couvertes de poils.

Epingles. — Pour les sutures.

Pince à pansement. — Pince pour saisir les objets de pansement, rapprocher les bords d'une plaie.

MATÉRIAUX DE PANSEMENT.

Charpie. — Substance préparée avec le vieux linge demi usé qu'on effile.

Coton ou ouate hydrophile. — Avec le coton hydrophile, on peut faire des tampons, des boulettes, des mèches suffisamment longues pour être introduites entre les lèvres d'une plaie, pour empêcher les bords de se cicatriser trop vite.

Etoupe.

Linge ordinaire. — *Compresses*, pièces destinées à recouvrir les plaies, ou à protéger le champ opératoire. Les pièces de linge doivent toujours être bouillies, avant de servir.

Bandes.

Tarlatane. — Gaze iodoformée. — Solutions.

Règles générales des pansements.

Les pansements sont excessivement variés, il est cependant des règles générales, qui peuvent se rapporter à toute espèce de pansement et ce sont ces règles, que nous allons exposer.

1° Quand on fait un pansement, il faut placer le blessé de telle sorte, que celui-ci puisse garder la même position sans être gêné pendant toute la durée du pansement.

Il faut agir avec beaucoup de légèreté, de patience et de douceur. C'est avec la plus grande douceur qu'il faut enlever l'appareil qui recouvre la plaie. On détache la bande ou la bandage sans causer aucune secousse à la partie affectée.

2° *La plus grande propreté est de rigueur.*

Avant de faire un pansement, il faut se laver les mains au savon, se brosser les ongles, et tremper ensuite les mains dans une solution antiseptique (eau phéniquée, liqueur de Van-Swvieten, ou eau chlorurée, etc.), afin de ne pas porter sur la plaie d'un malade les germes, les saletés qui peuvent être attachés aux mains.

3° *Préparer les objets nécessaires :* il faut préparer à l'avance les objets qui seront nécessaires pour le pansement. Il faut de l'eau ayant bouilli et qu'on laissera refroidir..., il faut avoir sous la main une solution antiseptique, du linge, de la ouate, des bandes.

4° Nettoyage des instruments. — Il faut avoir soin de bien nettoyer à l'eau bouillante les instruments (pinces, ciseaux, etc.) et les tremper ensuite dans l'eau phéniquée. — On peut aussi stériliser les instruments en les passant dans la flamme d'une lampe d'alcool. — Ce qui s'appelle *flamber*. — Il faut nettoyer à l'eau bouillante les bols, plateaux dont on se servira, ou les flamber avec de l'alcool qu'on allume.

Les linges dont on se servira pour faire le pansement seront bouillis.

5° *Nettoyage de la plaie.* — Après avoir préparé tout son matériel et stérilisé ses instruments, le médecin se lave une deuxième fois les mains et procède au nettoyage de la plaie.

Si la plaie vient d'être faite, on prend du coton, on le trempe dans la solution antiseptique et on nettoie très doucement, d'abord les environs de la plaie pour enlever le sang, la terre ou les matières étrangères, qui peuvent souiller la peau (spatule). — Quand les environs de la plaie sont désinfectés, on nettoie alors la plaie, on exprime le liquide au-dessus, on passe légèrement le tampon sur la plaie pour enlever le sang caillé, le pus, les croûtes; il faut bien nettoyer sans faire saigner.

Si la plaie est ancienne, il faut ramollir les croûtes : enlever le pus avec de l'eau tiède et promener autour de la plaie un tampon de coton trempé dans la solution antiseptique. *Il ne faut jamais laisser une plaie au contact de l'air.*

Quand la plaie a été bien préparée, on procède alors au pansement.

Tout pansement doit être appliqué mollement et être toutefois assez serré pour que les mouvements du malade ne le dérangent pas.

6° *Renouveler le pansement.* — En général, si le malade souffre beaucoup, si la suppuration est abondante, s'il y a du sang sur les linges, le pansement doit être fréquent, journalier.

Si au contraire, le malade ne souffre pas, s'il n'y a pas de mauvaise odeur, le pansement peut être laissé en place plusieurs jours.

Diverses espèces de pansements

1° *Pansement simple antiseptique* :

Le pansement simple antiseptique est un pansement applicable sur les plaies récentes et sur les plaies en suppuration.

Il peut se faire de plusieurs façons :

1° Enduire une compresse fine ou une rondelle de coton (ouate) de vaseline boriquée ou iodoformée. (Ne pas mettre de la vaseline en excès). Appliquer cette compresse ou ce coton sur la plaie; mettre par dessus une couche de ouate (ou de charpie, ou de l'étoupe fine), ensuite une compresse en double, et maintenir le tout par un bandage modérément serré.

2º On trempe du coton hydrophile dans un liquide antiseptique : (eau phéniquée, liqueur de Van-Swieten ou solution de permanganate de potasse, etc.) et on applique sur la plaie. Ouate sèche, par dessus un bandage légèrement serré.

3º Au lieu de tremper le coton dans un liquide antiseptique, on peut se contenter de saupoudrer la plaie avec de la poudre d'iodoforme. — Ouate par dessus et bande.

2º *Pansement par occlusion :*

Employé surtout pour les plaies contuses des doigts, les ulcères, les plaies récentes que l on veut réunir. Se fait plus particulièrement avec le diachylon. On prépare un certain nombre de bandelettes de diachylon, et on les applique successivement de gauche à droite et de droite à gauche en les croisant en X, deux par deux, et en recouvrant les inférieures avec les supérieures à la façon des tuiles, d'un toit.

Sur le diachylon, on place une compresse vaselinée, par dessus une mince couche de ouate, puis un bandage modérément serré.

Ce pansement peut rester en place deux ou trois jours.

3º *Pansement émollient* :

C'est le cataplasme de farine de lin appliqué tiède sur la partie malade.

Pour le préparer : prendre de l'eau très chaude, verser petit à petit la farine dans l'eau jusqu'à ce qu'on obtienne une pâte, ni trop molle, ni trop solide. Etendre la pâte sur un linge et appliquer sur la plaie.

On peut arroser le cataplasme avec de l'eau blanche et aussi avec un liquide antiseptique (eau phéniquée, par exemple), ce qui est un bon procédé, car il empêche le cataplasme de rancir et par suite d'irriter la peau.

4º *Pansement humide* :

Il consiste à tremper des compresses dans un liquide antiseptique, ou résolutif, et à l'appliquer sur la partie malade. On peut arroser ce pansement plusieurs fois par jour, afin d'avoir toujours de l'humidité.

5º *Irrigation continue* :

L'irrigation continue se pratique au moyen d'un récipient rempli d'eau, placé au-dessus du lit du malade et dont on fait écouler l'eau peu à peu sur la partie malade, soit au moyen d'un robinet, soit avec un siphon, descendant jusque sur la partie que l'on veut maintenir humide ; on amorce le siphon, l'eau coule sur la plaie, où on a préalablement placé des compresses mouillées.

6º *Pansement résolutif* :

Employé dans les fractures, entorses, les contusions.

Imbiber des compresses, soit dans l'eau froide ou glacée, soit dans de l'eau mélangée à l'eau-de-vie camphrée, soit dans l'eau blanche, soit dans l'eau sédative.

Mettre le liquide résolutif à la portée du malade, afin qu'il arrose souvent la partie blessée.

Substances antiseptiques. — Solutions

Dans notre lutte contre les microbes, nous possédons certaines armes, qui sont les substances antiseptiques. Actuellement nous nous servons de quelques *liquides*, qui sont les solutions d'acide borique, d'acide phénique, et de bichlorure de mercure ou sublimé corrosif ; nous employons également des poudres comme le salol, l'iodoforme. Avec ces diverses substances, on prépare des gazes iodoformées, phéniquées, etc .. ; en les incorporant à de la vaseline, ou à des pommades boriquée, phéniquée, etc...

Les diverses solutions dont on se sert pour le pansement des plaies sont :

La solution d'acide borique...	Acide borique..................	30 gr.
	Eau bouillie filtrée..............	1000 gr.
La solution de bichlorure de mercure (ou liqueur de Van Swieten)...	Bichlorure de mercure..........	Un gr.
	Alcool......................	20 gr.
	Eau bouillie..................	1000 gr.
La solution d'acide phénique (faible)	Acide phénique..............	10 gr.
	Alcool......................	30 gr.
	Eau bouillie..................	1000 gr.
La solution d'acide phénique (forte).................	Acide phénique..............	20 gr.
	Alcool......................	60 gr.
	Eau bouillie..................	1000 gr.
Solution de chlorure de chaux.	Un litre de solution concentrée pour 10 litres d'eau. Ou 100 gr. de solution concentrée pour un litre d'eau.	
Solution de permanganate de potasse.................	Permanganate de potasse.......	10 gr.
	Eau bouillie..................	1000 gr.
Poudre d'iodoforme, Salol.		
Pommade à l'iodoforme......	Iodoforme...................	10 gr.
	Vaseline....................	100 gr.
Pommade à l'acide borique...	Acide borique..............	4 gr.
	Vaseline....................	100 gr.

CHAPITRE XII

Prophylaxie des maladies

On entend par *prophylaxie* l'ensemble des moyens qui enseignent à se défendre, à se protéger contre une maladie. Il y a deux sortes de prophylaxie ; la *prophylaxie générale* et la *prophylaxie particulière*.

1° *Prophylaxie particulière* : Ce sont les conseils que l'on donne aux habitants pour les empêcher de contracter une maladie.

2° *Prophylaxie générale* : Ce sont les mesures générales qu'il faut prendre pour enrayer une maladie, une épidémie.

1° Dysenterie

1° *Prophylaxie.*
1° Boire autant que possible de l'eau filtrée ou bouillie.
2° Veiller à l'alimentation. — faire un usage modéré des boissons alcooliqnes.
3° Eviler tout excès (excès de nourriture, fruits crus, excès de boissons.)
4° Se garantir le ventre contre le froid et l'humidité.

2° Tuberculose pulmonaire

1° *Prophylaxie particulière.*
1° Les parents atteints de bronchite chronique vivront à l'écart de leurs enfants. — Ils éviteront de cracher par terre.
2° Une mère atteinte de bronchite chronique, n'allaitera pas son enfant, mais elle le confiera à une nourrice.
3° Elle ne fera pas coucher son enfant avec elle, et ne lui donnera jamais à manger après elle dans le bol ou avec les baguettes, qui lui auront servi.
4° Les enfants nés de parents tuberculeux doivent être bien nourris, prendre des fortifiants, vivre au grand air. — Ils ne doivent pas négliger les rhumes et bronchites, et doivent se soigner de suite.
2° *Prophylaxie générale.* —
1° Il faut engager les malades, atteints de bronchite chronique à ne jamais cracher par terre, ou dans un mouchoir, ou dans un linge.
Il faut cracher dans un vase dans lequel on aura mis un an-

tiseptique quelconque (eau phéniquée, chlorure de chaux, ou crésyl, etc.). On peut cracher dans un cornet de papier que l'on brûle de suite.

2° Il faut brûler les linges sales, les nattes qui ont servi aux tuberculeux. — Désinfecter les objets de literie (lit de camp, couvertures, etc.), en les plongeant dans un antiseptique, ou en les faisant bouillir pendant plusieurs heures. Arroser avec des désinfectants le parquet des salles, où couchent les tuberculeux.

Brûler les crachats de ces malades.

3° **Paludisme**

1° *Prophylaxie particulière.*

1° La fièvre paludéenne étant produite par la pullulation dans le sang d'un microbe (l'hématozoaire de Laveran), il faut prendre *pendant longtemps* de la quinine pour débarrasser le sang de ce microbe, parce que la *quinine* est le médicament spécifique du paludisme.

2° Comme il est prouvé que les moustiques servent à transporter le paludisme, il faut se défendre contre la piqûre de ces insectes.

1° Il ne faut pas dormir sans moustiquaire.

2° Il ne faut pas aller se promener le soir dans le voisinage des marais.

3° Si on doit faire un voyage dans un pays malsain, il faut se prémunir contre la fièvre en prenant de la quinine (0 gr. 25) pendant quelques jours.

2° *Prophylaxie générale.*

Il est prouvé que c'est le moustique Anophèles, qui transporte le microbe du paludisme. Ce moustique ayant piqué un homme, atteint de paludisme, aspire avec le sang le microbe, et ensuite, s'il va piquer un autre homme, il lui inocule ce microbe du paludisme.

Toutes les mesures de prophylaxie du paludisme découlent de ces notions ci-dessus. Donc il faudra :

1° Forcer les gens atteints de paludisme à se soigner et à prendre de la quinine, de façon à débarrasser leur sang du microbe. De cette façon ils ne seront plus dangereux pour les personnes qui les entourent.

2° Il faut chercher à détruire les moustiques par tous les moyens :

1° Detruire les insectes ailés, qui vivent dans les coins obscurs des habitations.

2° Empêcher les moustiques de se reproduire, c'est-à-dire, d'aller déposer leurs œufs dans les mares environnant les maisons. Pour cela, il faut assécher les marais, les mares, détruire les arbres auprès des maisons, cultiver les terrains marécageux.

3° *Détruire les larves des moustiques.* — Les mares, les flaques d'eaux aux environs des maisons seront supprimées.

Dans les mares qui ne peuvent être vidées, on versera du pétrole, ou du goudron. On tuera ainsi les larves en les empêchant de venir respirer à la surface.

4° Choléra

1° *Prophylaxie particulière.*
1° Il faut soigner la diarrhée et ne pas attendre.
2° Eviter les excès (excès de nourriture, boissons).
3° Boire de l'eau filtrée ou bouillie (thé).
4° S'abstenir de fruits verts et crus.
5° Pendant une épidémie de choléra, il est prudent de prendre chaque jour après les repas, un verre d'eau sucrée contenant *un* ou *deux* grammes d'acide lactique.
6° Il faut être prudent dans l'administration des purgatifs.

2° *Prophylaxie générale.*
Dès qu'un cas de choléra est signalé dans une maison ;
1° Il faut isoler les cholériques.
2° Il faut désinfecter les déjections des cholériques.
3° Il faut brûler les linges, literie (nattes, couvertures, etc.), qui ont touché un cholérique, ou bien les faire bouillir pendant trois ou quatre heures, ou bien les faire tremper dans un liquide anti-septique pendant plusieurs jours.
4° Il faut bien désinfecter les locaux, où a habité un cholérique.
5° Si on soigne un cholérique, il faut changer de vêtements, se laver les mains et la bouche, avant d'aller manger.

5° Variole

1° *Prophylaxie particulière.*
1° En temps d'épidémie de variole, il faut se faire revacciner.
2° Les personnes qui soignent des varioleux doivent :
1° Se faire revacciner.
2° Se laver les mains et le visage avec une solution antiseptique, toutes les fois qu'elles auront touché le malade ou des linges souillés.
3° Elles devront se laver la bouche avec de l'eau bouillie, ou de l'eau boriquée.
4° Elles ne mangeront jamais dans la chambre du malade.
5° Elles devront avoir des vêtements spéciaux et les quitter en sortant de la chambre du malade.

2° *Prophylaxie générale.*
1° Il faut isoler soigneusement les varioleux.
2° Les linges souillés, les objets de literie (couvertures, oreillers, etc ..) seront trempés dans une solution antiseptique. — Les nattes seront brûlées.
3° Il ne faut pas oublier que les croûtes sont des agents puissants de contagion, et que les malades doivent rester isolés jusqu'à la chute complète des croûtes.

4° Les cadavres des varioleux sont contagieux pendant très long-temps, aussi il faut placer beaucoup de chaux dans le cercueil des personnes mortes de la variole. — Il faut les faire enterrer le plus vite possible.

6° Rougeole

Prophylaxie.
Il faut isoler pendant dix jours les malades atteints de rougeole

7· Béribéri

1° Prophylaxie particulière.
1° Il faut éviter les encombrements, la vie sédentaire.
2° Manger une bonne nourriture, éviter le mauvais riz, le riz décortiqué depuis longtemps.

2° Prophylaxie générale.
1° Dès qu'un cas de béribéri se produit dans une prison, il faut faire évacuer cette prison.
2° Désinfecter les locaux, où se sont produits des cas de béribéri.
3° Le meilleur traitement, c'est de disperser les béribériques, de les éloigner de la localité, où ils ont contracté leur maladie.

8° Peste

Prophylaxie.
Pour se préserver de la peste, il faut prendre des mesures :
1° Contre les rats.
2° Contre les parasites de l'homme et du rat.
3° Contre les personnes provenant d'un milieu infecté.
4° Contre les marchandises ou autres objets provenant d'un milieu infecté.

Il faut chercher à détruire les rats par tous les moyens possibles, poisons incorporés à une pâtée quelconque, pièges, ou par la chasse, (chiens, chats ou mangoustes).

Si une grande mortalité sur les rats était constatée, il faudrait tout de suite prendre des précautions.

En temps d'épidémie, tout individu porteur d'un gonflement gan-glionnaire au cou, au pli de laine, ou à l'aisselle sera considéré comme suspect.

Les effets ayant appartenu à des pestiférés, les bois provenant de leurs habitations, étant des éléments de di-sémination, il faut veiller avec le plus grand soin à les faire désinfecter ou à les dé-truire par le feu.

Le bacille de la peste parait susceptible de se conserver dans le sol ; aussi il faut enterrer dans un lit de chaux vive les cadavres des individus morts de la peste.

En se conformant aux règles de l'hygiène, on se met dans les meilleures conditions pour se préserver de la peste. Il faut donc veiller en tout temps à la propreté des locaux et organiser la chasse aux rats, non seulement pendant les périodes épidémiques, mais encore en dehors d'elles.

Dès qu'un cas de peste est signalé dans une maison, il faut :

1° Isoler le malade ;

2° Inoculer préventivement avec le sérum tous les habitants de la maison et les mettre si possible en observation pour dix jours dans un campement isolé ;

3° Désinfecter soigneusement à l'étuve, ou par les vapeurs sulfureuses tous les effets que les habitants des maisons contaminées emportent avec eux, sinon les détruire par le feu ;

4· Désinfecter soigneusement la maison, la blanchir à la chaux. Si c'est possible et surtout s'il s'agit de paillottes, il vaut mieux détruire immédiatement par le feu la maison contaminée et les maisons environnantes.

9· Syphilis

Prophylaxie.

Le traitement de la syphilis est long et nécessite environ quatre années de soins sérieux et réguliers.

Un syphilitique ne doit pas se marier avant qu'il y ait au moins quatre ans révolus depuis l'apparition du chancre et qu'il y ait au minimum un an et demi qu'il n'a plus vu le moindre accident. Tout syphilitique doit consulter un médecin avant de contracter mariage.

Ne pas oublier que la syphilis mal soignée et non guérie se transmet aux enfants par hérédité. Et qu'en outre, après un temps plus ou moins long, on peut voir apparaitre un accident tertiaire qui peut rendre infirme à tout jamais.

Le malade notera soigneusement le traitement suivi, afin de pouvoir donner des indications précises au médecin qu'il consultera pour le traitement à suivre, ou la cessation de tout traitement.

10° Lèpre

Prophylaxie.

1° Il faut isoler les lépreux (Léproserie de Culao-Rong) ;

2° Eloigner des marchés les lépreux (mendiants ou marchands lépreux) ;

3° Eviter de se servir de la pipe des autres (pipe d'opium ou de tabac) ;

4° Se méfier des gens qui ont sur la peau des plaques décolorées, ou sont atteints de plaies ulcérées aux mains et aux pieds, et ont des tubercules sur la peau, etc...

5° Eviter de cohabiter avec des femmes indigènes atteintes de lèpre, ou issues de parents lépreux.

IV. HYGIÈNE ET VACCINATION

CHAPITRE Ier

Vaccination

I. Définitions. — La *vaccination* est unè petite opération par laquelle on donne à un individu une maladie bénigne, appelée *vaccine*, pour le protéger d'une maladie grave appelée *rariole*.

La *vaccine* est une maladie très bénigne, qui est communiquée à l'homme soit naturellement soit artificiellement par une maladie que les vaches présentent parfois en Europe et qu'on appelle le *cow-pox*.

Les animaux atteints de *cow-pox* présentent de gros boutons appelés *pustules*, qui laissent écouler, quand on les écorche un liquide séreux un peu louche. Ce liquide c'est le *vaccin*.

Quand on dépose du vaccin sur la peau d'un homme après avoir gratté l'épiderme, ou après avoir fait une petite plaie, l'homme prend la maladie appelée vaccine; vacciner un homme c'est lui inoculer, c'est-à-dire lui donner la vaccine.

II. Évolution de la vaccine. — Quand on a inoculé la vaccine à un homme, voici ce qui se passe : au bout de trois jours, on voit se développer au point inoculé, c'est-à-dire au point piqué, une tache rouge, qui se surélève et devient bientôt un bouton rouge; au 7e ou au 8e jour, ce bouton rouge est plein d'un liquide filant, transparent, c'est ce qu'on appelle une vésicule; cette vésicule est *ombiliquée*, c'est-à-dire que son centre est déprimé; elle est entourée d'une zône rougeâtre. Bientôt le liquide de la vésicule devient semblable à du pus, la vésicule prend alors le nom de *pustule*; c'est la *pustule vaccinale*. Ensuite cette pustule se dessèche, elle est complètement sèche en deux semaines; une petite croûte se détache alors laissant au point inoculé une petite cicatrice blanchâtre, qui persiste pendant des années, souvent même pendant toute la vie.

L'évolution de la vaccine, c'est-à-dire les diverses transformations des boutons de vaccin, s'accompagne d'une fièvre légère, d'un peu d'agitation, de malaise général et souvent d'engorgement des ganglions de l'aisselle, si on a vacciné au bras, ainsi que cela se fait généralement. Il faut bien se souvenir, en effet, que la vaccine est une véritable maladie, maladie très bénigne, mais maladie quand même.

La vaccine protège de la variole pendant un temps qui est variable avec chaque individu; la période d'immunité, c'est-à-dire la période pendant laquelle on est protégé, est, en général, de 7 à 10 ans, toutefois il est prudent de se faire revacciner tous les 5 ans; de plus, en temps d'épidémie, il vaut toujours mieux se faire revacciner, quelque soit le temps écoulé depuis la dernière vaccination.

Les enfants peuvent être vaccinés à tout âge, cependant si rien ne presse, il vaut mieux attendre que l'enfant ait 15 jours ou trois semaines. Le sujet à vacciner devra être bien portant.

III. COMMENT ON SE PROCURE LE VACCIN. — Le vaccin peut être pris à l'homme ou aux animaux de l'espèce bovine (veaux, bufflons). Il y a donc à examiner deux variétés de vaccination : la vaccination avec du vaccin humain, et la vaccination animale.

Vaccination avec du vaccin humain : Pour se procurer du vaccin humain, on choisit un sujet portant des boutons de vaccine arrivés au sixième ou septième jour de leur révolution. Avec l'instrument qui sert à vacciner on écorche légèrement un de ces boutons ; l'instrument se charge ainsi du liquide contenu dans le bouton, c'est-à-dire de vaccin, et on peut avec ce vaccin inoculer immédiatement le sujet que l'on veut vacciner, procédant ainsi que nous le dirons plus loin. C'est ce qu'on appelle *la vaccine de bras à bras*.

Ce procédé est généralement abandonné et vous n'aurez pas à l'appliquer ; il peut être en effet très dangereux. Si le sujet auquel, on a emprunté le vaccin était atteint de maladie contagieuse, son vaccin n'est pas sain et peut communiquer cette maladie contagieuse ; c'est ainsi qu'on a pu parfois transmettre la grave maladie qu'on appelle la syphilis.

Vaccination animale. Le vaccin dont vous vous servirez, sera du vaccin animal. Ce vaccin est recueilli, préparé, et conservé à l'Institut Pasteur de Saigon.

Le vaccin de l'Institut Pasteur de Saigon est recueilli sur de jeunes bufflons, bien sains, et bien vigoureux, qui ont été vaccinés 4 ou 5 jours auparavant.

Il est conservé dans de petits tubes en verre, d'où on le fait sortir au moment de s'en servir.

Ces tubes doivent autant que possible être conservés dans un endroit frais.

Le vaccin, conservé dans les tubes, est surtout bon pendant le premier mois; après il donne souvent des insuccès; il est rare qu'il vaille encore quelque chose après trois mois.

Tout tube ouvert doit être utilisé dans la même journée.

IV. TECHNIQUE DE LA VACCINATION. 1º INSTRUMENT. — Il faut.

A. Un instrument piquant quelconque, lancette, bistouri, épingle, aiguille pour faire la petite plaie de la peau. L'instrument que vous aurez généralement à votre disposition sera celui qu'on appel *vaccinostyle*. C'est une sorte de plume métallique affutée, que l'on peut soit tenir directement à la main, soit monter sur un porte-plume.

B. Une lame de verre, ou un verre de montre, pour mettre le vaccin.

C. Un récipient quelconque avec de l'eau bouillie et du coton pour faire la propreté de la peau.

D. Enfin s'il est possible, une petite lampe à alcool pour *flamber les vaccinostyles*; cette lampe est surtout commode, lorsqu'on doit pratiquer dans la même séance de nombreuses vaccinations.

2° Opération. L'inoculation de la vaccine se fait généralement au bras. Voici comment il faut procéder dans une séance de vaccination: on dispose son matériel sur une petite table, les vaccinostyles flambés sont posés sur une compresse; à coté, on place du coton ou du linge bien propre et un vase contenant de l'eau bouillie ou du thé. Cela fait, on casse les deux extrémités d'un tube de vaccin et on chasse le contenu sur une plaque de verre, ou dans un verre de montre bien propre en soufflant à une extrémité du tube.

Les sujets à vacciner doivent être déshabillés de manière à avoir le bras et l'épaule nus, s'il s'agit d'un enfant, il sera tenu sur les bras de sa mère.

La première chose à faire, c'est la propreté de la peau pour éviter des accidents dont nous parlerons plus loin. On lave donc l'endroit, où l'on va inoculer le vaccin avec un peu de coton trempé dans l'eau bouillie; puis on sèche avec un peu de coton sec.

Cela fait, on saisit, de la main droite, un vaccinostyle, entre le pouce d'un côté et l'index de l'autre, le médius légèrement étendu sur la lame; puis on le trempe dans le vaccin. De la main gauche on saisit le bras du sujet à vacciner, on tend la peau, et on procède alors à l'inoculation qui peut s'exécuter de deux façons :

A. *Inoculation par ponction*. La pointe de l'instrument est présentée presque parallèlement au point à vacciner, elle est enfoncée obliquement, dans la peau, sous l'épiderme, puis retirée en soulevant de façon à s'essuyer au point piqué.

B. *Inoculation par scarification*. Au lieu d'enfoncer la pointe de l'instrument on pratique sur chaque point à vacciner une, deux éraillures longues de 2 à 3 millimètres, et entamant seulement l'épiderme.

Le procédé par scarification est plus sûr que le procédé par piqûre ou ponction.

Quelque soit le procédé employé on ne doit pas produire d'écoulement de sang; car, en coulant, le sang entraîne le vaccin.

On pratique en général 3 piqûres ou scarifications, distantes les unes des autres de 3 ou 4 centimètres afin que les boutons de vaccine ne se touchent pas.

Si l'on est riche en vaccin, on charge la lancette pour chaque piqûre ; mais à la rigueur un vaccinostyle bien chargé peut servir pour les 3 piqûres d'un même sujet.

Le vaccinostyle doit être nettoyé et si possible flambé pour chaque sujet à vacciner. Si on le flambe, il ne faut pas s'en servir lorsqu'il est encore chaud, car la chaleur pourrait détruire les propriétés du vaccin. Quand on dispose de plusieurs vaccinostyles, il est facile de laisser refroidir celui que l'on vient de flamber pendant qu'on se sert des autres.

Lorsque l'opération est terminée, s'il s'agit d'un enfant, on fait maintenir ses deux mains jusqu'à ce que les piqûres soient bien sèches. Si c'est un adulte, on lui recommande d'attendre jusqu'à ce moment, pour remettre ses vêtements Il est bon aussi de rester quelques heures sans laver le bras inoculé.

Accidents de la vaccine. Les accidents sont fort rares, surtout, lorsqu'on se sert du vaccin animal de l'Institut Pasteur de Saigon.

Cependant, quand on ne prend pas les soins de propreté que nous avons indiqués, on peut avoir aux points piqués de petits abcès ; ces abcès sont en général peu dangereux. Si on a vacciné un individu en un endroit, autour duquel se trouvaient déjà des boutons ou des plaies, la vaccine peut s'inoculer par ces plaies et on aura alors plus de boutons de vaccin que l'on en voulait, ce qui n'est d'ailleurs qu'un petit inconvénient.

Lorsque par hasard il se produit un peu d'inflammation autour des points inoculés, il suffit de faire un petit pansement du bras.

CHAPITRE II

Principes d'hygiène (Définitions. Sujets de l'hygiène)

DÉFINITIONS. — SUJETS DE L'HYGIÈNE.

L'hygiène est l'art de conserver la santé ; c'est-à-dire de prévenir, d'éviter les maladies. C'est une branche importante des sciences médicales, car si nous connaissions bien, et si nous observions bien toutes les règles de l'hygiène, nous pourrions éviter la plupart des maladies. L'art de prévenir les maladies est au moins aussi utile que l'art de les guérir ; il est souvent plus facile d'empêcher mille personnes de tomber malades, que d'en guérir une seule.

Pour éviter les maladies, il faut connaître leurs causes, car si on supprime la cause d'une maladie, on supprime évidemment la maladie elle même.

Au point de vue de l'hygiène. les maladies peuvent être distinguées en deux groupes : D'une part les maladies dont la cause réside en nous ; ces maladies tiennent à l'individu lui-mème, à son hérédité, à son âge, à son sexe ; elles ne peuvent être prévenues ; l'hygiène quand elle intervient, se borne à en affaiblir les effets.

D'autre part, les maladies, dont l'origine est due à une cause extrinsèque, extérieure. Ces maladies peuvent être nommées *maladies évitables*, parce que la connaissance des conditions, qui les déterminent, permet souvent de formuler les préceptes à suivre pour les éviter.

L'hygiène a donc surtout à s'occuper des causes extérieures des maladies, et des moyens de supprimer, d'éviter, où d'atténuer ces causes. Dans les différentes leçons de notre cours, nous étudierons comment, dans les diverses circonstances de son existence, dans les nombreux actes de sa vie, l'homme se trouve exposé aux causes extérieures des maladies, et comment il peut lut'er contre elles avec plus au moins de succès. Mais avant tout il faut dire un mot de ces causes.

CAUSES EXTÉRIEURES DES MALADIES.

Les causes extérieures des maladies peuvent se classer en quatre groupes :

1o Causes ou agents mécaniques.
2o   id.   physiques.
3o   id.   chimiques.
4o   id.   organiques ou animés.

1º *Causes mécaniques*. – La *commotion* qui produit un ébranlement de tout le corps ou de certaines parties seulement.

Le *traumatisme*, qui est une violence extérieure, produisant une
plaie ou une contusion.

2º *Causes physiques*. — Le froid, la chaleur, la lumière, l'humidité, l'électricité.

3º *Causes chimiques*. — L'introduction dans le corps de substances minérales, ou organiques, peut produire des désordres plus
ou moins graves dans les organes avec lesquels ces substances sont
mises en contact, et produire ce qu'on appelle des *intoxications ;*
tels par exemple l'empoisonnement par l'arsenic, par l'opium, par
des aliments avariés.

Dans les intoxications, l'état de maladie survient après un temps
très court, le temps qu'il faut au poison pour être amené au contact
des tissus sur lesquels il exerce son action.

4º *Causes animées* — Les maladies les plus redoutables sont
dues à ces causes ; à l'introduction dans le corps d'organismes
vivants, c'est-à-dire d'animaux plus ou moins petits, qui vivent et
se multiplient dans les tissus ; ces animaux *parasites*, et les maladies
qu'ils produisent, sont appelés *maladies parasitaires*.

MALADIES PARASITAIRES. — PARASITES. — MICROBES.

Les maladies parasitaires sont caractérisées par le temps, souvent
considérable, qui s'écoule entre le moment où le parasite pénètre
dans le corps et celui où la maladie qu'il cause se déclare. Cette
période, où le parasite se développe dans l'organisme sans produire
aucun symptôme de la maladie, s'appelle la *période d'incubation* de
la maladie.

Les différents parasites peuvent s'introduire par des voies diverses
dans l'organisme : par le tube digestif avec les boissons et les aliments ; par les voies respiratoires avec l'air, et enfin par une déchirure des téguments qui leur donne accès dans le sang ou dans les
tissus. Après avoir vécu un certain temps dans le corps, les parasites
sont rejetés à l'extérieur, ou bien ils produisent des œufs ou des
individus semblables à eux-mêmes. Ces parasites, ou leurs produits
ainsi rejetés, peuvent transmettre la maladie à des individus sains.
Les maladies parasitaires sont donc des *maladies transmissibles* ou
contagieuses.

Les maladies parasitaires peuvent être cantonnées, localisées
d'une façon permanente dans une région, où elles exercent en tout
temps des ravages plus ou moins grands, on dit alors que ces maladies sont *endémiques* dans la région. Le choléra, la variole, le
tœnia sont endémiques en Indo-Chine.

D'autres fois les maladies parasitaires apparaissent temporairement
dans une contrée pour disparaître après un temps plus ou moins
long, on dit alors que ces maladies sont *épidémiques*. La peste par

exemple, qui est une maladie endémique en Chine, est épidémique au Tonquin.

Parfois une maladie endémique, dans une région, attaque en même temps un très grand nombre de personnes, et en même temps se propage, se répand au loin ; on dit alors que la maladie est devenue épidémique. C'est ainsi que le choléra, la variole, qui sont endémiques en Cochinchine, y deviennent parfois épidémiques. Tout le monde sait que les épidémies de choléra et de variole sont fréquentes en Indo-Chine.

Microbes. — Les parasites appartiennent à des espèces animales très variées, telles que les vers (tœnia, lombric), les insectes (poux, puces) ; mais les plus redoutables sont ceux qu'on désigne sous le nom général de *microbes*.

Les microbes sont des êtres animés, infiniment petits, si petits, que pour les apercevoir il faut se servir d'un instrument appelé *microscope*, qui grossit plusieurs centaines de fois. Les microbes se rencontrent partout dans la nature ; on en trouve dans l'eau, dans l'air, dans le sol, dans les organes et les tissus des animaux et de l'homme.

Les maladies parasitaires, les plus graves, sont causées par les microbes ; on les nomme *maladies infectieuses*.

Questionnaire sur la 1ʳᵉ Leçon

Qu'est ce que l'hygiène ?
L'hygiène est-elle un art bien utile ? Pourquoi ?
Quelles sont les deux espèces de causes des maladies ?
Qu'est-ce qu'une maladie évitable ?
Comment divise-t-on les causes extérieures des maladies ?
Citez des causes mécaniques de maladie.
Citez des causes physiques.
Citez des causes chimiques.
Qu'entend-t-on par intoxication ?
Qu'est-ce qu'un parasite ? Une maladie parasitaire ?
Qu'entend-t-on par période d'incubation d'une maladie ?
Par où les parasites pénètrent-ils dans l'organisme ?
Quel est le principal caractère d'une maladie parasitaire ?
Qu'entend-on par maladie endémique ? par maladie épidémique ?
Citez des maladies endémiques en Indo-Chine. Des maladies épidémiques ?
Une maladie endémique ne peut-elle devenir épidémique ?
Citez des exemples.
Qu'appelle-t-on microbes ?
Où trouve-t-on des microbes ?
Qu'entend-on par maladie infectieuse ?

CHAPITRE III

Le Sol. — L'Atmosphère

1° Le sol. — On désigne généralement sous le nom de sol, la couche superficielle de la terre ; c'est cette couche seulement qui a de l'importance au point de vue hygiénique comme au point de vue agricole.

Nature et propriétés du sol. — Le sol peut contenir plus ou moins de microbes, il peut être plus ou moins humide, il peut être cultivé ou inculte, il peut être couvert d'eau ; ce sont là des conditions diverses qui peuvent influer sur la santé de l'homme et que nous devons étudier successivement.

Microbes du sol. — On peut trouver dans le sol la plupart des microbes, qui engendrent les maladies infectieuses ; mais ils n'existent que dans les couches les plus superficielles ; à partir d'une profondeur d'un mètre, ils deviennent très rares ; on n'en trouve plus du tout au delà de 3 mètres.

D'une façon générale, les microbes des maladies infectieuses ne résistent pas longtemps dans le sol ; ils sont rapidement détruits par le soleil et surtout par d'autres microbes qui leur font concurrence et qu'on appelle des *microbes saprophytes*.

Il existe cependant un microbe qui résiste bien dans le sol, c'est celui qui produit la grave maladie appelée tétanos, et qui peut pénétrer dans le sang par les déchirures de la peau et des muqueuses. C'est ce qui fait, que les plaies souillées par la terre peuvent devenir extrèmement graves, et doivent être désinfectées et pansées avec le plus grand soin.

Tant que les microbes restent dans le sol, ils sont inoffensifs, ils ne peuvent pénétrer dans les plantes, qui poussent dans le sol. Pour pénétrer dans le corps de l'homme, il faut que les microbes y entrent par les voies respiratoires sous forme de poussières, ou par le tube digestif, soit avec des végétaux mal lavés, à la surface desquels ils peuvent se trouver, soit, ce qui est le cas le plus fréquent, avec les eaux impures de la surface du sol.

Humidité du sol. — Les sols humides sont moins sains que les sols secs ; on a constaté que les microbes étaient plus nombreux dans les sols humides que dans les autres.

Sols cultivés et sols incultes. — Les terrains cultivés sont beaucoup plus sains que les terrains non cultivés. Au Tonquin, par exemple, les annamites qui se portent bien dans le pays de rizières, tombent rapidement malades et dépérissent lorsqu'ils vont habiter dans la haute région, qui n'est pas cultivée.

Bien que les arbres soient un moyen d'assainissement du sol, les grandes forêts sont malsaines. C'est avec raison que les annamites redoutent les forêts des pays moïs, où ils ne tardent pas à contracter la terrible fièvre des bois.

Les eaux. — Le rôle hygiénique des eaux varie selon qu'il s'agit des pluies, des eaux courantes, ou des eaux stagnantes.

Les pluies abondantes et régulières de la saison des pluies, sont aussi bienfaisantes pour la santé que pour l'agriculture. Elles nettoient complètement l'atmosphère, elles lavent les toits, les cours, les rues ; elles balayent à fond les mares, fossés, elles entrainent dans les fleuves toutes les saletés, tous les détritus.

D'autre part, les averses de l'été répandent une fraicheur agréable ; elles procurent à l'organisme énervé par le chaleur un véritable bien-être, elles diminuent l'abondance des sueurs. Chacun sait combien l'on souffre en ce pays pendant le mois de juillet et août, lorsque les pluies viennent à s'arrêter pendant quelques jours de suite.

Les eaux courantes, c'est-à-dire les fleuves et les rivières, exercent une influence favorable sur les régions qu'elles traversent. L'évaporation des cours d'eau rafraîchit l'atmosphère, et leur mouvement détermine des courants d'air plus ou moins sensibles selon la largeur du fleuve et la rapidité de son courant.

D'autre part, les rivières entrainent les immondices et facilitent la propreté.

Pourtant les arroyos peuvent être une cause d'insalubrité par les dépôts vaseux qu'ils forment sur leurs bords, et par les marais qu'ils entretiennent parfois sur leur parcours.

Les eaux stagnantes, étangs, mares, marais, sont toujours une cause d'insalubrité. C'est à la surface de ces eaux que naissent et se développent les *moustiques*. Or, parmi ces moustiques, il en est une variété qu'on appelle *anophèles*, qui est très dangereuse pour l'homme. En effet, des anophèles transportent et introduisent dans le sang de l'homme, par leurs piqûres, un microbe nommé *hématozoaire*.

Ce microbe, cet *hématozoaire*, c'est l'agent, la cause du *paludisme* et de ses diverses manifestations : fièvre, accès pernicieux, anémie, cachexie.

Pour éviter le paludisme, il faut donc détruire les moustiques, et pour détruire les moustiques, le plus sûr moyen serait de supprimer les eaux stagnantes. Ce n'est pas toujours facile. Cependant on peut souvent combler les petites mares qui sont parfois les plus dangereuses ; on peut assécher certaines autres par le drainage ; d'autres enfin peuvent être rendues moins nuisibles par la culture.

Pour les mares qui ne peuvent être asséchées, on peut projeter à leur surface du pétrole au moyen d'un chiffon placé à l'extrémité d'un bambou. Le pétrole s'étend rapidement en une couche très mince à la surface des mares, et fait périr les larves, en les empêchant de venir respirer à la surface de l'eau, l'air qui est nécessaire à leur existence.

2° L'atmosphère. — L'atmosphère est la masse gazeuse qui enveloppe la terre et dans laquelle sont plongés tous les corps qui existent à sa surface.

ÉLÉMENTS ESSENTIELS DE L'ATMOSPHÈRE. — Les éléments qu'on trouve dans l'air d'une façon constante sont : l'air, l'acide carbonique et la vapeur d'eau.

L'*air* sert à la respiration des animaux, c'est un mélange de deux gaz : l'*oxygène* et l'*azote*. Dans ce mélange c'est l'oxygène qui est le principe utile.

L'*acide carbonique* est un gaz qui existe toujours en petites proportions dans l'atmosphère, il est indispensable aux plantes.

En respirant, les animaux rejettent beaucoup d'acide carbonique.

Si beaucoup de personnes sont enfermées dans un espace étroit et bien fermé, l'air de cet endroit finit par contenir beaucoup d'acide carbonique, c'est ce qu'on appelle de l'*air confiné*, cet air confiné peut causer un véritable empoisonnement.

La *vapeur d'eau* existe toujours dans l'atmosphère, mais la quantité en est très variable selon les saisons et selon les pays. En Cochinchine l'atmosphère est toujours très chargée de vapeur d'eau ; l'air est toujours très humide. C'est une des causes d'insalubrité de ce pays. En effet, l'air humide et chaud exerce sur l'organisme une influence débilitante : il diminue l'appétit et ralentit la digestion; enfin l'air étant saturé d'eau, la sueur ne s'évapore plus ; elle se réunit par gouttelettes et finit par inonder le corps, qui est alors dans un véritable bain chaud et s'échauffe outre mesure.

ÉLÉMENTS ACCIDENTELS DE L'ATMOSPHÈRE. — On peut trouver accidentellement dans l'atmosphère des corps gazeux et des corps solides.

Les *gaz* qu'on peut rencontrer accidentellement dans l'air de ce pays sont rares et n'existent qu'en très petites quantités ; ils n'ont pour nous aucune importance.

Les corps solides qu'on trouve dans l'atmosphère sont les *poussières*.

Les *poussières* sont très fréquentes dans l'air des villes, plus rares dans celui des campagnes, et complètement absentes en pleine mer.

Les poussières sont nuisibles à plusieurs points de vue : elles sont nuisibles à la peau qu'elles salissent et dont elles obstruent les pores ; elles irritent la conjonctive, elles peuvent pénétrer dans les bronches et être une cause d'irritation pour le poumon.

Mais les poussières sont surtout dangereuses par les microbes qu'elles peuvent contenir.

Dans l'air libre, l'air des villes et surtout l'air des campagnes, les microbes sont rares, car ils sont rapidement détruits par la chaleur et la lumière, mais dans l'air des appartements et surtout des appartements fermés, les poussières et les microbes sont très abondants. Ces poussières sont ordinairement inoffensives ; mais à la suite de maladies transmissibles, variole, tuberculose, elles peuvent renfermer les *germes*, les microbes de ces maladies, et les conserver souvent pendant très longtemps.

En effet, les poussières et les microbes se fixent dans les coins, dans toutes les anfractuosités, sous les meubles, entre les bambous des planchers et des plafonds, sur les rideaux, etc... D'où la nécessité de la *désinfection* des appartements à la suite des cas de maladies transmissibles. Nous apprendrons plus tard comment se pratique cette désinfection.

Propriétés physiques de l'air.

1o *Température*. — La température de l'air a une grande influence sur la santé. Comme nous l'avons déjà vu, la chaleur et surtout la chaleur humide est une des causes d'insalubrité de ce pays.

La chaleur peut en outre produire des accidents aigus : le *coup de soleil* qui n'est qu'une brûlure en général bénigne ; le *coup de chaleur*, qui est une congestion du cerveau et des poumons, qui peut amener la mort rapidement.

Ajoutons que la grosse chaleur favorise l'éclosion d'un certain nombre de maladies transmissibles : choléra, paludisme, dysenterie, diarrhée.

2o *Electricité*. — L'état orageux de l'atmosphère produit un malaise que tout le monde connaît. Ce malaise est surtout appréciable chez les nerveux, chez les malades, chez les convalescents ; il diminue la résistance de l'organisme.

La foudre fait chaque année quelques victimes.

3o *Lumière*. — La lumière est absolument nécessaire à l'homme ; mais la trop grande lumière peut causer des accidents du côté des yeux : conjonctivites et parfois diminution de la vision.

4o *Vents*. — Les vents jouent un grand rôle dans l'hygiène de tous les jours. Ils favorisent l'évaporation de la sueur et rafraîchissent le corps ; cela est si vrai que pour remplacer les vents naturels, qui manquent souvent, on a inventé les pankas. Mais si la brise est trop fraîche, si le corps en sueur se trouve dans un courant d'air trop vif, il peut en résulter un refroidissement dangereux.

C'est ainsi que naissent souvent des angines, des bronchites, des névralgies et même des accès de fièvre chez les individus déjà impaludés.

Questionnaire sur la 2e leçon

Trouve-t-on des microbes dans le sol ?
En trouve-t-on à une certaine profondeur ?
Citez un microbe qui résiste bien dans le sol ?
Comment les microbes du sol peuvent-ils pénétrer dans le corps de l'homme ?
Les sols humides sont-ils sains ?
Les sols cultivés sont-ils plus sains que les sols incultes ?
Les forêts sont-elles saines ?
Quelle est l'influence des pluies sur la santé ?
Quelle est l'influence des fleuves sur la santé ?
Quelle est l'influence des eaux stagnantes sur la santé ?
Quelle est la cause du paludisme ?
Qu'est-ce qui transmet le paludisme ?
Comment peut-on lutter contre le paludisme ?
Quels sont les éléments essentiels de l'air ?
Quelle est l'influence de l'humidité de l'air sur la santé de l'homme.
Quels sont les dangers des poussières ?
Quelles poussières sont surtout dangereuses ?
Quelle est l'influence de la température sur la santé ?
Quels sont les accidents produits par la chaleur ?
Quelle est l'influence de l'électricité sur la santé ?
Quelle est l'influence des vents sur la santé ?

CHAPITRE IV

Les Aliments

1° Aliments

Le corps humain peut être comparé à une machine à vapeur.
Pour faire marcher une machine à vapeur, pour en faire mouvoir
les divers rouages, il faut donner à cette machine du combustible:
bois, charbon, pétrole.

De même l'homme, qui produit sans cesse de la force et du
travail, a besoin d'absorber des matières qui, en se transformant
dans son corps, réparent l'usure des tissus, des organes. Ces substances, qui sont capables d'être *assimilées* par l'organisme, de
devenir partie intégrante du corps, ce sont les *aliments*.

Mais notre corps, notre organisme ne garde qu'une partie des
substances alimentaires que nous lui fournissons, une autre partie
est rejetée au dehors, sous forme de matières fécales, d'urine, de
gaz de la respiration.

Dans les aliments, il y a donc des parties utilisables par notre
organisme et des parties inutilisables. On appelle *principes nutritifs*,
ou *principes alimentaires*, les parties utiles contenues dans les
aliments.

Les principes nutritifs sont des composés chimiques. Grâce à la
science qu'on appelle la chimie, on a pu déterminer la qualité et la
nature des principes alimentaires contenus dans chacune des substances dont nous nous nourrissons ; il nous est donc possible de
connaître la valeur nutritive de tous les aliments.

Digestibilité des aliments. — La valeur nutritive d'un aliment
ne dépend pas seulement de la quantité et de la nature des principes nutritifs qu'il contient; elle dépend aussi de sa *digestibilité*;
c'est-à-dire de la facilité avec laquelle cet aliment cède à notre organisme les principes alimentaires qu'il contient. Par expérience, on
connaît la plus ou moins grande digestibilité des divers aliments.
D'une façon générale, plus un aliment disparaît vite du tube digestif,
plus il est digestible. Diverses circonstances peuvent influer sur la
digestibilité d'un aliment.

Plus un aliment est divisé, plus il est digestible; de là la nécessité de bien mastiquer les aliments. Lorsque les aliments sont incomplètement mâchés, il peut survenir des troubles digestifs plus ou moins graves, tels qu'on en observe chez les vieillards, ou chez les individus privés de dents.

Le mode de préparation des aliments modifie aussi leur digestibilité; par exemple les œufs crus sont très digestibles; cuits durs ils sont d'une digestion difficile.

L'âge des animaux ou des plantes, qui ont fourni l'aliment influe sur sa digestibilité; tout le monde sait que la chair des animaux jeunes est plus digestible que célle des animaux âgés; les légumes nouveaux sont plus digestibles que les légumes déjà vieux.

Connaissant de quoi dépend la valeur nutritive des aliments, nous pouvons maintenant étudier chaque aliment en particulier.

Riz. — Le riz est riche en certains principes nutritifs, pauvre en d'autres. Il est très digestible. En somme c'est un aliment de première nécessité pour les Annamites et c'est un très bon aliment, surtout s'il est accompagné de quelques autres.

Le mauvais riz peut être une des causes du béribéri.

Viande. — La viande de boucherie est fournie par le bœuf, le veau, le mouton, le porc, le buffle. La viande est riche en principes nutritifs, la plus riche est celle du bœuf.

La viande de porc, qui est celle qui entre surtout dans la nourriture des Annamites est une bonne viande.

Volaille. — Les oiseaux de basse-cour ont une chair bien blanche, bien nutritive et très digestible, sauf le canard. Ces ont des aliments précieux pour tout le monde, surtout aux convalescents.

Poissons. — La chair des poissons est presqu'aussi riche que la viande en principes nutritifs. Elle est très digestible.

Le poisson sec et le poisson salé sont moins nutritifs, et surtout moins digestibles que le poisson frais.

Crustacés — Mollusques. — Le homard, la langouste, les crevettes sont très nourrissants, mais indigestes. Ils donnent souvent de l'*urticaire*, c'est-à dire des rougeurs avec démangeaisons de la peau.

L'huître d'Indo-Chine est rarement bonne.

Lait. — Le lait est un *aliment complet*, c'est-à-dire qu'il contient tous les principes nutritifs nécessaires à l'homme, et cela dans des proportions convenables.

L'enfant ne se nourrit que de lait pendant les premiers mois de son existence; et l'homme adulte peut vivre très tongtemps en ne se nourrissant que de lait.

Le lait rend de très grands services dans l'alimentation des malades et des convalescents.

En Cochinchine, on consomme deux espèces de lait; le lait frais et le *lait conservé*. Le lait frais est du lait pris à la vache et consommé dans la journée; il s'altère très vite et devient alors aigre. De plus ce lait est souvent falsifié, les marchands y ajoutent souvent de l'eau et même d'autres matières.

Le lait frais ne doit être consommé que bouilli, car il peut contenir des microbes et en particulier le microbe du choléra. Ces microbes peuvent venir de ce que le lait n'a pas été recueilli proprement, ou de ce qu'on y a ajouté de l'eau impure.

Le lait de conserve, *lait concentré* ou *lait condensé*, se présente sous l'aspect d'une pâte d'un blanc légèrement jaunâtre, contenue dans des boîtes en fer blanc hermétiquement fermées.

Cette pâte doit être mélangée avec de l'eau ; délayée dans 5 ou 6 fois son volume d'eau, c'est-à-dire qu'avec une boîte de lait condensé, on fait deux litres de lait.

L'eau employée pour cette préparation doit toujours être de l'eau filtrée, ou mieux encore de l'eau filtrée et bouillie.

Toute boîte de lait entamée doit être consommée rapidement ; elle doit être tenue à l'abri des poussières et des fourmis.

Œufs. — Les œufs constituent comme le lait un aliment complet. Ils se digèrent très facilement, surtout lorsqu'ils sont crus ou à peine cuits, comme les œufs à la coque.

Les œufs excellents pour tout le monde sont un aliment de choix pour les enfants et les convalescents...

Légumes verts et salades. — Ces aliments contiennent en général peu de principes nutritifs ; ils sont cependant utiles à l'organisme par leurs propriétés rafraîchissantes ; en outre ils augmentent la sécrétion de l'urine ; enfin grâce à eux, on peut introduire plus de variété dans l'alimentation.

Les légumes avant d'être préparés, surtout lorsqu'ils sont consommés crus, doivent être très soigneusement lavés à grande eau, car ils peuvent être souillés par la terre et le fumier dans lesquels ils ont poussé, et cette terre et ce fumier peuvent contenir des microbes très dangereux, en particulier celui du choléra. En temps de choléra, il vaux mieux ne manger que des légumes cuits.

Fruits. — Les fruits, qui sont généralement peu nutritifs, jouent dans l'alimentation un rôle analogue à celui des légumes verts. Ils ont une action rafraîchissante, purgative. Les fruits doivent toujours être mangés bien mûrs. Les fruits verts et même les fruits mûrs, lorsqu'on en mange trop, donnent des coliques et de la diarrhée. C'est surtout en temps d'épidémie de choléra qu'il ne faut pas abuser des fruits.

Condiments. — Les condiments sont des substances qu'on mélange en petite proportion aux aliments dans un double but.

1° Ces substances relèvent la saveur, flattent le goût, et favorisent ainsi l'ingestion des aliments.

2° Elles excitent les sécrétions et facilitent ainsi la digestion.

Ainsi le rôle des condiments est très important, bien que beaucoup d'entre eux n'aient pas de valeur nutritive. C'est grâce aux condiments que l'on peut varier le régime alimentaire, ce qui est absolument nécessaire.

Parmi les principaux condiments employés par les Annamites il faut citer : le sel, le poivre, le nước-mắm, le safran, le sucre.

L'abus des condiments est mauvais, il amène des troubles de l'estomac.

ACCIDENTS ET MALADIES PRODUITS PAR LES ALIMENTS.

1° La chair ou les organes des animaux peuvent renfermer des parasites susceptibles de se développer dans le corps de l'homme. Un parasite très commun en Indo-Chine est le tœnia, on en prend le germe dans la viande du cochon et du bœuf. Pour s'en préserver, il faut consommer la viande bien cuite.

2° Certaines maladies contagieuses peuvent être transmises à l'homme par la chair d'animaux malades. La tuberculose peut être transmise ainsi, surtout par les viscères des animaux atteints de cette maladie. Il ne faut donc jamais consommer la chair ou les organes d'animaux malades.

3° La viande de boucherie s'altère rapidement, la chair des poissons plus rapidement encore. Au bout d'un temps variable avec la température, elles sont envahies par la putréfaction et deviennent malsaines ; elles peuvent produire des *intoxications*, c'est-à-dire, des *empoisonnements* plus ou moins graves. Parfois ces accidents se bornent à quelques vomissements et de la diarrhée, d'autrefois ils peuvent amener la mort.

4° Le riz de mauvaise qualité est une des causes du béribéri.

5° Certains champignons produisent des accidents graves, souvent mortels.

II. — L'alimentation en général

La nourriture de l'homme doit être variée. Le mélange d'aliments de médiocre qualité vaut mieux qu'un mets de premier choix mais toujours le même. Une alimentation monotone finit par inspirer un insurmontable dégoût.

La première condition d'une bonne alimentation consiste donc dans la variété des éléments qui la composent. Le riz, la chair des animaux, les légumes doivent figurer dans l'alimentation en d'heureuses proportions.

L'absence de variété dans l'alimentation est une des causes de la fréquence du béribéri dans les prisons.

La seconde condition d'une bonne alimentation, c'est qu'il faut que la quantité d'aliments soit proportionnée à l'intensité du travail physique ou intellectuel.

L'alimentation peut être mauvaise, parce qu'elle est insuffisante, ou parce qu'elle est au contraire excessive.

Alimentation insuffisante. — La privation absolue d'aliments s'observe rarement ; si cette privation d'aliments est accompagnée de privation de boissons, la mort survient en huit ou dix jours ; en buvant, la vie peut se prolonger jusqu'à trente ou quarante jours, même sans prendre aucun aliment.

Si la privation absolue de nourriture est rare, il est commun au contraire de rencontrer des malheureux qui, par suite de la misère, ne mangent que tout juste assez pour ne pas mourir de faim, ou se repaissent de substances insuffisamment nutritives.

Le premier symptôme d'une alimentation insuffisante c'est l'amaigrissement, la diminution de poids du corps, puis survient un affaiblissement de tout l'organisme, qui livre le corps sans résistance à toutes les causes de maladies, surtout aux maladies transmissibles et contagieuses. Ainsi, dans les périodes d'épidémie, ce sont les pauvres qui sont frappés d'abord, et qui présentent la plus grande mortalité.

Alimentation excessive. — Il y a alimentation excessive, suralimentation, toutes les fois que la quantité des principes nutritifs indroduit dans le corps dépasse les besoins de l'organisme.

Lorsque l'excès alimentaire est une exception, il en résulte du malaise, une surcharge de l'estomac, qui peut aller jusqu'au vomissement, c'est ce qu'on appelle *l'indigestion.* Quand l'indigestion se renouvelle souvent, elle amène la *dyspepsie,* maladie de l'estomac.

Lorsque les excès alimentaires deviennent habituels, lorsqu'on prend chaque jour une quantité d'aliments trop considérable, il en résulte un état spécial de l'organisme, qui n'est pas sans danger. Cet état est fréquent chez les gens riches, surtout chez ceux qui ne font pas d'exercice ; il se traduit d'abord par de *l'obésité,* c'est-à-dire par l'envahissement de tous les organes par la graisse ; il amène la dyspepsie, la dilatation de l'estomac, les congestions du cerveau et des poumons. C'est ainsi que les gros mangeurs, malgré leur belle apparence, sont tourmentés par de nombreux maux et meurent parfois victimes de leur gourmandise.

Questionnaire sur la 3· leçon.

Qu'est-ce qu'un aliment ?
Qu'entend-on par principes nutritifs ?
De quoi dépend la valeur nutritive d'un aliment ?
Qu'est-ce qu'un aliment digestible ?
De quoi dépend la digestibilité d'un aliment ?
Le riz est-il un bon aliment ?
Que pensez-vous de la viande ? de la volaille ? du poisson ?
Le lait est-il un bon aliment ?
Qu'est-ce qu'un aliment complet ?
Quelle précaution doit-on prendre avec le lait frais ?
Pourquoi cette précaution ?
Comment se présente le lait condensé ?
Combien fait-on de litres de lait avec une boîte ?
Comment se fait cette préparation ? avec quelle eau ?

Quelles précautions faut-il prendre pour les boîtes ouvertes?
Les œufs sont-ils un bon aliment?
Quelle est l'utilité des légumes verts et des salades?
Quelles précautions doit-on prendre avec ces légumes?
Quelle est l'utilité des fruits? Comment doivent-ils être mangés?
Qu'est-ce qu'un condiment? Citez des condiments?
Quel est le rôle des condiments dans l'alimentation?
Quels accidents peuvent produire certaines viandes?
Citez un parasite transmis à l'homme par la viande?
Citez une maladie qui peut être transmise à l'homme par la viande d'animaux malades?
Comment peut-on éviter de contracter ces maladies?
Quels accidents peut donner la viande corrompue?
Le riz ne peut-il être une cause de maladie?
N'est-il pas nécessaire que l'alimentation soit variée?
Le défaut de variété dans l'alimentation ne peut-il être une cause de maladie?
Que produit une alimentation insuffisante?
Que produit une alimentation excessive?

CHAPITRE V

L'Eau de Boisson

L'eau est absolument nécessaire à tous les animaux, c'est aussi la seule boisson qui soit indispensable à l'homme. En Cochinchine l'eau se trouve partout en abondance, mais toutes les eaux ne sont pas bonnes à boire.

Il faut savoir, en effet, que l'eau sert de véhicule à beaucoup de maladies.

L'eau peut apporter dans le corps de l'homme les œufs, ou les larves de parasites plus ou moins dangereux : lombrics, sangsues par exemple.

Mais ce qui rend l'eau surtout dangereuse, ce sont les microbes qu'elle peut contenir, et introduire dans l'organisme. C'est ainsi que les maladies les plus graves de ce pays : choléra, dysenterie, diar-rhée, sont presque toujours causées par l'eau.

On appelle *eau potable* une eau que l'homme peut consommer sans crainte de maladies.

I. Caractère des eaux potables.

Une eau peut être considérée comme bonne et potable, quand elle est *fraîche, limpide, sans odeur, agréable au goût,* elle doit *dissoudre le savon,* sans former de grumeaux, et *bien cuire le riz ;* elle ne doit pas contenir d'êtres animés dangereux pour l'homme.

Un mot d'explication sur chacune de ces qualités.

Fraîcheur. L'eau fraîche est agréable à boire et désaltère bien ; l'eau tiède au contraire paraît fade, elle ne désaltère pas, et donne même des envies de vomir.

Dans ce pays, l'eau naturellement fraîche n'existe pas ; c'est pourquoi sans doute les Annamites ont pris l'habitude de boire du thé très chaud. C'est une excellente habitude ; le thé chaud pris par petites tasses est agréable au goût et désaltère bien. Cette boisson présente d'autres qualités que nous apprendrons à connaître plus tard.

Les Français, et quelques Annamites des villes, se servent de glace pour rafraîchir leurs boissons. Les boissons glacées, prises en peti-te quantité, sont hygiéniques, mais l'abus en est dangereux c'est une cause de *dyspepsie.*

Il faut éviter d'absorber à la fois une grande quantité d'eau glacée, surtout lorsque le corps est en sueur ; cela peut provoquer des *congestions internes* parfois mortelles, et plus souvent des *diarrhées* et même des *diarrhées cholériformes.*

De toutes façons, il ne faut jamais mettre le morceau de glace directement dans l'eau de boisson, il vaut beaucoup mieux faire rafraîchir l'eau.

Limpidité. — Toute eau qui n'est pas limpide, ne doit pas être bue, car elle contient des substances terreuses, et des matières organiques ; c'est-à-dire des matières provenant de la décomposition des plantes et des animaux.

Saveur et odeur : L'eau potable a toujours un peu de goût, mais cette saveur doit être faible et agréable ; surtout elle n'est ni salée, ni amère, ni fade. Dans tous les cas elle doit être absolument inodore.

L'eau, qui a mauvais goût ou mauvaise odeur, contient des matières organiques, des matières corrompues et presque toujours beaucoup de microbes.

Action sur le savon et le riz. — Les eaux, qui cuisent mal le riz, et forment des grumeaux avec le savon, contiennent trop de matières terreuses ; elles ne sont pas toujours très dangereuses, mais elles sont *lourdes, difficiles à digérer,* et en tout cas, elles sont fort incommodes pour les usages de la maison.

Absence d'êtres vivants : La présence de certains parasites dans l'eau peut être reconnue à l'œil nu : petites sangsues, œufs de certains vers par exemple ; mais, l'absence ou la présence de microbes dangereux pour l'homme, ne peuvent être affirmées qu'après des examens compliqués, longs et difficiles. Dans la plupart des cas, on n'est pas fixé à cet égard, aussi vaut-il mieux prendre les précautions que nous indiquerons plus loin.

II. Choix d'une eau potable.

Nous allons passer en revue les eaux d'origines différentes, et indiquer leurs avantages ou leurs inconvénients, au point de vue de la consommation.

Eaux de source : L'eau de source est la meilleure des eaux potables. Au point où elle sort de terre, elle est exempte de microbes, elle est fraîche, limpide, agréable à boire, malheureusement les sources sont rares en Cochinchine.

Eaux des fleuves. — Les eaux des fleuves et des arroyos sont exposées à toutes espèces de souillures. Elles sont chargées de tout ce que les vents leur apportent, des débris des plantes qui poussent sur leurs rives, des animaux qui y meurent, et surtout des détritus, des ordures, des matières fécales provenant des villes et des villages construits sur leurs bords.

La plupart de ces impuretés sont rapidement détruites, mais certaines persistent cependant, assez longtemps, et c'est ainsi que parfois les fleuves propagent les épidémies de choléra.

Lorsqu'on prend de l'eau pour la boisson dans un fleuve, il faut toujours prendre les précautions suivantes :

1º Puiser dans le courant et non sur les bords.

2º Puiser au-dessus du village et non au-dessous.

3º Ne jamais puiser près d'un endroit où sont établis des cabinets d'aisance.

4º Si on a le choix, prendre l'eau plutôt dans un grand arroyo, que dans un petit:

Enfin ce qui vaut encore mieux, c'est de ne jamais consommer l'eau des fleuves sans l'avoir épurée par un des moyens que nous étudierons plus loin.

Eau de pluie. — Les eaux qui tombent du ciel, entrainent avec elles les poussières et les microbes contenus dans l'air ; enfin si on recueille l'eau, qui tombe sur les toits, surtout sur les toits en paillotte, cette eau contient toutes les impuretés qui pouvaient se trouver sur ces toits. C'est pour cela qu'il faut toujours laisser perdre l'eau qui tombe pendant les premières minutes. Recueillie avec cette précaution, l'eau de la pluie donne une bonne boisson.

Puits. — Les puits sont des trous creusés plus ou moins profondément dans la terre. Au fond de ces trous, se trouve une certaine quantité d'eau qui vient du sein de la terre et qui se renouvelle plus ou moins rapidement au fur et à mesure qu'on l'épuise.

L'eau, lorsqu'elle arrive dans le puits, est aussi pure que l'eau de source, malheureusement dans le puits elle est très souvent souillée par des infiltrations d'eaux sales venant de la surface du sol, ou par les détritus qui peuvent tomber directement par l'ouverture.

Les puits peuvent cependant fournir une bonne eau potable, quand ils remplissent les conditions suivantes :

1º Etre creusés loin des habitations.

2º Avoir une maçonnerie bien étanche depuis l'orifice jusqu'à une profondeur de 3 ou 4 mètres. Cette maçonnerie empèche les infiltrations de la surface.

3º [Etre entourés d'un petit mur ou margelle, et recouverts d'une sorte de couvercle en planches. Cela empêche les saletés et les petits animaux de tomber dans le puits.

4º Avoir leur eau fréquemment renouvelée : plus on prend d'eau à un puits, moins cette eau contient d'impuretés.

Les puits doivent être nettoyés et désinfectés de temps en temps. Chaque fois que l'eau d'un puits présente une mauvaise odeur, il faut nettoyer le puits de la façon suivante.

Manière de désinfecter les puits. — 1º On épuise l'eau aussi complètement que possible, on enlève la vase et toutes les saletés du fond. Cela peut suffire, mais si l'eau avait très mauvaise odeur, il est prudent de compléter ce premier nettoyage de la façon suivante :

2₀ Jeter dans le puits quelques paniers de chaux qu'on délaye bien dans l'eau du puits. Attendre 24 heures pendant lesquelles on ne tire pas d'eau. Au bout de ce temps, épuiser complètement l'eau qui est toute blanche, toute chargée de chaux. Attendre encore 24 heures sans tirer d'eau, et épuiser de nouveau l'eau qui contien- encore un peu de chaux. On peut ensuite faire usage de l'eau lors- qu'elle est redevenue limpide. Il est bien évident que pendant toutes ces opérations, quelqu'un doit veiller près du puits pour empêcher les gens d'y prendre de l'eau.

Eau des rizières. — L'eau des rizières contient en général une assez grande quantité de matières organiques et de microbes; elle a en général un goût fade, désagréable, qui vient des plantes, qui pous- sent dans la rizière.

L'eau des rizières cultivées est moins mauvaise que l'eau des ri- zières incultes, car la végétation détruit beaucoup d'impuretés.

Quand on prend de l'eau dans les rizières, il faut la prendre dans les rizières situées loin des habitations et loin des chemins. Près des routes et des maisons l'eau est en effet souvent souillée par les ordures et surtout les matières fécales déposées par les habitants et les passants.

L'eau des rizières doit toujours être épurée avant d'être bue.

Eau des mares. — L'eau des mares est la plus mauvaise des eaux; c'est celle qui contient le plus de microbes; à la fin de la saison sèche surtout, les mares ne donnent plus qu'une eau boueuse extrê- mement dangereuse; c'est certainement une des grandes causes de la fréquence du choléra dans certaines provinces, qui comme celle de Gocong, par exemple, ne peuvent que très difficilement se procurer de l'eau qui ne soit pas salée.

Une pareille eau ne doit être consommée que, lorsqu'on y est absolument obligé; dans tous les cas, elle doit être épurée avant d'être bue.

III. Moyens de se procurer une eau saine.

L'épuration des eaux peut s'obtenir par trois moyens différents: l'ébullition, la filtration et les agents chimiques.

1º *Ébullition.* — L'ébullition est le moyen le plus simple et le plus sûr; il est à la portée de tout le monde. L'ébullition tue tous les microbes à condition d'être prolongée pendant un *quart d'heure.* Il ne faut pas se contenter de faire simplement chauffer l'eau et de l'enlever aussitôt qu'elle bout, il faut la laisser bouillir pendant 10 à 15 minutes.

L'eau bouillie, puis refroidie, a souvent un goût un peu fade, il est facile de remédier à cet inconvénient, en ne buvant l'eau bouillie que sous forme de thé léger.

2º *Filtration*. — Il y a une foule de filtrès, plus ou moins bons, nous ne parlerons que des principanx, des plus connus. Mais avant tout il faut bien retenir que tout filtre quel qu'il soit, demande une grande surveillance ; il doit être souvent nettoyé, sous peine de devenir plus nuisible qu'utile.

Fontaine filtrante. — La fontaine filtrante, ou filtre parisien, est formée par un réservoir en poterie séparée en deux compartiments inégaux par une pierre poreuse, c'est-à-dire par une pierre qui se laisse traverser par l'eau. On verse l'eau dans le compartiment supérieur, et elle s'épure en passant à travers la cloison filtrante sous l'influence de la pression. Quand la pierre poreuse n'a pas de fissure, l'eau se dépouille en la traversant de la plupart des impuretés qu'elle contenait et en sort claire et limpide ; mais la plupart des microbes passent facilement à travers la cloison.

Pour nettoyer ce filtre on vide entièrement le réservoir ; on racle légèrement avec une lame d'acier la partie supérieure de la pierre poreuse ; on rince 2 ou 3 fois avec de l'eau acidulée avec quelques gouttes d'acide chlorhydrique, on lave de nouveau avec de l'eau simple, puis on remet le filtre en service.

Bouteille filtrante : C'est une sorte de bouteille qui est faite avec une pierre poreuse, semblable à la pierre du filtre parisien. On plonge cette bouteille vide dans l'eau à filtrer, en ayant soin que le goulot de la bouteille sorte de l'eau ; l'eau passe lentement et en s'épurant à travers la paroi de la bouteille ; elle arrive limpide dans l'intérieur.

L'eau ainsi obtenue présente les mêmes avantages et les mêmes inconvénients que celle de la fontaine filtrante.

Filtres improvisés ou de fortune. — On peut presque partout improviser des filtres de la façon que nous allons indiquer avec du charbon de bois et du sable.

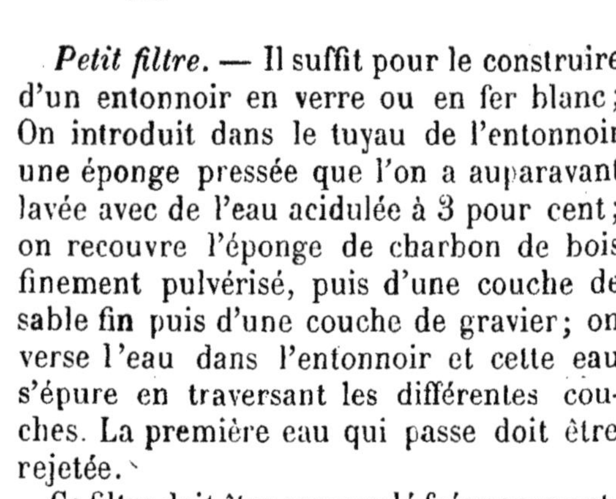

Petit filtre. — Il suffit pour le construire d'un entonnoir en verre ou en fer blanc ; On introduit dans le tuyau de l'entonnoir une éponge pressée que l'on a auparavant lavée avec de l'eau acidulée à 3 pour cent ; on recouvre l'éponge de charbon de bois finement pulvérisé, puis d'une couche de sable fin puis d'une couche de gravier ; on verse l'eau dans l'entonnoir et cette eau s'épure en traversant les différentes couches. La première eau qui passe doit être rejetée.

Ce filtre doit être renouvelé fréquemment.

Grand filtre : On prend un tonneau que l'on défonce d'un côté, on nettoie bien la surface intérieure de ce tonneau ; puis on fait un peu au-dessus du fond du tonneau un trou, qui servira à l'écoulement de l'eau et qui pourra être bouché par une cheville ou mieux par un robinet de bois. Cela fait on garnit le tonneau de la façon suivante : Au fond des pierres grosses comme le poing, au-dessus des cailloux plus petits, au-dessus du gravier plus fin, puis une couche de charbon de bois finement pulvérisé, et enfin sur le charbon une couche de sable fin. Les cailloux, le gravier, le sable doivent avoir été avant tout bien lavés.

Pour épurer l'eau avec ce filtre, on la verse sur la couche de sable fin, elle traverse lentement les diverses couches en se débarrassant de ses impuretés et on peut la recueillir par le trou du fond.

Ce filtre comme le précédent doit être renouvelé souvent.

Les filtres, que nous venons de décrire, sont des appareils imparfaits, ils débarrassent bien l'eau de la terre et des impuretés assez volumineuses, comme les parasites ou leurs œufs, mais ils ont l'inconvénient de laisser passer presque tous les microbes contenus dans l'eau. Ces filtres donnent de l'eau claire, limpide, sans odeur, mais on ne peut jamais assurer qu'ils donnent de l'eau *stérile*, c'est-à-dire privée de microbes.

Filtre Chamberland. — Le filtre Chamberland est un filtre qui arrête tous les microbes et qui permet d'obtenir une eau absolument stérile, absolument inoffensive.

Le filtre Chamberland se compose d'une ou de plusieurs *bougies*. Une bougie de filtre Chamberland est un tube creux fait d'une porcelaine spéciale ; cette porcelaine est poreuse, c'est-à-dire qu'elle se laisse traverser par l'eau. On fait arriver l'eau à la surface extérieure de la bougie sous une certaine pression ; elle filtre lentement à travers la paroi, à cause de la finesse des pores, et s'écoule par l'intérieur ; elle est alors absolument privée de microbes.

Une bougie neuve, ou fraîchement nettoyée, donne environ 1/3 de litre par heure, soit 8 litres en une journée de 24 heures.

Les impuretés renfermées dans l'eau s'accumulent à la surface de la bougie et y forment au bout de quelque temps une couche jaunâtre glaireuse, qui diminue considérablement la rapidité de la filtration. De plus dans cette couche, se développent et se multiplient des microbes, qui au bout d'un certain temps peuvent arriver à pénétrer à travers les pores de la paroi.

Il est donc absolument indispensable de nettoyer souvent les bougies d'un filtre. Ce nettoyage doit se faire au moins une fois par semaine et de la façon suivante :

Détacher les bougies, les brosser soigneusement sous un courant d'eau propre, puis les placer dans un vase contenant de l'eau, et faire bouillir pendant un quart d'heure. Pendant ces opérations il faut prendre bien garde de ne pas choquer les bougies les unes contre les autres, car ces bougies sont fragiles, et une bougie même simplement fêlée, ne doit plus servir, car les microbes peuvent passer par la fêlure.

Epuration chimique. Alunage. L'alunage tel que le pratiquent les Annamites et les Chinois est un excellent procédé pour clarifier l'eau.

Après alunage et repos de l'eau pendant 12 à 24 heures, les matières terreuses et les matières organiques sont toutes réunies au fond du vase.

Quelques microbes sont aussi précipités et retenus dans le dépôt, mais pas tous. L'eau alunée est claire, limpide, mais non complètement stérile ; en temps d'épidemie de choléra, il est prudent de la filtrer ou de la faire bouillir avant de la boire.

Teinture d'iode. Quatre gouttes de teinture d'iode dans un litre d'eau détruisent en une demie heure tous les microbes que contenait cette eau. L'eau ainsi obtenue peut donc être bue sans danger, et la quantité de teinture d'iode employée est si faible qu'elle ne donne aucun goût à l'eau.

Conclusions. En résumé, on ne devrait jamais boire d'eau potable sans la filtrer au moyen d'un filtre Chamberland ou sans la faire bouillir. Comme le filtre Chamberland est un appareil assez coûteux, le moyen véritablement pratique pour les Annamites d'avoir une eau absolument saine, c'est l'ébullition. Ne boire que le thé léger, et de préférence du thé fait avec de l'eau préalablement alunée, voilà le vrai moyen pour le paysan de se protéger contre les maladies transmissibles par l'eau et en particulier contre le choléra.

Questionnaire sur la 4ᵉ Leçon

Qu'appelle-t-on eau potable ?

Quelles sont les qualités que doit présenter l'eau pour être potable ?

Est-il bon de boire frais ? est-il bon de boire chaud ?

Quels sont les accidents que peut causer une boisson glacée ?

Quand une eau est trouble et qu'elle a mauvaise odeur qu'est ce que cela veut dire ?

Qu'est ce qui est surtout dangereux dans l'eau ?

L'eau de source est-elle bonne ?

Quels sont les défauts de l'eau des fleuves ?

Comment et où faut-il puiser l'eau dans un fleuve ?

L'eau de pluie est-elle bonne ? Comment faut-il la recueillir ?

L'eau de puits est-elle bonne ? si on prend de l'eau dans les rizières dans quelles rizières faut-il la prendre ?

Que pensez-vous de l'eau des mares ?

Quels sont les trois procédés d'épuration de l'eau ?

Combien de temps l'ébullition doit-elle être prolongée ?

Qu'est ce que la fontaine filtrante ? la bouteille filtrante ?

Décrivez un filtre improvisé à charbon et sable ?

La bouteille filtrante et les filtres à charbon débarrassent-ils l'eau de tous ses microbes ?

Décrivez le filtre Chamberland ? Quel est sa propriété ? Combien d'eau donne une bougie Chamberland en une heure ? Combien en une journée ?

Tous les combien faut-il nettoyer les bougies du filtre Chamberland ? Pourquoi ce nettoyage ?

Comment fait-on ce nettoyage ? Quelles précautions faut-il prendre ? Une bougie simplement fêlée peut-elle encore servir ? Pourquoi non ?

L'alunage est-il un bon procédé de purification ?

Détruit-il tous les microbes ?

Comment peut-on employer la teinture d'iode pour purifier l'eau de boisson ?

En temps d'épidémie de choléra que faut-il boire ? Quelle est la meilleure boisson à recommander au Nhà-quê.

CHAPITRE VI

Boissons diverses. — Alcool, Tabac, Opium

Thé. — Le thé, avons-nous vu déjà, est une excellente boisson, parce qu'elle est faite avec de l'eau bouillie et par conséquent privée de microbes ; mais cette boisson présente encore d'autres qualités : Le thé est *tonique*, il favorise le fonctionnement du système circulatoire et du système nerveux.

Après l'ingestion de thé, les battements du cœur deviennent plus rapides, la circulation est activée et les sécrétions sont plus abondantes ; en outre le cerveau est excité, mais cette excitation est légère, elle est favorable et n'est pas suivie de dépression. De plus le thé est un stimulant du système digestif, il favorise la digestion.

Le thé, par ses propriétés excitantes, réveille l'activité chez les gens affaiblis par un travail excessif.

J'ajoute que le thé qui coûte cher, le thé de première qualité, celui qui est très parfumé, n'est pas le seul qui soit bon et recommandable ; le thé bon marché, le thé, un peu amer du nhà-quê vaut autant au point de vue hygiénique que le thé du mandarin.

Tous les Annamites ont donc à leur disposition une excellente boisson, dont ils ont parfaitement raison de faire une grande consommation.

Café. — Le café donne une boisson qui possède les mêmes qualités que le thé, mais à un plus haut degré. Le café est très tonique, très stimulant ; mais il est plus excitant pour le système nerveux que le thé. Pris en grande quantité il donne de l'agitation, de l'insomnie, et parfois même une précipitation exagérée des mouvements du cœur. Aussi, on ne peut boire du café en aussi grande quantité que l'on boit du thé.

Le café peut être prescrit avec avantage à des malades très affaissés, très fatigués, dont le pouls est petit, dont les battements du cœur sont faibles ; au contraire, il ne faut pas en donner aux gens déjà agités et qui dorment mal.

Alcool. — L'alcool est un liquide qu'on fabrique en Indo-Chine avec du riz, mais que l'on peut retirer d'une quantité d'autres substances.

Absorbé à petites doses, l'alcool excite la muqueuse de l'estomac et peut favoriser la digestion ; puis il passe dans les divers tissus, et en particulier dans le système nerveux, où il produit une excitation spéciale qui en fait un médicament tonique.

Pris en petite quantité, l'alcool peut donc avoir une action bienfaisante, et c'est pourquoi on l'emploie assez souvent en médecine. Dans les accès de fièvre, dans la fluxion de poitrine, dans le choléra, on donne de l'alcool sous forme de thé punché, et dans ces cas l'alcool agit comme aliment et comme tonique.

Si l'alcool, pris à petites doses, peut être dans certains cas un médicament précieux, l'abus des boissons alcooliques et surtout l'usage habituel de ces boissons amène dans l'organisme les désordres les plus graves.

L'absorption en peu de temps d'une forte quantité d'alcool produit ce qu'on appelle l'*ivresse*. Vous avez tous vu des gens ivres, il est donc inutile de vous décrire les symptômes de l'ivresse. Sachez seulement que l'ivresse peut amener la mort. Le traitement de l'ivresse consiste à faire vomir le malade, en lui mettant les doigts dans la bouche, ou en lui faisant prendre de l'ipéca ; on peut ensuite faire boire du café ou du thé très fort : ou même quand l'état paraît grave, une dizaine de gouttes d'ammoniaque dans un verre d'eau.

On appelle *alcoolisme*, l'ensemble des troubles causés à tout l'organisme par l'abus habituel des boissons alcooliques. Voici ces principaux troubles :

L'appétit diminue, il survient de la dyspepsie avec vomissements ; les glandes (le foie, les reins, la rate) s'hypertrophient ; la nutrition s'accomplit mal, et bien qu'au début, il y ait souvent un peu d'obésité, l'amaigrissement ne tarde pas à se manifester et l'anémie apparaît. A cet état, l'alcoolique n'offre plus de résistance aux maladies épidémiques ou contagieuses : choléra, variole, tuberculose, dysenterie ; s'il est atteint par ces maladies il succombe presque toujours ; enfin tous les traumatismes ou plaies revêtent d'emblée chez l'alcoolique une allure grave.

Les fonctions nerveuses ne sont pas moins profondément atteintes : Il y a des troubles de la sensibilité, fourmillements, sensation de brûlure, crampes, tremblement, affaiblissement de la vue.

Les facultés intellectuelles sont déprimées, la mémoire s'affaiblit, le sommeil disparaît, le malade a des hallucinations, c'est-à-dire qu'il voit des choses qui ne sont pas réellement en sa présence, presque toujours des animaux : rats, serpents, etc. Parfois l'alcoolique est pris d'un délire qui peut le porter à commettre des crimes ; enfin le dernier degré, c'est la folie ou le gâtisme.

Il n'y a qu'un remède contre l'alcoolisme, c'est la suppression de l'alcool ; mais il ne faut pas s'y prendre trop tard, car alors les organes sont trop profondément atteints pour guérir.

L'alcool est donc un véritable poison, tous les alcools sont mauvais ; tous rendent alcooliques, aussi bien les alcools fabriqués en France que ceux fabriqués en Indo-Chine.

Boissons dites apéritives. — Les boissons dites apéritives, ou simplement apéritifs : absinthe, bitter, vermouth, amers, sont des boissons alcooliques. Elles déterminent les mêmes accidents que l'alcool, et de plus elles amènent plus fréquemment des convulsions et la folie, et surtout des attaques de folie furieuse.

Vins, Bière. — Les vins et la bière contiennent de l'alcool, mais en petite quantité ; pris aux repas avec modération et mélangés d'eau, ils constituent une bonne boisson tonique. En dehors des repas il vaut mieux s'abstenir de vin et de bière, ces liquides ne désaltèrent pas, et peuvent fatiguer alors l'estomac. Le vin de quin-quina lui-même est dangereux, lorsqu'il est pris à jeun.

Le vin de Champagne, qui est un vin blanc mousseux sucré, est fréquemment employé en médecine, comme tonique ; pris glacé, il est souvent conservé, alors que tous les autres liquides sont vomis.

Tabac. — L'habitude de fumer le tabac est une mauvaise habitude, car la fumée du tabac contient des substances nuisibles à la santé ; cependant quand on fume d'une façon modérée on n'en éprouve pas trop d'inconvénients.

Le tabac doit toujours être interdit aux femmes et surtout aux enfants. En Cochinchine les enfants fument beaucoup trop jeunes, cela est mauvais pour eux.

L'abus du tabac détermine de l'inflammation de la muqueuse de la bouche, de la dyspepsie avec amaigrissement, des maux de tête, des palpitations de cœur, de l'affaiblissement de la mémoire.

Il faut défendre le tabac aux gens qui souffrent du cœur et de l'estomac, et à ceux qui sont atteints d'inflammations aiguës ou chroniques de la bouche. Les syphilitiques doivent supprimer le tabac même lorsqu'ils n'ont pas d'accidents, sous peine de voir reparaître perpétuellement leurs plaques muqueuses.

Opium. — L'habitude de fumer l'opium est tout à fait funeste ; plus funeste encore que l'alcoolisme. L'opium est un poison même à très petites doses. Il est d'autant plus dangereux, que le fumeur est obligé d'augmenter sans cesse sa dose, pour arriver à trouver les sensations agréables qu'il recherche, il arrive un moment où le fumeur ne peut plus trouver son plaisir ; mais l'opium est devenu alors un véritable besoin, et la privation amène une souffrance extraordinaire et des accidents graves.

Les principaux accidents causés par l'habitude de fumer l'opium sont :

Dépression physique et intellectuelle, perte de l'appétit, constipation, troubles nerveux variés et nombreux : altérations de la sensibilité, névralgies, affaiblissement de la mémoire et de la volonté, diminution de la vue, du goût et de l'ouïe. Enfin finit par arriver un état de détraquement général, qui se termine par la consomption et la mort.

Il ne faut pas supprimer brusquement l'opium aux malades et aux blessés, qu'on sait être fumeurs d'opium ; on peut les empêcher de fumer pendant qu'ils sont en traitement ; mais il faut leur donner de l'opium sous une autre forme, pilules, laudanum, ou teinture d'opium.

Questionnaire sur la 5e Leçon

Quelles sont les qualités du thé ? du café ?
Le thé de première qualité est-il indispensable ?
Peut-on boire autant de café que de thé?
Que produit l'alcool à petites doses ? Dans quels cas l'emploie-t-on en médecine ?
Qu'est-ce que l'ivresse ? Quel est son traitement ?
Qu'appelle-t-on alcoolisme ?
Quels sont les troubles causés par l'alcool ?
Les alcools français sont-ils meilleurs que les alcools annamites ?
Que faut-il penser des apéritifs ?
Le vin et la bière sont-ils nuisibles ? Quand et comment faut-il les prendre ?
Quand faut-il prendre le vin de quinquina ?
Quelle est l'utilité du vin de champagne en thérapeutique ?
Que faut-il penser du tabac ? A qui doit-on interdire le tabac ? Quels accidents produit l'abus du tabac ?
Les syphilitiques peuvent-ils fumer ?
Que faut-il penser de l'habitude de fumer l'opium ?
Quels accidents produits l'opium ?
Que faut-il faire, quand on a en traitement des malades qui sont fumeurs d'opium ?

L'Habitation

L'habitation. — La maison joue un grand rôle pour la conservation de la santé. Un bon logement est nécessaire si l'on veut se bien porter.

Pour être hygiénique, une maison doit remplir les conditions suivantes :

1° Etre située dans un endroit sain.
2° Etre bâtie sur un terrain bien préparé.
3° Etre orientée de façon à être bien ventilée.
4° Etre bien construite.
5° Etre entretenue toujours avec le plus grand soin.

Etudions avec plus de détails chacune de ces conditions :

I. Choix de l'emplacement, Autant que possible, il faut construire les maisons dans les endroits secs, un peu surélevés ; il faut éviter les régions marécageuses, les terrains inondés à la saison des pluies. Les endroits cultivés, étant plus sains que les endroits incultes, il ne faut pas construire dans la brousse ou dans la forêt.

II. Préparation du terrain. Le terrain sur lequel doit être construite la maison sera bien aplani, et on lui donnera une légère pente pour assurer l'écoulement des eaux.

Tout autour de la maison, les mares, les trous devront être comblés pour éviter les eaux stagnantes, qui sont des nids à moustiques.

Il faut détruire la végétation trop abondante, qui pouvait exister au voisinage de la maison; brûler les herbes et les petits arbustes, et ne conserver que les grands arbres à une certaine distance, ou les touffes de bambous. Les grands arbres, bambous, filaos, eucalyptus, absorbent l'humidité du sol, et sont un moyen d'assainissement; au contraire l'herbe, les petites plantes conservent l'humidité et entretiennent les moustiques.

III. Orientation. — La maison doit être placée de façon à être bien aérée, à recevoir le plus de vent possible; cela est facile dans ce pays, où les vents soufflent régulièrement. Une maison bien ventilée est beaucoup moins chaude, qu'une maison qui ne reçoit pas d'air. Parfois en recherchant une bonne orientation pour le vent, on est obligé d'exposer la maison au soleil, mais cela n'a qu'une importance secondaire, car grâce aux vérandah on peut se protéger contre cet inconvénient.

IV. Manière de construire les maisons. — Les maisons en pierres, ou en briques, légèrement surrélevées au-dessus du sol, et mieux encore à étage et avec vérandahs tout autour, sont certainement les meilleures maisons pour les pays chauds.

Malheureusement ces maisons coûtent beaucoup trop cher pour la plupart des Annamites, qui, d'une façon générale, sont obligés de se contenter des paillottes. Heureusement il est possible avec quelques précautions de faire de bonnes maisons en paillottes. Voici les principales conditions que doit remplir une paillotte pour être saine ;

1° Les paillottes ne doivent pas être serrées les unes contre les autres, comme cela se voit trop souvent dans les villes. Dans de semblables habitations, il n'y a pas d'air et il fait très chaud. De plus, la réunion d'un grand nombre de personnes sur un petit espace de terrain engendre presque toujours la malpropreté. Une bonne paillotte devrait donc toujours être construite au milieu d'une petite cour ou d'un petit jardin.

2° Les paillottes ne devraient jamais être posées directement sur le sol ; il faut les élever au moins à cinquante centimètres au-dessus de terre sur des piliers en bois ou en maçonnerie; on est alors obligé de faire un plancher en bois, ou en bambou.

3° Pour éviter autant que possible la chaleur, la toiture doit être très épaisse si elle est en paille ; elle ne doit jamais être en tôle, ce genre de toiture donne une chaleur très forte à la maison.

Sous la toiture, il est bon de faire un plafond, qui peut être en cai-phên ou tâm-trân.

Une vérandah tout autour de la maison protège bien du soleil. Si cette vérandah peut se fermer avec des piquets comme dans beaucoup de maisons, cela permet de dormir la nuit, portes et fenêtres ouvertes, ce qui est très appréciable pendant la saison chaude.

4o La maison doit être bien aérée, bien éclairée, par de nombreuses portes et fenêtres. Cela est bon contre la chaleur et contre les moustiques, qui n'aiment ni la lumière, ni les courants d'air, préférant les endroits sombres où ils peuvent se reposer à leur aise et digérer le sang de leurs victimes.

5o La cuisine, les cabinets d'aisance, les étables pour les animaux doivent être éloignés de la maison, il faut les placer au fond de la cour.

V. Entretien de la maison. — Là maison et ses dépendances doivent toujours être tenues dans un état de grande propreté.

Le plancher doit être balayé chaque jour ou mieux essuyé avec un chiffon mouillé, pour éviter de faire voler la poussière; il faut faire attention de ne pas oublier de nettoyer sous les meubles, et dans tous les coins et recoins, où s'accumule souvent la poussière. Les meubles doivent être époussetés souvent; les rideaux et les moustiquaires doivent être lavés fréquemment.

Si la maison est élevée sur des piliers, il faut tenir la partie du sol, qui se trouve au-dessous, aussi propre que la maison elle-même; ne pas y laisser les herbes croître, et les saletés s'y accumuler.

La cour et le jardin, qui entourent la maison, seront soigneusement entretenus. Les animaux domestiques, volailles ou autres, ne doivent pas pouvoir se promener partout; surtout ils ne doivent pas pouvoir pénétrer dans la maison ou sous la maison.

Le fumier des étables sera enlevé fréquemment, pour être porté à la rivière; les détritus de la cuisine, et surtout les matières fécales des habitants, ne devront jamais séjourner près de la maison. Il ne faut pas oublier que les matières fécales de l'homme sont un danger très grand pour la santé de l'homme. L'homme doit autant que possible faire ses besoins loin des habitations.

Questionnaire sur la 6ᵉ Leçon

Quel est le meilleur emplacement pour une maison ?
Comment le terrain doit-il être préparé ?
Comment doit être orientée la maison ?
Peut-on avoir de bonnes paillottes ?
Comment doivent être construites les paillottes pour être saines ?
Pourquoi ne faut-il pas entasser les paillottes les unes contre les autres ?
Doit-on poser la paillotte directement sur le sol ?
Quels sont les moyens d'avoir une maison qui ne soit pas trop chaude ?
Où doit-on placer la cuisine? les cabinets? les étables ?
Comment doit-on entretenir la maison ?
Comment doit-on entretenir le dessous de la maison ?
Doit-on laisser les animaux domestiques se promener partout ?
Que faut-il faire des fumiers, et des autres immondices ?
Les matières fécales de l'homme sont-elles dangereuses ?

Vêtements. — Propreté corporelle .

I. — Vêtements

Les vêtements sont destinés à protéger la peau contre les chocs, ou les frottements des corps solides, et à la soustraire aux variations brusques de la température.

Dans un pays comme la Cochinchine, le meilleur vêtement est celui qui tient le moins chaud. Un vêtement est plus ou moins chaud selon le tissu avec lequel il est fait, selon sa forme et selon sa couleur,

Les Annamites portent des vêtements en toile, en coton et en soie rarement en laine. De tous ces tissus, le coton est le moins chaud, c'est aussi le moins cher.

Les vêtements en laine ne conviennent guère que dans les matinées ou les soirées fraîches et humides.

Les vêtements doivent être amples, de façon à assurer la libre circulation de l'air. Le vêtement annamite remplit assez bien cette condition, cependant on peut reprocher aux manches d'être trop étroites, surtout aux poignets.

La couleur blanche est celle qui convient le mieux dans les pays chauds; un vêtement blanc est moins chaud qu'un vêtement jaune ou noir. Cette couleur présente encore un avantage, c'est que la saleté y apparaît de suite, et force à laver le vêtement fréquemment, ce qui est une excellente chose ; avec des habits de couleur foncé, les gens sont tentés de les laver moins souvent, parce que la malpropreté n'est pas aussi apparente.

Les Annamites vont le plus souvent la tête nue, et n'en souffrent pas en général, cependant par les heures chaudes de la journée, quand le soleil est très ardent, il est bon de porter un chapeau plus ou moins large pour éviter les insolations.

La plupart des Annamites ne portent pas de chaussures et ne s'en trouvent pas plus mal ; la peau de leurs pieds, par suite de l'habitude de marcher pieds nus, est devenue très épaisse, très résistante, elle forme pour ainsi dire une chaussure naturelle. Cependant le port d'une sandale, d'une semelle semblable à celle des tirailleurs, serait utile aux gens qui marchent beaucoup, cela les protégerait contre des plaies qui souvent sont insignifiantes, mais qui parfois donnent surtout au talon des abcès profonds, extrêmement douloureux.

Quel que soit le vêtement que l'on porte, ce vêtement doit toujours être très propre. Trop souvent, surtout dans les campagnes, on voit des gens qui gardent le même vêtement jour et nuit, le quittent de temps en temps pour se laver, mais le remettent sale sur leur corps qu'ils viennent cependant de nettoyer ; souvent ce vêtement n'est donné au lavage, qu'après avoir été porté pendant plusieurs semaines. Cela est très mauvais pour la peau. On doit changer de vêtements au moins deux fois par semaine pour les vêtements qui sont au contact de la peau, plus souvent c'est encore mieux Il vaut mieux posséder plusieurs habits communs, bon marché, en coton par exemple, que d'avoir un seul habit de soie, très riche, très beau, mais qu'on garde sur le corps jusqu'à ce qu'il tombe en loques.

Les vêtements doivent être lavés autant que possible dans une eau claire et courante, ils doivent être savonnés ; enfin de temps en temps, il est indispensable de les passer à l'eau chaude, à l'eau bouillante même.

L'eau bouillante est nécessaire pour nettoyer les vêtements, qui ont été portés par des galeux, et en général par des malades atteints d'une affection quelconque de la peau. Quant aux vêtements provenant de cholériques, ou de varioleux, ce qu'il y a de mieux à faire, c'est de les brûler, car la désinfection en est difficile.

II. — Soins a donner a la peau.

La propreté du corps est indispensable à l'entretien de la santé ; elle est dans les pays chauds plus indispensable que partout ailleurs. Quand on néglige les soins de propreté, les sécrétions s'accumulent à la surface du corps, retiennent les poussières de l'atmosphère, obstruant ainsi les orifices des glandes et ralentissant les fonctions de la peau. Il est donc très important de se purifier la peau fréquemment. La chose peut se faire de plusieurs façons.

Le *bain chaud* à 35°, dans une baignoire, est le véritable bain de propreté. Au contact de l'eau chaude, prolongé pendant 10 ou 15 minutes, la peau se ramollit et se dépouille de toutes les impuretés qui la souillaient. Ajoutons que le bain chaud est un excellent moyen pour se reposer des fatigues d'une longue course.

Le véritable bain chaud demande une installation que tout le monde ne peut pas se procurer ; mais ce que chacun peut faire, c'est au moyen d'une demi noix de coco, ou d'un récipient quelconque, se verser de l'eau tiède sur tout le corps, se savonner soigneusement, et se rincer ensuite de nouveau avec de l'eau tiède.

L'*eau froide* seule est souvent insuffisante à purifier la peau sans l'emploi du savon, mais elle exerce une action tonique remarquable sur l'organisme. On peut l'employer sous forme de douche, de bains de rivière ou de bains de mer.

La *douche fraîche* est une chose excellente, presqu'indispensable chaque jour dans ce pays. Le meilleur moment pour la prendre, c'est le matin au réveil ; on se débarrasse ainsi des sueurs de la nuit, et on se procure une sensation de bien-être et de fraîcheur, qui persiste plusieurs heures après la douche même lorsqu'on prend de l'exercice.

Le *bain de rivière*, d'une durée de 15 à 20 minutes, présente les mêmes avantages que la douche. On ne doit se baigner que trois heures au moins après un repas ; il ne faut pas se jeter à l'eau après une course ou un travail musculaire, qui ont mis le corps en sueur. Il est bon dans l'eau de nager, de se donner du mouvement.

Les *bains de mer*, pour les gens en bonne santé, sont encore meilleurs que les bains de rivière, ils sont plus toniques, plus fortifiants à cause du sel renfermé dans l'eau, et du choc des vagues. La durée d'un bain de mer ne doit pas dépasser 10 minutes. Les bains de mer doivent être interdits aux personnes nerveuses et aux gens très impaludés. D'une façon générale l'eau froide est nuisible aux maladies du cœur.

Soins particuliers à certaines parties du corps. Le *visage* et les *mains*, qui sont toujours découverts, sont, pour cela, plus exposés que le reste du corps aux causes de souillures ; ils réclament des soins journaliers, consistant en lavages fréquents, soit à l'eau pure, soit à l'eau mélangée de savon, les soins de propreté sont indispensables pour les parties découvertes surtout chez les enfants, parce que les déchirures de la peau, sans danger lorsqu'elle est propre, deviennent plus graves quand les matières étrangères qui la souillent, s'introduisent dans la plaie ; c'est l'origine de furoncles, d'abcès, de phlegmons.

La *chevelure* demande des soins spéciaux, car les cheveux et surtout les cheveux longs retiennent les produits de sécrétion de la peau et les poussières de l'atmosphère ; ils sont en outre fréquemment habités par les parasites appelés *poux*. La tête doit être peignée, ou brossée tous les jours et de temps à autre savonnée à l'eau tiède.

La *barbe* nécessite les mêmes soins que la chevelure.

Se rappeler que les rasoirs et les ciseaux malpropres, qui servent à plusieurs personnes, peuvent transmettre et propager des maladies du cuir chevelu. Ces instruments doivent être nettoyés avec soin, chaque fois qu'ils ont servi.

La *bouche* a besoin de soins de propreté minutieux. En effet, après chaque repas, des particules alimentaires sont retenues entre les dents et apportent avec elles un grand nombre de microbes, elles se putréfient, et constituent un foyer d'infection. C'est ainsi que se produisent la carie dentaire, et la mauvaise odeur de l'haleine. De plus, certains microbes, qui se sont ainsi développés dans la bouche, peuvent pénétrer plus loin dans l'organisme et produire des maladies graves, telles que la fluxion de poitrine, etc. Les soins à donner à la bouche consistent en lavages et en frictions sur les dents et gencives. Ces soins doivent être renouvelés chaque matin et surtout après chaque repas, car alors les débris alimentaires s'enlèvent plus aisément et n'ont pas le temps de subir la putréfaction.

Les *oreilles* doivent être nettoyées fréquemment, sinon les conduits auditifs ne tardent pas à se remplir d'une matière jaunâtre appelée *cerumen* ; cette matière sécrétée par des glandes spéciales, et mélangée avec les poussières de l'atmosphère finit, si on n'y prend pas garde, par obstruer les conduits auditifs externes diminuant ainsi l'acuité auditive. Ce qu'il y a de mieux pour se nettoyer les oreilles, c'est un simple morceau d'étoffe bien propre enroulée sur lui-même, on le mouille légérement et on l'introduit en tournant dans les conduits auditifs. Les cure-oreilles en métal, en os ou en ivoire, sont inutiles et parfois dangereux, car ils peuvent écorcher les parois des conduits et même parfois par suite d'un faux mouvement déchirer la membrane du tympan. Il n'est pas bon de se faire nettoyer les oreilles par les gens qui en font le métier; leurs instruments sont généralement insuffisamment nettoyés, ils peuvent déterminer des furoncles, et même, ce qui est beaucoup plus grave, inoculer la syphilis.

Les *régions anale et génitale* sont particulièrement exposées aux souillures : urine, sperme, matières fécales, sang chez la femme ; ces régions ne doivent donc pas être oubliées dans les soins de la toilette.

Lorsque la verge n'est pas lavée fréquemment, on voit s'accumuler entre le prépuce et le gland, surtout chez les gens dont le prépuce est long, une matière grasse d'odeur forte qu'on appelle *smegma préputial*; la présence de ce smegma finit par déterminer un véritable état inflammatoire du prépuce et du gland : *balanite*, *balanoposthite*; il en résulte parfois un véritable écoulement purulent que l'on pourrait confondre à première vue avec un écoulement blennorrhagique.

Pendant la période mensuelle, les femmes doivent prendre des soins de propreté minutieux ; la vulve doit être lavée souvent à l'eau tiède ; les linges employés par la femme pour se garnir doivent être très propres et souvent changés ; la négligence dans ces soins peut amener des inflammations aiguës, puis chroniques, de la vulve et du vagin.

Questionnaire sur la 7ᵉ Leçon

Quel est le meilleur vêtement en ce pays ?
Quelle est l'utilité du chapeau ?
La chaussure est-elle indispensable ?
La propreté des vêtements est-elle nécessaire ?
Comment doit-on laver les vêtements ?
Que faut-il faire des vêtements provenant de malades atteints de choléra ou de variole ?
La propreté du corps est-elle une chose importante ?
Quel est le véritable bain de propreté ?
Quelles sont les qualités de l'eau froide, de la douche ?
Les bains de rivière sont-ils bons ? Quelles précautions faut-il prendre lorsqu'on prend un bain de rivière ?
Les bains de mers sont-ils bons ? A qui sont-ils nuisibles ?
Quels soins réclament le visage ? les mains? la chevelure? la bouche ?
Comment doit-on se nettoyer les oreilles ?
Doit-on se les faire nettoyer par les barbiers ?
Quels soins réclament les régions anale et génitale ? Qu'est-ce que le smegma ? Que produit l'accumulation de cette matière ?
Quels soins doivent prendre les femmes au moment de l'écoulement sanguin mensuel ?

CHAPITRE VII

De l'exercice musculaire

Hygiène du travail et du repos.

L'*exercice* c'est-à-dire le mouvement, la contraction des différents muscles, est pour l'organisme une nécessité presqu'aussi impérieuse que la nutrition. Le squelette et les muscles ne se développent que par l'exercice. Si le corps est privé de mouvements, les articulations perdent leur souplesse, les membres s'ankylosent, les muscles s'atrophient, et comme conséquence, la respiration devient moins active, la circulation est ralentie, la nutrition se fait mal. Les gens sédentaires, qui ne font rien, qui ne sortent qu'en voiture, deviennent rapidement incapables d'un effort quelconque, le moindre travail devient pour eux une fatigue, tous leurs organes sont envahis par la graisse et fonctionnent mal.

Il est démontré que les maladies et la mort font bien plus de vicmes chez ces gens là, que chez ceux qui se donnent du mouvement.

Il est donc indispensable de se donner de l'exercice; il y a beaucoup de façons de le faire ; nous allons dire un mot des principales.

Les *travaux manuels, les travaux de terre*, ceux de l'ouvrier et du paysan, sont d'excellents exercices, ils dispensent d'en faire d'autres.

La *marche* est un exercice très hygiénique, qui peut se pratiquer en tout temps et en tous lieux, ce qui le rend très commode. La marche exerce admirablement les muscles des membres inférieurs et du tronc, mais ne développe pas ceux des bras.

La *course* et le *saut* présentent les mêmes avantages que la marche, mais ils exigent un travail musculaire plus considérable; aussi ces allures ne peuvent elles être maintenues longtemps; elles produisent rapidement de l'essoufflement.

La *natation* est un des meilleurs exercices pour l'homme, car tous les muscles du corps entrent en jeu dans les divers mouvements que le nageur accomplit pour se maintenir à la surface de l'eau. Au bénéfice de l'exercice musculaire, se joint l'effet tonique et excitant de l'eau froide, ainsi que nous l'avons déjà vu.

La *bicyclette* est un bon exercice, à condition d'en user modérément et à des allures raisonnables.

Tout exercice, tout travail musculaire produit au bout d'un temps plus ou moins long une sensation spéciale qu'on nomme la *fatigue;*

cette sensation nous avertit qu'il faut nous arrêter sous peine de voir l'exercice devenir nuisible.

Certains exercices, la course par exemple, produisent ce qu'on appelle de l'*essoufflement*, c'est-à-dire une respiration rapide et douloureuse avec accélération plus ou moins considérable des battements du cœur, qui deviennent en même temps plus forts et douloureux.

L'essoufflement, surtout lorsqu'il se répète fréquemment est dangereux, il peut amener des maladies du cœur et des poumons.

Les grandes fatigues longtemps supportées, le travail exagéré amènent un affaiblissement, une dépression de tout l'organisme qu'on nomme *surmenage*. Le surmenage prédispose à toutes les maladies, et surtout aux maladies infectieuses. Dans les épidémies, les gens surmenés résistent moins bien que les autres.

De tout ce que nous venons de dire, il résulte que si le travail, l'exercice sont nécessaires, le repos est également indispensable.

Après avoir bien travaillé, on doit se reposer. La position assise ou couchée, correspondant au minimum d'activité musculaire, constitue les véritables situations de repos.

Remarquons à propos du repos, que pour les gens d'étude, pour les gens qui travaillent surtout avec leur cerveau, les travaux manuels, l'exercice musculaire sont excellents pour reposer des fatigues intellectuelles.

Quel que soit le genre de vie que l'on mène, on a chaque jour besoin du repos spécial qu'on appelle *sommeil*.

Tout le monde a besoin de dormir plus ou moins : Les petits enfants dorment la plus grande partie de la journée, l'homme adulte peut se contenter de sept à huit heures de sommeil, le vieillard de moins encore.

La quantité de sommeil, dont on a besoin, dépend donc de l'âge, elle dépend aussi du travail qu'on a accompli. Le véritable sommeil, celui qui est bon et réparateur pour l'organisme, est celui qu'on prend la nuit.

Le sommeil du jour ne remplace jamais complètement celui de la nuit. Les gens qui ont une profession qui les oblige à travailler la nuit et à dormir le jour, se fatiguent vite et leur santé ne tarde pas à s'altérer.

Le sommeil, pour être bon et vraiment reposant, doit être pris dans la position horizontale, couché sur le dos ou le côté, la tête légèrement relevée. On ne doit jamais dormir que sous une moustiquaire, puisque les moustiques, par leurs piqûres, non seulement empêchent de dormir, mais encore inoculent la fièvre palustre.

La *sieste* est avantageuse, si elle n'est pas trop longue ; elle ne doit pas se prolonger au delà d'une heure, une heure et demie au maximum. Elle est nuisible quand elle devient un véritable sommeil de trois ou quatre heures ; elle conduit à l'indolence et amollit les forces. Mais une heure de repos, ou de léger sommeil au milieu du jour, repose, rafraîchit, et redonne de l'énergie.

Hygiène de quelques professions.

Cultivateurs. — La culture des champs est la profession la plus utile en même temps que la plus saine. L'air des campagnes est plus pur que celui des villes, et la vie des champs est plus régulière que celle des villes.

Ce qu'il faut surtout enseigner au paysan, c'est la propreté qu'il néglige trop souvent. Beaucoup de maladies et surtout d'épidémies viennent du défaut de propreté des nhàquês pour leur corps comme pour leur habitation.

Le paludisme est le grand fléau des campagnes, il diminuerait si chacun se servait régulièrement de moustiquaires.

Sampaniers. — Les gens qui conduisent les barques et sampans ont une profession pénible; ils sont exposés aux insolations et coups de chaleur; ils doivent éviter de travailler pendant les heures les plus chaudes de la journée, et autant que possible se protéger du soleil par de grands chapeaux. Les moustiques étant toujours très nombreux sur les cours d'eau, l'usage de la moustiquaire est indispensable dans les barques surtout pendant les périodes de stationnement sur les bords.

Ouvriers d'ateliers. — Dans les ateliers, on travaille presque toujours dans une atmosphère chaude et humide à cause des machines; l'air contient en outre généralement beaucoup de poussières; ce sont des conditions qui rendent malsain le travail dans ces ateliers. Les ouvriers des villes, gagnant beaucoup d'argent, font souvent des excès de toutes sortes, des excès alcooliques en particulier; c'est pour eux une grande cause d'affaiblissement et de maladies.

Traineurs de pousse-pousses. — Cette profession est très pénible; elle expose aux coups de chaleur et de plus, par suite de l'essoufflement qu'elle détermine, elle amène souvent des maladies aiguës ou chroniques des poumons et aussi des maladies du cœur. Il est rare que les traîneurs de pousse-pousses vivent vieux ou du moins qu'ils puissent continuer longtemps ce métier.

Questionnaire sur la 8ᵉ Leçon

Pourquoi le travail, l'exercice sont-ils nécessaires ?
Qu'arrive-t-il aux gens qui ne se donnent pas de mouvement ?
Citez des exercices ? Que pensez-vous de ces exercices ?
Qu'est-ce que l'essoufflement ?
Qu'est-ce que le surmenage ? Quelles en sont les conséquences ?
Comment et combien de temps doit-on dormir ?
Quand doit-on dormir ?
Que pensez-vous de la sieste ?
Que faut-il surtout enseigner aux paysans au point de vue hygiénique ?
Que pensez-vous du métier de sampanier ?
Pourquoi le travail dans les ateliers est-il malsain ?
Quels sont les dangers de la profession du traîneur de pousse-pousse ?

Hygiène de l'Enfance

L'enfance, la première période de la vie, est la période la plus dangereuse, la plus meurtrière ; il meurt des quantités d'enfants, surtout en Indo-Chine. Les soins hygiéniques ont dans cette période de la vie une importance capitale, car ils peuvent diminuer la mortalité au moins de la moitié.

On peut diviser l'enfance en deux périodes ; la *première enfance* qui va de la naissance à la seconde dentition, la *seconde enfance* qui va de la seconde dentition à la puberté, c'est-à-dire de 7 à 14 ans environ.

Première enfance. — Soins à donner aux nouveaux nés aussitôt après la naissance : 1° Le cordon, qui relie l'enfant à sa mère, doit être coupé avec des ciseaux très propres, lié avec un fil très propre, puis recouvert d'un pansement antiseptique. Si on veut être sûr de faire tout cela bien proprement, on mettra dans un vase contenant de l'eau, le fil, les ciseaux et le linge, qui doivent servir au pansement ; on fera bouillir le tout pendant 10 minutes ; tout sera alors *stérile* ou *aseptique*, c'est-à-dire privé de microbes.

Ces précautions ont une grande importance partout, mais plus encore dans ce pays, où beaucoup de nouveaux-nés meurent par suite de tétanos contracté par le cordon ombilical.

2° Lavage aseptique des yeux du nouveau-né : Un moment après la naissance, il faut nettoyer très soigneusement les yeux de l'enfant avec un peu d'ouate hydrophile trempée dans du thé, c'est-à-dire dans de l'eau bouillie et par conséquent stérile privée de microbes. Si on n'a pas d'ouate hydrophile, on se servira d'un linge bien propre qu'on devra même faire bouillir. Naturellement la personne qui, prend ces soins, doit avoir elle-même les mains bien propres, soigneusement lavées. On prend ces précautions pour éviter *l'ophtalmie purulente*, qui rend aveugles tant d'enfants. En Indo-Chine, presque tous les aveugles ont perdu la vue soit à la suite d'ophtalmie purulente des nouveaux-nés, soit à la suite de variole. Puisque grâce à quelques précautions, lavages des yeux, vaccination, ces maladies peuvent presque toujours être évitées ; il n'y aurait bientôt presque plus d'aveugles, si on vaccinait régulièrement les enfants, et si à leur naissance on prenait toujours soin de leur laver les yeux comme nous venons de le dire.

Alimentation pendant la première enfance. — Pendant les six premiers mois de son existence la seule nourriture de l'enfant doit être le lait de sa mère. Les annamites font manger beaucoup trop tôt leurs enfants, et c'est ce qui leur donne un gros ventre ; leur intestin est dilaté ainsi que l'estomac, c'est la cause de diarrhées souvent graves et parfois mortelles.

Il ne faut pas donner à téter au petit enfant chaque fois qu'il crie, les têtées doivent être espacées régulièrement le jour comme la nuit. Pendant le jour on donnera le sein toutes les trois heures, la nuit une ou deux têtées suffisent.

La femme, qui allaite un enfant, ne doit pas manger d'aliments trop épicés ; elle fera bien de s'abstenir de crabes, de crevettes, de poisson salé et de nuoc-mam. Si elle vient à être atteinte d'une maladie grave et surtout d'une maladie contagieuse, il faudra suspendre l'allaitement, car le lait n'est plus bon et peut même, dans certains cas, transmettre la maladie de la mère à l'enfant.

A partir de huit mois, on peut commencer à donner aux enfants des aliments légers : riz rapé d'abord, puis soupe de riz et œufs ; puis enfin poisson et viande avec riz. On remplace pour commencer, une têtée par un petit repas ; plus tard on donne un second repas à la place d'une autre têtée ; on peut alors supprimer la têtée de la nuit ; on arrive ainsi progressivement à supprimer le lait vers l'âge de deux ans ; c'est ce qu'on appelle *sevrer* l'enfant.

Le *sevrage* ou suppression de l'allaitement doit se faire avec quelques précautions. On ne doit pas sevrer l'enfant lorsqu'il est malade même légèrement et surtout quand il souffre de ses dents ; enfin on doit éviter de le sevrer pendant les grosses chaleurs de l'été et en temps d'épidémie.

Soins de propreté. — Les jeunes enfants doivent être tenus avec une propreté extrême. Tous les jours, il faut les laver complètement avec de l'eau tiède, en ayant soin de bien les essuyer ensuite pour éviter les refroidissements.

Les mains et la figure doivent être lavées plusieurs fois par jour. Enfin chaque fois que l'enfant s'est sali en faisant ses besoins, il faut le nettoyer.

Autres soins. — Les petits enfants n'ont pas besoin de vêtements dans ce pays ; la nuit cependant on peut les couvrir d'un linge léger. Ils doivent dormir sous une moustiquaire, les enfants sont peut être encore plus sensibles au paludisme que les adultes. Il faut promener les enfants chaque jour un peu, quand le soleil n'est plus trop chaud et qu'il ne pleut pas.

Première dentition. — La sortie des premières dents s'accompagne souvent chez l'enfant de troubles peu graves tels que : douleur, fièvre, diarrhée ; on peut atténuer ces petits accidents avec quelques soins. Quand les enfants font leurs premières dents, il faut veiller, plus que jamais, à ce qu'ils ne mangent que des aliments très légers ; il est bon de leur donner des bains tièdes plus fréquents ; enfin si les gencives sont douloureuses, la mère fera bien de les frictionner légèrement avec son doigt bien propre, cela calme la douleur.

Seconde enfance. — C'est la période de la vie qui s'étend de 6 à à 14 ans environ.

A cet âge l'enfant est plus robuste, il redoute moins les maladies, il n'a plus besoin d'autant de soins, mais il doit encore être surveillé.

C'est à cet âge qu'il faut habituer les enfants à la propreté du corps ; par paresse ou par insouciance ils sont souvent sales, il faut exiger qu'ils fassent régulièrement leurs ablutions ; au bout de peu de temps ils font cela d'ailleurs avec plaisir et tout naturellement.

Les enfants sont souvent gourmands : on doit les empêcher de trop manger à toute heure de la journée toutes espèces de choses : fruits, pâtisseries, sucreries.

Comme nous l'avons déjà dit, l'usage du tabac doit être interdit aux enfants.

Il est mauvais de faire travailler les enfants trop jeunes à des travaux pénibles.

Les enfants doivent toujours se coucher de bonne heure et se ever tôt.

Questionnaire sur la 9e leçon

Comment doit-on couper et lier le cordon de l'enfant nouveau-né ?
Pourquoi ces précautions ?
Quels soins doit-on prendre pour les yeux du nouveau-né ? Pourquoi ?
A quel âge doit-on commmencer à donner à manger aux enfants ?
Que se produit-il lorsqu'on donne à manger aux enfauts trop jeunes ?
La propreté est-elle nécessaire pour les enfants ?
Qu'est-ce que le sevrage ? Comment doit-il se faire ?
Quels petits accidents peut donner la sortie des premières dents ? Comment y peut-on remédier ?

CHAPITRE VIII

Prophylaxie des maladies et hygiène publique

I

Sous le nom de *prophylaxie des maladies contagieuses,* on étudie les moyens d'éviter les épidémies. Les mesures prophylactiques sont les précautions qu'il faut prendre pour éviter de répandre les maladies transmissibles, pour empêcher les contagions. L'étude de ces précautions, de ces mesures est extrêmement importante.

I. Maladies transmissibles ou contagieuses de l'Indo-Chine. — Les maladies transmissibles ou contagieuses de l'Indo-Chine, contre lesquelles il y a lieu de prendre des mesures pour en empêcher la transmission, sont :

Le choléra.

La variole.

La peste.

La lèpre.

La rage.

II. — Moyens de transmisssion des maladies contagieuses. — Les moyens de transmisssion des maladies contagieuses sont :

1º Le malade, ses déjections, et ses produits de sécrétion : matières fécales, urines, crachats, etc...

2º L'eau et les aliments.

3º Les personnes qui sont, ou ont été, en rapport avec le malade.

4º Les objets ayant servi au malade : vêtements, linge, nattes, meubles

5º Les chambres occupées par le malade.

6º Les cadavres.

III. Mesures prophylactiques communes à toutes les maladies contagieuses. — Toutes les maladies contagieuses n'exigent pas l'emploi des mêmes mesures ; pour chaque maladie en particulier il est bon de décrire les mesures à prendre ; mais dans toutes les maladies contagieuses on cherche à obtenir le même résultat : empêcher le premier malade de transmettre sa maladie et de devenir ainsi la source d'épidémie ; de même dans un incendie on cherche par tous les moyens possibles d'éviter que le feu gagne les maisons voisines et détruise tout le village.

Pour éviter la contagion, il faut obtenir le plus rapidement possible :

1º L'isolement du malade.

2º La désinfection de ses déjections, de ses produits de sécrétions, de ses linges, des objets qui l'entourent et de son logement.

II

Isolement d'un malade

Dès que vous aurez constaté un cas d'affection contagieuse dans un village, vous avertirez les autorités du village, et vous prescrivez l'isolement du malade.

S'il existe dans le village un lazaret, ou hôpital d'isolement pour les maladies contagieuses, le malade y sera transporté par les moyens dont dispose cet établissement, et le logement qu'il quitte, sera immédiatement désinfecté par les moyens que nous étudierons plus loin.

Dans le cas où le malade ne sera pas transporté à l'hôpital, il sera nécessaire de l'isoler complètement dans une chambre spéciale ou mieux encore dans une petite paillotte, construite rapidement, ainsi qu'on le fait d'ailleurs généralement pour les femmes en couches.

Chambre du malade. — 1º La chambre du malade doit être tenue très propre, bien aérée.

2º Cette chambre doit renfermer aussi peu de meubles que possible : le lit, une table, quelques chaises, etc. Le lit doit être placé au milieu pour qu'on puisse tourner autour facilement.

3º Une ou deux personnes suffiront en général pour les soins à donner au malade ; ces personnes pénétreront seules dans la Chambre ; elles n'auront avec les autres personnes de la famille que les relations absolument indispensables.

4º Il ne doit y avoir dans la chambre aucune provision de lait ou d'aliments quelconques, aucune boisson au tisane, à moins que ce ne soit dans des récipients bien clos. Il vaux mieux même que les aliments ne soient apportés dans la chambre qu'au fur et à mesure des besoins, et ce qui n'est pas immédiatement consommé doit être, après que le malade y a touché, jeté dans un vase spécial destiné à recevoir tout ce qui doit être jeté ou détruit.

5º Il faut placer près du malade un bol contenant un peu de solution antiseptique dans lequel il crachera. Il y a grand intérêt, en effet, à maintenir humides les crachats qui, étant secs, se répandent dans l'air sous forme de poussières et peuvent ainsi propager la maladie. Le contenu du bol sera vidé de temps en temps dans le vase spécial.

Nettoyage de la chambre. — Pour nettoyer la chambre, il en faut pas la balayer de crainte d'agiter les poussières, qui peuvent contenir des germes, microbes, et transmettre la maladie anx autres personnes de la maison ou des maisons voisines ; il faut essuyer le sol de la chambre avec un chiffon mouillé ; ou, si c'est le sol battu ne balayer qu'après avoir répandu du sable mouillé ou de la sciure de bois humide. Les balayures et le chiffon doivent être jetés dans le vase spécial.

Précautions à prendre par les gardes-malades. — 1° Les personnes, qui soignent le malade, ne doivent jamais ni manger ni boire dans sa chambre.

2° Elles ne doivent jamais quitter cette chambre sans s'être lavées très soigneusement les mains au savon.

L'eau, qui aura servi au lavage des mains, est versée dans le vase spécial.

6° Elles doivent se rincer la bouche de temps en temps, et avant de manger, avec du thé si elles n'ont pas autre chose, avec de l'eau boriquée, si elles en ont, et mieux encore avec une solution d'acide chlorhydrique à 4/1000 (4 grammes d'acide chlorhydrique pour un litre d'eau).

4° Une bonne précaution, c'est de porter dans la chambre du malade un vêtement spécial, une grande blouse par exemple qu'on quitte en sortant.

Eau de boisson. — L'eau servant à boire, à cuire les aliments et à prendre les soins de propreté pour le malade doit être bouillie. Tous les membres de la famille, tous les habitants de la maison doivent aussi faire usage d'eau bouillie pendant le temps de la maladie ou de l'épidémie.

III. Désinfection

La désinfection a pour but d'empêcher l'extension des maladies contagieuses, en détruisant les germes ou microbes, ou en les rendant inoffensifs.

Il est nécessaire d'ajouter à la désinfection la propreté rigoureuse du malade, de ceux qui l'entourent, et de la maison où il se trouve.

La désinfection doit se faire pendant la maladie et après la maladie.

A. *Désinfection pendant la maladie.* — Il faut désinfecter les linges et vêtements du malade ; il faut désinfecter ses déjections.

1° *Désinfection des linges, effets, vêtements.* — Aucun des effets, linge de corps, vêtements, draps, nattes qui ont servi au malade, ne doivent être secoués par les fenêtres ou sur les portes ; on les mettra dans un panier ou un sac jusqu'à ce qu'il soit procédé à la désinfection.

Pour la désinfection des linges, des étoffes, on les plonge dans un récipient contenant de l'eau, une touque à pétrole par exemple, et on fait bouillir à gros bouillons pendant une heure au moins; on peut ensuite procéder au savonnage et au rinçage. L'eau, provenant du lavage à l'eau bouillante, ne doit pas être répandue sur le sol, ni jetée dans un cours d'eau; elle doit être vidée dans un trou creusé en terre à une distance assez grande des habitations, des cours d'eau et surtout des puits.

2º *Désinfection des déjections*. — Aucune des déjections du malade, urine, matières fécales, crachats, vomissements, ne doit être répandue sur les fumiers ou dans les cours d'eau, ni jetée sur le sol.

Ces déjections, comme les résidus du balayage de la chambre, comme l'eau de lavage des mains et de la bouche, doivent être vidées dans le vase spécial, qui sera toujours disposé à cet effet dans la chambre.

Ce vase sera toujours rempli à moitié, soit d'une solution de sulfate de cuivre à 50/1000 (50 grammes de sulfate de cuivre pour un litre d'eau), soit de la solution de sublimé à 1/1000, mais cette dernière solution sera surtout réservée pour le lavage des mains.

Le vase spécial doit être vidé dans un trou creusé en terre loin des habitations, des cours d'eau, et des puits, ce trou pourra être à moitié rempli de chaux vive, si l'on en a; il sera comblé fréquemment.

Avant d'être reporté dans la chambre, le vase est lavé sur place soigneusement avec la solution désinfectante.

B. — *Désinfection après la maladie.* — A la fin de la maladie, tous les objets, qui garnissent la chambre du malade, doivent y être laissés jusqu'après la désinfection, qui doit être faite le plus tôt possible, pour tous ces objets sans exception, qu'ils aient ou non servi au malade.

1º Pour les effets, le linge, les vêtements, les étoffes en général, on désinfecte par l'eau bouillante pendant une heure, comme il a été dit plus haut. Les moustiquaires doivent être désinfectées de cette façon.

2º Pour les objets de cuir, chaussures, ceintures, etc... on les lave soit avec :

Une solution d'acide phénique à cinq pour cent :

Acide phénique... 5 gr.
Eau.. 100 gr.

soit avec une solution de sublimé à 1 pour 1000 :

Sublimé.. 1 gr.
Sel marin... 5 gr.
Eau... 1000 gr. (1 litre)

3º Les nattes et les matelas sont presqu'impossibles à désinfecter autrement qu'avec les étuves spéciales, aussi quand on n'a pas à sa disposition ces étuves, il vaut mieux brûler ces objets.

4º Les meubles : tables, chaises, bois du lit, doivent être d'abord lavés à grande eau, puis passés à la solution phéniquée ou à la solution bichlorurée (sublimé.)

5° Pour désinfecter la chambre, lorsqu'il s'agit d'une maison en maçonnerie, on lave les murs, le plafond et surtout le sol (plancher, carrelage, ou terre battue) avec la solution phéniquée ou la solution de sublimé ; on peut aussi employer une solution de crésyl à 5 gr. pour 1000 :

Crésyl........................... 5 gr.
Eau............................. un litre.

Le sol est ensuite épongé et essuyé avec soin. Tous les chiffons, qui ont servi à ces lavages sont brûlés ou enterrés.

Si les murs de la chambre sont blanchis à la chaux, on devra toujours procéder à un nouveau blanchissage.

6° Lorsque le malade aura été isolé dans une paillotte sans valeur, le seul moyen pratique de désinfection sera de démolir la paillotte, et de la brûler sur place avec tous les objets de peu de valeur qu'elle contient.

C. *Mesures à prendre par le malade après guérison*. — Le malade ne doit jamais sortir, et reprendre la vie commune, qu'après un grand bain ou un lavage à l'eau de savon.

S'il s'agit d'un enfant, surtout d'un enfant qui a été atteint de variole, il ne devra pas retourner à l'école avant une quinzaine de jours.

D. *Mesures à prendre en cas de décès*. — Si la maladie s'est terminée par la mort, le cadavre sera, le plus vite possible, placé dans un cercueil étanche, c'est-à-dire bien joint et clos, et contenant une certaine épaisseur de sciure de bois, de papier ou de balle de paddy. L'enterrement doit se faire le plus tôt possible. La fosse doit être creusée profondément, loin des habitations.

Le logement et les effets du mort doivent être désinfectés comme il a été dit plus haut.

IV. HYGIÈNE PUBLIQUE.

Mesures à prendre par les autorités communales pour éviter les maladies épidémiques et transmissibles. — Les autorités communales, si elles étaient convenablement instruites, pourraient beaucoup pour éviter les maladies contagieuses ou transmissibles. Il suffit souvent d'appliquer des règles d'hygiène générale très simples, et même de veiller tout simplement à la propreté générale pour éviter les épidémies.

A. *Mesures à prendre en tout temps*. — En tout temps les autorités doivent :

1° Veiller à la propreté du village, faire enlever régulièrement les immondices, faire balayer et même arroser, s'il y a lieu, les rues par les habitants, ou par des ouvriers payés, si le village est riche, faire entretenir propres également les bords des arroyos dans la traversée du village.

2º S'occuper de l'eau de boisson des habitants : surveiller les puits et les fontaines s'il y en a ; interdire de laver du linge ou de déposer des ordures autour de ces endroits ; surveiller également les mares où les habitants vont chercher de l'eau et interdire de faire boire les animaux dans ces mares.

3º Veiller à la propreté rigoureuse des établissements publics : marchés, écoles, prisons, maisons communes ; installer si possible dans ces établissements des lieux d'aisance avec tinettes mobiles, vidées très régulièrement chaque jour.

4º Faire combler, si possible, les petites mares et en tout cas, interdire d'en creuser de nouvelles. Faire curer et nettoyer régulièrement les fossés et ruisseaux destinés à l'écoulement des eaux, de façon à ce qu'ils ne soient jamais obstrués.

3º *Mesures à prendre en temps d'épidémie.*

1º Tous les cas de choléra, de variole, de peste, de lèpre, de rage devront être signalés à l'administrateur.

2º Les autorités devront veiller à l'exécution des mesures d'isolement et de désinfection lorsqu'elles auront été prescrites.

3º En temps d'épidémie, il faudra plus que jamais s'assurer de la propreté du village et exiger cette propreté de tous les habitants.

4º Aucune personne, atteinte de maladie contagieuse, ne devra être autorisée à venir s'installer dans le village. Au contraire, toute personne atteinte, dans le village, par une affection contagieuse devra être isolée dans le village et non expulsée du village, car, alors, elle pourrait aller porter sa maladie ailleurs et la répandre.

5º Lorsqu'un cas de maladie contagieuse se sera déclaré dans une école de village, les autorités devront fermer l'école immédiatement et prévenir de suite l'administrateur de la province.

C. Mesures à prendre pour éviter la propagation de la lèpre. — Tous les lépreux doivent être signalés à l'administrateur, qui prendra, s'il y a lieu, les mesures d'isolement nécessaires. Les lépreux sont des malheureux, qui ont droit à la pitié de tout le monde ; mais la lèpre est une maladie si grave, si terrible, si contagieuse qu'il faut absolument se protéger contre elle, ce qui ne peut se faire que par l'isolement rigoureux des malades.

D. Mesures à prendre pour éviter le développement de la rage. — 1º Les autorités devront faire supprimer les chiens errants, les chiens qui n'ont pas de maître.

2º Tous les chiens et chats qui ont été mordus, ou seulement roulés par des animaux enragés sont *suspects*. Ils doivent toujours être immédiatement *abattus*.

3º Les chiens et chats qui, sans provocation, mordent les personnes ou les animaux, sont *douteux*. Ils ne doivent jamais être abattus qu'après qu'on a constaté qu'ils sont réellement enragés. Pour cela ils seront capturés et mis en observation ; on les enferme dans un endroit où ils ne peuvent être dangereux, et on les nourrit, s'ils ne meurent pas dans les trois jours, c'est qu'ils n'étaient pas enragés.

4° Tous les cas de rage seront signalés à l'Administrateur.

5° Toutes les personnes, mordues par des animaux enragés ou simplement *suspects*, seront envoyées à l'Administrateur, avec les renseignements concernant les circonstances dans lesquelles elles ont été mordues. L'Administrateur se chargera de les faire envoyer à l'Institut Pasteur de Saigon.

V. Rôle des médecins-vaccinateurs indigènes dans la lutte contre les maladies contagieuses.

A. *En temps ordinaire.* 1° Ils feront connaître aux autorités et aux habitants l'importance des mesures de propreté et d'hygiène générale pour éviter les maladies contagieuses.

2° Ils surveilleront les travaux exécutés ou les mesures prises dans un but hygiénique.

3° Ils répandront les bienfaits de la vaccine, et feront connaître l'importance des vaccinations et des revaccinations fréquentes.

B. *En temps d'épidémie.* 1° Ils signaleront aux autorités et aux Administrateurs tous les cas de maladie contagieuse bien confirmée, et aussi les cas douteux.

2° Ils diront aux autorités, les mesures provisoires qu'il importe de prendre pour éviter l'extension de l'épidémie.

3° Ils ne donneront jamais d'ordres généraux qu'après entente avec les autorités communales, en aucun cas ils ne devront oublier le respect qu'ils doivent à ces autorités.

4° Ils veilleront à l'exécution intelligente des mesures prescrites par les administrateurs et les médecins.

5° Ils feront tout leur possible pour faire comprendre aux habitants l'utilité de ces mesures, qui souvent paraissent inutiles et même ennuyeuses aux gens, qui n'en comprennent pas l'importance. Ils leur expliqueront que c'est dans leur intérêt, dans l'intérêt de leurs parents, de leurs enfants, dans l'intérêt de tout le monde que l'on prend ces précautions. Ils leur diront qu'au prix de quelques petits ennuis, on peut presqu'à coup sûr éviter l'extension d'une épidémie, c'est-à-dire éviter des maux parfois immenses.

6° Quelle que soit la gravité de l'épidémie, ils ne devront jamais avoir peur, puisqu'ils savent qu'avec des précautions on peut se protéger contre les maladies épidémiques. Ils devront faire tous leurs efforts pour rassurer les populations.

Dans toutes les circonstances, ils devront faire preuve de dévouement, de désintéressement, de bienveillance et de patience. C'est en joignant ces qualités au savoir qu'ils auront acquis à l'école, que les médecins-vaccinateurs indigènes se feront aimer et écouter de leurs compatriotes.

Questionnaire sur la 10e Leçon

Quelles sont les principales maladies transmissibles ou contagieuses de l'Indo-Chine ?

Quels sont les moyens de transmission des maladies contagieuses ?

Quel résultat cherche-t-on à obtenir dans toutes les maladies contagieuses ?

Que faut-il faire pour éviter la contagion ?

Comment peut-on isoler un malade ?

Qui doit pénétrer dans la chambre du malade ?

Comment doit être tenue cette chambre ?

Que doit-elle contenir comme mobilier ?

Doit-on avoir dans la chambre une provision d'aliments et de tisanes ?

Que doit-on faire des aliments et des tisanes laissés par le malade ?

Où doit cracher le malade. Que doit-on faire des crachats ?

Comment doit-on nettoyer la chambre ?

Quelles précautions doit-on prendre pour l'eau de boisson dans l'entourage du malade ?

Quel est le but de la désinfection ?

Qu'est ce qu'il faut désinfecter pendant la maladie ?

Comment désinfecte-t-on les linges et vêtements ?

Que doit-on faire de l'eau qui a servi au lavage ?

Comment désinfecte-t-on les déjections du malade !

Quelles solutions emploie-t-on ?

Comment vide-t-on ces déjections désinfectées ?

Que faut-il désinfecter après la maladie ?

Comment peut-on désinfecter les objets de cuir ?

Est-il facile de désinfecter les nattes et matelas ?

Que faut-il en faire ?

Comment peut-on désinfecter les meubles ?

Comment désinfecte-t-on la chambre quand elle est en maçonnerie ?

Quelles solutions désinfectantes peut-on employer ?

Quand l'isolement a eu lieu dans une paillotte, quel est le vrai moyen de désinfection ?

Que devra faire le malade après sa guérison ?

Quand il s'agit d'un enfant ayant eu la variole, doit-on le renvoyer à l'école aussitôt sa guérison ?

Que faut-il faire lorsque la maladie s'est terminée par la mort ?

Quelles sont les mesures à prendre par les autorités eu tout temps pour éviter les maladies contagieuses ?

Quelles sont les mesures à prendre par les autorités en temps d'épidémie ?

Quelles sont les mesures à prendre pour éviter la propagation de la lèpre ?

Quelles sont les mesures à prendre pour éviter le développement de la rage ?

Qu'entend-t-on par animaux suspects de rage ?

Que faut-il en faire ?

Qu'entend-t-on par animaux douteux ? Que faut-il en faire ?

Quel doit-être le rôle des médecins-vaccinateurs en tout temps ?

Quel doit être le rôle des médecins-vaccinateurs en temps d'épidémie.

Quelle sera leur attitude vis-à-vis des autorités ?

Que devront-ils essayer de faire comprendre aux habitants ?

V. PHARMACIE — THÉRAPEUTIQUE

Formulaire pratique de pharmacie et de thérapeutique

POIDS DE DIVERS MÉDICAMENTS CORRESPONDANT AUX MESURES
DE CAPACITÉ USUELLES

Grand verre d'eau........................ 200 grammes.
Verre à bordeaux d'eau 100   —
Verre à liqueur d'eau.................... 20   —
Une poignée de semence d'orge.......... 80   —
Une poignée de riz décortiqué.......... 80   —
Une poignée de farine de lin........... 100   —
Une poignée de feuilles................ 20 à 30 —
Une poignée de fleurs (camomille, etc...).. 1 à 2 —

POIDS PRATIQUE DES DIVERSES CUILLERÉES DE MÉDICAMENTS

LIQUIDES	CUILLER		
	A SOUPE	A DESSERT	A CAFÉ
Eau.............................	15 grammes	10 grammes	5 grammes
Vins, liquides aqueux.......... Solutions (solution iodure de potassium)................	16 —	12 —	4 —
Teintures alcooliques à 6° (teinture de quinquina)............	12 —	9 —	3 —
Juleps gommeux (potions)......	18 —	13 gr. 5	4 gr. 5
Sirops (sirop de Tolu.)........	21 —	16 grammes	5 grammes
Huiles.........................	12 —	9 —	3 —

POIDS DE LA CUILLERÉE A CAFÉ DES SUBSTANCES SOLIDES SUIVANTES,
NON TASSÉES, DÉBORDANT PRÉALABLEMENT LA CUILLER, PUIS NIVE-
LÉES AU RAS DU BORD A L'AIDE D'UN COUTEAU :

Acide borique........................ 2 grammes
Acide citrique pulvérisé .... 4 gr. 50
Antipyrine .... 2 gr. 25
Bicarbonate de soude .... 3 gr.

Poudre d'ipéca.........................	1 gr.	60
Pommade mercurielle..................	10 gr.	
Rhubarbe.............................	1 gr.	
Sous-nitrate de bismuth...............	4 gr.	50
Sulfate de quinine.:...................	1 gr.	50
Sulfate de soude	5 gr.	
Vaseline..............................	4 gr.	

NOMBRE DE GOUTTES NÉCESSAIRES POUR PESER UN GRAMME, COMPTÉES
AU COMPTE-GOUTTE NORMAL

Acide chlorhydrique officinal............	21	gouttes
Acide lactique —	21	—
Acide sulfurique —	26	—
Alcool à 90°............................	61	—
Ammoniaque	22	—
Chloroforme...........................	56	—
Créosote de hêtre......................	53	—
Éther sulfurique.......................	90	—
Glycérine	26	—
Laudanum de Sydenham................	33	—
Liqueur de Fowler à 1/100............	23	—
Perchlorure de fer (solution officinale)....	30	—
Teinture alcoolique.... { Digitale, aconit belladone, colchique. opium ...... }	53	—
Teinture d'iode	61	—
Teinture de noix vomique.............	57	—

PRINCIPAUX MODES D'EMPLOI DES MÉDICAMENTS LES PLUS USUELS

Acide borique. — Antiseptique faible, se dissout très bien
dans l'eau chaude.

Solution ordinaire.. { Acide borique.................... 30 gr. / Eau sucrée...................... 1 litre.

Pommade........ { Acide borique.................... 4 gr. / Vaseline....................... 30 gr.

(Triturer avec soin et étendre en couche mince sur un linge fin).
On emploie la solution d'acide borique, en lotions tièdes, dans
les maladies des yeux (conjonctivite, inflammation des paupières...).
— En injections tièdes, dans les maladies des oreilles. — En gargarisme, additionné de laudanum (20 à 30 gouttes pour environ 100
grammes de solution) dans les maladies de la bouche et de la gorge.
— En lavement (parties égales d'eau bouillie chaude et de solution
d'acide borique) dans les inflammations de l'intestin.

On emploie également la solution d'acide borique pour le pansement des plaies, écorchures, érosions, etc...

Acide lactique — Employé contre les dyspepsies (digestions laborieuses, indigestions), le choléra, la diarrhée verte des enfants.

1° *Contre les digestions difficiles* : Prendre après les repas vingt à trente gouttes d'acide lactique dans un verre d'eau sucrée ;

2° *Dans la diarrhée verte des enfants*, administrer la potion suivante :

Potion. { Acide lactique........................... 2 gr.
{ Eau sucrée.............................. 100 gr.

3° *Dans le traitement du choléra*, ce médicament rend de très grands services et on peut même dire que c'est le meilleur anticholérique.

Limonade. { Acide lactique...................... 10 grammes.
{ Laudanum........................... 25 gouttes.
{ Rhum............................... 30 grammes.
{ Sirop de sucre (ou de coings)........ 100 id.
{ Eau bouillie....................... 900 id.

A boire par gorgées de dix minutes en dix minutes. (On peut glacer cette limonade et y ajouter de l'eau gazeuse). — Prendre dans les vingt-quatre heures, un ou deux litres de cette limonade.

Ce médicament arrête rapidement les vomissements et combat la diarrhée du choléra.

Acide chlorhydrique. — Médicament employé :

1° *Contre les dyspepsies*, les digestions laborieuses : prendre après les repas par gorgées la potion suivante :

Potion. { Acide chlorhydrique.................. 10 gouttes.
{ Eau sucrée......................... 100 gr.

2° *Contre les inflammations de la bouche*, employer le gargarisme suivant :

Gargarisme. { Acide chlorhydrique................. 1 gr.
{ Miel.............................. 30 gr.
{ Eau............................... 250 gr.

Acide phénique : (phénol, acide carbonique). Antiseptique, antiputride, caustique. Très employé dans le pansement et le lavage des plaies.

Pour faire la solution d'acide phénique, il faut ajouter de l'alcool, qui augmente la solubilité de l'acide phénique.

Solution faible. { Acide phénique................ 10 gr.
{ Alcool....................... 30 gr.
{ Eau bouillie................. 1 litre.

Solution forte. { Acide phénique................ 20 gr.
{ Alcool....................... 60 gr.
{ Eau bouillie................. 1 litre.

Huile phéniquée. { Huile d'olives...................... 100 gr.
{ Acide phénique.................... 2 gr.

Avant de se servir des solutions phéniquées, il faut avoir soin de bien agiter la bouteille pour assurer la parfaite dissolution de l'acide, et éviter les brûlures que pourraient occasionner des globules d'acide restés en suspension dans la masse liquide.

Mixture. { Glycérine .... 30 gr.
{ Acide phénique...................... 1 gr.

Cette mixture est très utile pour le pansement des oreilles (furonculose du *conduit*); après avoir fait dans l'oreille une injection d'eau boriquée chaude, on instille quelques gouttes de glycérine phéniquée ; cette mixture calme beaucoup les douleurs.

Acide picrique. — Médicament très utile pour le pansement des brûlures. Il calme la douleur et agit comme antiseptique.

Solution.... { Acide picrique.................... 10 gr.
{ Eau bouillie..................... 1.000 gr.

On trempe du coton dans cette solution et on l'applique sur la partie brûlée.

Alcool camphré. — Calmant, sédatif, employé en frictions dans les contusions, les douleurs rhumatismales, les névralgies diverses.

Le mélange de parties égales de........ { Alcool camphré
{ Eau blanche

est excellent contre les contusions, les entorses, les foulures, etc..; tremper des compresses dans ce mélange et les appliquer sur la partie malade.

Les lotions avec l'alcool camphré sont employées utilement contre les bourbouilles, la furonculose.

Alcoolé de quinquina. — Tonique, apéritif, fébrifuge. Une cuiller à café d'alcoolé de quinquina dans un verre d'eau, constitue un apéritif tonique.

Vin tonique.. { Alcoolé de quinquina.. 2 cuillerées à soupe.
{ Vin rouge ou vin sucré un litre.

Un verre à bordeaux après les repas (mais jamais avant les repas, à jeun.)

Alun. — Astringent, hémostatique, coagulant, s'emploie dans les maux de gorge (angine ou amygdalite), pour arrêter les petites hémorrhagies (saignements de nez, etc), dans la dysenterie, contre la blennorrhagie, et pour purifier l'eau de boisson.

Gargarisme astringent.. { Alun pulvérisé........... 4 gr.
{ Laudanum .... 30 gouttes
{ Eau bouillie............. 150 gr.

Contre les hémorrhagies.	Alun	4 gr.
	Eau	120 gr.

Lavement contre la dysen-	Alun	8 gr.
terie	Laudanum	30 gouttes
	Amidon	30 gr.
	Eau de riz	500 gr.

Injection contre la blen-	Alun	1 gr.
norrhagie	Eau bouillie	100 gr.

La dose d'alun à employer pour clarifier l'eau, est de 0 gr. 10 centigrammes par litre. On agite l'eau pendant un certain temps et on laisse ensuite l'eau se reposer jusqu'à ce que les matières organiques, et les sels terreux se soient précipités au fond du récipient.

Amadou. — Hémostatique, sert à arrêter le sang des hémorrhagies légères, des piqûres de sangsues, etc...

Amidon. — Emollient, adoucissant.

Les lavements amidonnés laudanisés sont parfois d'un excellent effet dans les coliques de la dysenterie.

Lavement..	Amidon	10 gr.
	Laudanum	20 gouttes
	Eau	300 gr.

On délaye l'amidon dans la moitié de l'eau froide ; on fait bouillir le reste de l'eau, et on le verse sur le mélange d'eau et d'amidon, ajouter ensuite le laudanum.

Ammoniaque. — (Alcali volatil) stimulant, antispasmodique à l'intérieur ; caustique à l'extérieur.

1· *A l'intérieur*, comme stimulant.

Potion.....	Ammoniaque	10 à 20 gouttes
	Sucre	30 gr.
	Eau ordinaire	120 gr.

A prendre en 3 ou 4 fois à un quart d'heure d'intervalle.

2· *A l'extérieur*, l'ammoniaque s'emploie pour cautériser des plaies, piqûres, morsures, etc., ou en frictions contre les douleurs, contusions, selon les formules suivantes :

Liniment ammoniacal opiacé	Ammoniaque	1 gr.
	Alcool camphré	100 gr.
	Laudanum	10 gr.

Eau sédative.	Ammoniaque	30 gr.
	Alcool camphré	5 gr.
	Chlorure de sodium (sel de cuisine).	30 gr.
	Eau filtrée	500 gr.

Antipyrine. — Médicament employé 1° contre les douleurs aiguës des névralgies, contre les migraines, etc ; 2° pour abaisser la température ; 3° pour arrêter les petites hémorrhagies.

Mode d'emploi. — 1· *Comme calmant*, prescrire 0 gr. 50 à 2 gr. par doses de 0 gr. 50. — Afin que l'estomac supporte mieux le médicament, il est bon d'ajouter du bicarbonate de soude, par exemple :

Antipyrine.............................	0 gr. 50
Bicarbonate de soude.................	0 gr. 50

Dans un cachet, ou dans un papier à cigarettes, ou dissous dans un peu d'eau.

2° *Pour abaisser la température*, prescrire 0 gr. 50 à 1 gr. à la fois, dose qu'on administre avec une tasse d'infusion chaude, et qu'on répète toutes les quatre heures jusqu'à concurrence de 3 grammes dans la journée ; (s'associe très bien à la quinine, qu'elle rend plus active).

3° *Contre les hémorrhagies*, les saignements de nez, etc. employer la solution suivante :

Antipyrine.............................	5 gr.
Eau bouillie...........................	50 gr.

On lave les plaies avec cette solution, ou on l'injecte dans les fosses nasales en cas d'hémorrhagie.

Lavement contre la rectite dysentérique.........	Antipyrine.........	1 gr.
	Laudanum...........	10 gouttes.
	Eau bouillie.......	70 gr.

Benzo-naphtol. — Excellent antiseptique intestinal, très employé, associé au bismuth dans les diarrhées et la dispepsie intestinale.

| Pour un cachet..... | Sous-nitrate de bismuth.... | 0 gr. 25 |
| | Benzo-naphtol.............. | 0 gr. 15 |

On prescrit un cachet après les repas, dans les cas de dyspepsie, et cinq ou six cachets dans la journée contre la diarrhée.

Bicarbonate de soude. — Antiacide, digestif.
On l'emploie dans l'embarras gastrique, la dyspepsie, dans les digestions laborieuses, les renvois acides, le pyrosis (ou sensation de brûlure le long de l'œsophage), la congestion du foie, etc.
Dose : 1 à 4 grammes en deux fois, une heure environ après chaque repas, en cachets ou dans de l'eau.

Calomel (*protochlorure de mercure*). — Purgatif énergique, médicament très utile contre la congestion du foie, mais demande à être employé avec prudence.

N.-B. — Les jours où on prend le purgatif au calomel, il faut s'abstenir d'aliments salés et de boissons acides (limonades, etc.), jusqu'à ce que le purgatif ait produit son effet.

Dose : 25 à 50 centigrammes.

Dose purgative... { Calomel.................... 0 gr. 50
Rhubarbe................. 0 gr. 50
Extrait opium.............. 0 gr. 01

Bichlorure de mercure (ou *sublimé corrosif*). — Antiseptique, dé-infectant énergique.

Très utile pour le pansement des plaies, en solution au 1/1000e.

Liqueur de Van-Swieten. { Bichlorure de mercure. 1 gr.
Alcool................. 20 gr.
Eau filtrée ou bouillie. 1.000 gr.

Solution faible .... { Bichlorure de mercure. 0 gr. 25
Alcool................. 20 gr.
Eau................. 1.000 gr.

Pour faire la solution de bichlorure de mercure, dite liqueur de Van-Swieten : faire dissoudre un paquet de bichlorure de mercure dans 15 à 20 grammes d'alcool (cognac ou rhum) et, quand la dissolution est opérée, mélanger à l'eau.

Dans la préparation du Van-Swieten, on peut remplacer l'alcool par un ou deux grammes de chlorure de sodium (sel marin). On dissout le sel dans un peu d'eau, et on ajoute le bichlorure de mercure (il faut ajouter l'eau peu à peu, en agitant).

Bismuth (*sous-nitrate* ou *salicylate* de).

Antidiarrhéique; affections de l'estomac :

Antiseptique du tube digestif.

1o *A l'intérieur*, dose : 0 gr. 50 à 4 grammes en cachets ou en potion.

Potion contre la diarrhée..... { Sous-nitrate de bismuth....... 2 à 4 gr.
Laudanum.................. 15 à 20 gouttes.
Eau sucrée................. 150 gr.

Poudre contre les aigreurs de l'estomac......... { Sous-nitrate de bismuth. 4 gr.
Rhubarbe pulvérisée... 0 gr. 50
Poudre de quinquina... 2 gr.

Mélanger pour dix paquets. Un paquet après chaque repas.

Lavement. { Sous-nitrate de bismuth............. 5 gr.
Eau gommeuse (à 1 pour 20)........ 120 gr.

2o *A l'extérieur*, le sous-nitrate de bismuth, bien pulvérisé, est utile contre l'herpès des organes génitaux. — Mélangé avec de la glycérine ou de la vaseline, il s'emploie contre les échauffements, brûlures, etc...;

Glycérolé { Sous-nitrate de bismuth.............. 5 gr.
Glycérine....................... 60 gr.

Pommade. { Bismuth......................... 4 gr.
Vaseline........................ 30 gr.

Chlorure de chaux sec. — (*Hypochlorîte de chaux*). — Désinfectant énergique, employé pour désinfecter les matières fécales, les lieux d'aisances, les endroits souillés, le traitement des ulcères, contre la morsure des serpents, etc.

Mode d'emploi. { Faire barboter de l'eau sur du chlorure de chaux et bien agiter, de façon à avoir un liquide saturé.

Dose......... { Un litre de cette solution saturée pour dix litres d'eau ordinaire.

On peut aussi répandre le chlorure de chaux sec sur les matières à désinfecter, mais la solution saturée au 1/10ᵉ est préférable et bien plus active.

Contre la morsure des serpents, la solution doit être récente :

Solution. { Chlorure de chaux.................... 1 gr.
{ Eau bouillie....................... 60 gr.

Coton hydrophile (ou *ouate*). — Employé pour le pansement des plaies, des furoncles; on le découpe en •bandelettes ou en rondelles, etc.

Ether sulfurique. — Antinerveux, calmant, stimulant du cœur et de la respiration.

Dose : Dix à quarante gouttes, en plusieurs fois, sur un morceau de sucre ou dans de l'eau sucrée :

Potion. { Ether....................... 20 gouttes.
{ Alcool de menthe............. 20 gouttes.
{ Eau sucrée.................. 100 grammes.

Potion contre le choléra. { Ether .... 40 gouttes.
{ Rhum......... 30 grammes.
{ Laudanum ..... 20 gouttes.
{ Eau sucrée.... 150 grammes.

A prendre par gorgées de dix minutes en dix minutes.

Chez un malade en imminence de syncope, on fait respirer l'éther en le versant par gouttes sur un morceau d'ouate hydrophile et en le plaçant sous le narines.

Extrait de Saturne (*Sous-acétate de plomb liquide*).

Résolutif, siccatif et astringent, employé contre les contusions, entorses, foulures, les chancres, la blennorrhagie, la conjonctivite, etc...

Eau blanche. } Extrait de Saturne............... 20 gr.
{ Eau ordinaire................... 680 gr.

On trempe des compresses dans cette solution et on les applique sur la partie malade.

Contre les chancres de la verge :

Pour un bain local. { Extrait de Saturne.......... 1 gr.
{ Eau ordinaire............. 100 gr.

Contre la blennorrhagie, en injections :

Injection.
{ Extrait de Saturne............. 1 gramme.
{ Laudanum.................... 20 gouttes.
{ Eau filtrée bouillie........... 100 grammes.

Contre la conjonctivite :

Collyre.
{ Extrait de Saturne............. 10 gouttes.
{ Laudanum.................... 5 gouttes.
{ Eau filtrée bouillie........... 40 grammes.

Bien mêler. Deux gouttes matin et soir dans l'œil malade.

Glycérine. — Emolliente, adoucissante.
Contre la constipation : 1 à 3 cuillerées à soupe dans un demi litre d'eau, en lavement.
Sert à préparer des pommades, des liniments :

Glycérolé d'amidon.
{ Amidon .... 2 gr.
{ Glycérine................. 30 gr.

On en imbibe une compresse qu'on applique sur les surfaces enflammées (brûlures, dartres, etc..)

Iodoforme. — Médicament qui agit comme parasiticide et désinfectant. Employé dans le pansement des plaies, dans les affections vénériennes et en particulier le chancre mou, les syphilides ulcéreuses, etc..

La poudre d'iodoforme rend de précieux services pour le pansement des plaies : saupoudrer légèrement, et éviter de répandre sur la plaie une trop grande quantité d'iodoforme à cause des accidents possibles d'intoxication.
On emploie aussi pour les pansements la solution éthérée.

Solution.....
{ Iodoforme...................... 1 gr.
{ Ether......................... 6 gr.

Agiter et en répandre quelques gouttes sur les plaies, ou chancres.
On peut atténuer l'odeur de l'iodoforme avec les formules suivantes :

1°..
{ Iodoforme.................. 10 gr.
{ Acide phénique.............. 1 gr.

2°.
{ Iodoforme.................. 10 gr.
{ Acide phénique.............. 0 gr. 05 centig.
{ Essence de menthe........... 1 à 2 gouttes.

3°...
{ Camphre.................... 5 gr.
{ Iodoforme.................. 15 gr.
{ Essence de menthe .... 2 gr.

Iodure de potassium. — Médicament employé dans le traitement de la syphilis, dans l'asthme, etc...

On le prescrit à la dose de 0 gr. 50 à 2 gr. par jour.

Solution.....{ Iodure de potassium .... 20 gr.
{ Eau bouillie................... 30 gr.

(Une cuiller à soupe contient un gramme); contre les engorgements des ganglions, des glandes (adénite, orchite)... on emploie la pommade en frictions.

Pommade....{ Iodure de potassium .... 3 gr.
{ Vaseline................... 30

Ipéca — Vomitif, tonique recommandé dans les diarrhées et les dysenteries chroniques.

1° *Tonique*. — Avant les repas, prescrire 0 gr. 03 à 0 gr. 20 centigrammes de poudre d'ipéca (digestions laborieuses).

2° *Vomitif*. — S'emploie dans les affections qui s'accompagnent d'embarras gastrique prononcé (nausées ou vomissements, langue sale, mal de tête, digestions laborieuses).

L'ipéca s'emploie aussi, dans les empoisonnements, pour débarrasser l'estomac.

On prescrit l'ipéca en poudre à la dose de 1 gr. 50, à 2 grammes par jour comme vomitif.

Mode d'emploi. Agiter la poudre dans un verre d'eau tiède et faire boire en deux fois, à cinq minutes d'intervalle ; attendre cinq minutes et faire boire par verrées, de cinq minutes en cinq minutes, deux à trois litres d'eau tiède.

Quand le vomitif a produit tout son effet, on prend une tisane chaude quelconque pour calmer les efforts de l'estomac.

3° *Antidysentérique*. — On administre l'ipéca de la façon suivante (*ipéca à la brésilienne*) :

Ipéca à la brésilienne.{ Poudre d'ipéca............... 4 gr.
{ Eau...................... 400 gr.
{ Laudanum................. 20 gouttes.
{ Sucre.................... 40 gr.

Préparation : On fait bouillir 4 grammes de poudre d'ipéca (ou de racines d'ipéca) dans 400 grammes d'eau, de façon à réduire le liquide à 350 grammes environ).

On filtre, et on ajoute 20 gouttes de laudanum et du sucre en quantité suffisante (30 à 40 grammes environ).

Cette potion, que l'on fait prendre d'heure en heure, par cuillerées, constitue la décoction d'ipéca nº 1.

Les jours suivants, avec la poudre ou la racine, qui a déjà servi, on fait une 2e, puis une 3e décoction.

La décoction se fait le soir, on filtre le matin ; le marc est réservé pour servir pendant deux jours.

Chez les enfants, la dose vomitive est de 0 gr. 20 centigrammes pour le nouveau-né ; de 0 gr. 30 centigrammes jusqu'à un an ; de

0 gr. 50 centigrammes à partir d'un an. — On mélange la poudre à 20 ou 30 grammes de sirop d'ipéca, ou de sirop de sucre, et on l'administre par cuillerées à café, de 5 en 5 minutes, jusqu'à effet vomitif. Si le vomissement tarde à se produire, donner quelques cuillerées d'eau bouillie. — Chez les enfants, l'ipéca est surtout employé dans les affections des voies respiratoires.

Laudanum de Sydenham. — Calmant, antidiarrhéique.

Ce médicament a une incontestable utilité contre plusieurs maladies de l'appareil digestif (gastralgie, diarrhées, choléra, etc...)

Nota : Il faut être très circonspect pour les doses dans l'emploi des préparations opiacées. Les préparations d'opium longuement continuées, diminuent l'appétit et peuvent occasionner le marasme. Il n'existe pas de médicament dont l'abus soit plus facile; ne jamais l'administrer aux enfants.

— 33 gouttes de laudanum pèsent un gramme, et représentent 0 gr. 06 centigrammes d'extrait d'opium.

Dose : de 0 gr. 50 à 1 gramme, (ou de 16 gouttes à 33 gouttes.)

Cataplasme laudanisé	Cataplasme émollient........	200 gr.
	Laudanum.................	30 gouttes
Potion calmante...	Laudanum..................	20 à 30 gouttes.
	Eau sucrée..	150 gr.

A prendre par cuillerées à soupe d'heure en heure.

Lavement laudanisé	Laudanum.................	10 à 30 gouttes.
	Décoction de lin ou de riz..	250 gr.
Lavement d'amidon.	Eau bouillie...............	250 gr.
laudanisé.......	Amidon	15 gr.
	Laudanum....	5 à 20 gouttes.

A l'extérieur, on emploie le laudanum en frictions ou en onctions, associé à l'huile.

Huile laudanisée...	Laudanum.................	30 gouttes.
(bien agiter)	Huile d'olives.............	50 gr.

Huile employée contre les douleurs diverses (rhumatismes, coliques, névralgies).

Onguent mercuriel double. — Résolutif.

1° Employé contre les engorgements (bubon, adénite, etc.), les douleurs névralgiques, le traitement de la syphilis, etc...

Mode d'emploi : Faire une onction avec la pommade mercurielle et mettre par dessus un pansement avec du coton ou un bon cataplasme.

2° Contre les poux du pubis, onction avec la pommade mercurielle, après un bon savonnage de la partie.

Oxyde de zinc. — Médicament insoluble · dans l'eau, employé comme siccatif dans les écorchures, les gerçures et certaines affections de la peau (herpès, impetigo, eczéma, prurit, etc..)

	Oxyde de zinc	4 gr.
Glycérolé d'oxyde de zinc.	Amidon	8 gr
	Glycérine	15 gr.

Contre le prurit, les bourbouilles, la poudre suivante est très utile pour saupoudrer les parties malades ;

Poudre composée ...	Poudre de talc	20 gr.
	Oxyde de zinc	20 gr.

Perchlorure de fer liquide (à 30°). — Tonique, hémostatique, puissant coagulant.

1° A l'intérieur, médicament très employé contre les hémoptysies, les hémorrhagies de l'estomac ou de l'intestin, etc...

Dose : de 1 à 2 grammes (ou de 20 à 40 gouttes.)

Potion	Perchlorure de fer	20 à 40 gouttes.
	Sucre	30 grammes.
	Eau bouillie	120 grammes.

A prendre par cuillerées à soupe d'heure en heure.

2· A l'extérieur, pour arrêter l'hémorrhagie survenant après une blessure.

N.-B.— (Ne jamais employer le perchlorure de fer pur, toujours le couper avec de l'eau.

Solution	Perchlorure de fer	10 gouttes.
	Eau filtrée et bouillie	100 grammes.

Permanganate de potasse. — Désinfectant énergique préconisé en solution dans le traitement des plaies, écorchures, la blennorrhagie, en lavement contre la dysenterie, etc...

1° *A l'extérieur* pour le traitement des plaies : Trois à quatre cuillerées à soupe de la solution suivante dans un litre d'eau bouillie :

Solution n° 1	Permanganate de potasse...	10 grammes.
	Eau bouillie	1000 grammes.

Contre la blennorrhagie.	Solution de permanganate de potasse n° 1	2 cuillerées à soupe
	Eau bouillie	1 litre.

2° *A l'intérieur*, en lavement, contre la dysenterie : Deux ou trois cuillerées à soupe de la solution n° 1 dans un litre d'eau bouillie.

Pommade d'Helmerich. — Employée en frictions contre la gale et certaines autres maladies de la peau.

Poudre de quinquina. — Tonique, fébrifuge, astringent.

1° *A l'intérieur*, très bon médicament contre la fièvre paludéenne, soit à titre préventif, soit comme remède.

A titre préventif. — 1 gramme ou 2 grammes, chaque matin, en cachets, dans du papier à cigarettes, ou dans du café noir ou du vin.

Comme remède, contre la fièvre paludéenne.

Dose : de 1 à 5 grammes le matin (en cachets ou dans du café noir). La poudre de quinquina est très utile dans les fièvres où le sulfate de quinine est inefficace et dans les fièvres dites larvées, qui ne se manifestent que par une gêne survenant à un moment quelconque de la journée, des migraines fréquentes, des douleurs dans les membres, des névralgies, etc...

2° *A l'extérieur.* — La poudre de quinquina s'emploie dans le pansement des plaies ulcérées, dont la cicatrisation est longue à se faire.

Rhubarbe. — Stomachique, tonique, laxatif.

1° *Tonique.* — Dose de 0 gr. 05 à 0 gr. 50 centigrammes avant les repas, contre le manque d'appétit, l'atonie de l'estomac (dyspepsie, digestions laborieuses). — Les cachets suivants rendent de grands services dans le cas de digestions laborieuses, on les prescrit après les repas :

	Rhubarbe................	0 gr. 40 centig.
Pour un cachet.	Sous-nitrate de bismuth..	0 gr. 25 »
	Poudre de quinquina.....	0 gr. 20 »

2° *Purgatif doux.* Dose : de 0 gr. 50 centigrammes, pris avant les repas, ou le soir au moment du coucher, contre la constipation, la congestion du foie. — On rend la rhubarbe plus active en la mélangeant avec du bicarbonate de soude.

Pour un cachet.	Rhubarbe.....................	0 gr. 50
	Bicarbonate de soude..........	0 gr. 50

Ricin (Huile de ricin) — Laxative, purgative.

Employée contre la constipation, la diarrhée, l'embarras gastrique, etc...

Purgatif. — Chez l'adulte, donner 20 à 30 grammes d'huile de ricin dans du café noir, ou du bouillon, ou mieux entre deux jus d'orange ou de citron. On presse dans un verre le jus d'une demi-orange, puis on verse avec précaution l'huile de ricin, et par dessus, on exprime le jus du reste de l'orange. — Ainsi prise, l'huile de ricin n'a aucun goût.

Chez l'enfant en bas-âge, on donnera 1 à 2 cuillerées à café d'huile de ricin.

Laxatif. — Contre la constipation habituelle, prendre 1 cuillerée à café d'huile de ricin, le matin à jeun, 3 à 4 jours de suite.

Dans le cas de constipation opiniâtre et pour agir rapidement, on peut prescrire l'huile de ricin en lavement.

	Huile de ricin..........	20 à 50 grammes.
Lavement........	Eau bouillie............	500 grammes.
	Jaune d'œuf............	n° 1

Battre le jaune d'œuf en versant l'huile peu à peu, ensuite ajouter l'eau.

Salol. — 1° Médicament employé *à l'intérieur* comme antiseptique du tube digestif, dans la blennorrhagie, etc...
Dose : Comme antiseptique et dans la blennorrhagie 0 gr. 25 à 0 gr. 50, deux fois par jour au moment des repas.
2° *A l'extérieur*, sert à saupoudrer les plaies, les ulcérations.

Sulfate de fer. — Désinfectant, enlève les mauvaises odeurs. Utilisé pour désinfecter les latrines, les fosses, etc..
Mode d'emploi : On l'emploie pulvérisé et on le répand sur les matières à désinfecter, ou, ce qui est préférable, on l'utilise en solution.

Solution pour désinfecter..{ Sulfate de fer ...... 100 grammes
Eau................. 1000 grammes

Sulfate de quinine. — Fébrifuge, antipériodique, antiseptique. — Ce médicament est le spécifique du paludisme sous toutes ses formes.
Dose: Adultes, en pouqre 0 gr. 25 centigrammes à 1 gramme dans les fièvres ordinaires ; 1 gr. 50 à 2 grammes dans les cas graves. — En général, la dose d'un gramme suffit dans les cas ordinaires et il est dangereux d'abuser de ce médicament, dont on néglige à tort les effets toxiques
Enfants : La dose est de 0 gr. 05 centigrammes au-dessous d'un an. — Au-dessus d'un an, augmenter de 0 gr. 05 centigrammes par année.
Mode d'emploi : 1° En poudre, enfermée soit dans un cachet, soit dans une feuille de pain azyme, soit dans une feuille de papier à cigarettes. (Donner la quinine immédiatement avant un repas, autant que possible.)

2° En solution :
Sulfate de quinine.........	0 gr. 50 centigr.
Acide tartrique ou citrique..	Un cristal.
Eau bouillie.	
Ou infusion légère de café..	125 grammes.
Ou limonade gazeuse.......	

3° En potion..
Sulfate de quinine.........	0 gr. 50 centigr.
Jus de citron.............	Quantité suffisante (une cuiller à café .
Cognac ou rhum.........,.	20 grammes.
Eau sucrée.....	120 grammes.

4° En pilules..
Sulfate de quinine.........	0 gr. 10 centigr.
Miel....................	Quantité suffisante pour une pilule.

5° En lavement.
Sulfate de quinine........	1 gramme.
Antipyrine...............	1 gramme.
Laudanum.....	5 gouttes.
Eau....................	150 grammes.

(Bien agiter).

La dose administrée en lavement doit être double de celle, donnée par la bouche. — Le lavement de quinine doit être précédé d'un grand lavement tiède d'un demi-litre, destiné à vider l'intestin.

6o — En injections hypodermiques.

Injection ......
{ Sulfate de quinine......... 1 gramme.
{ Acide sulfurique........... 10 gouttes.
{ Eau distillée (ou filtré et bouillie)............... 10 grammes.

Chaque seringue de Pravaz (de un gramme) contient dix centigrammes de sulfate de quinine. — Faire trois ou quatre injections dans la journée, suivant le cas.

Autre injection..
{ Sulfate de quinine.......... 1 grammes.
{ Antipyrine .... 0 gr. 50 centigr.
{ Eau distillée.............. 10 grammes.

L'antipyrine a une influence remarquable sur la solubilité de la quinine. Cette injection est moins douloureuse que les autres.

Sulfate de soude ou de magnésie. — Purgatif employé dans l'embarras gastrique, les maladies fébriles diverses, la dysenterie, etc.

Mode d'emploi. — *En solution aqueuse*, à la dose de 20 à 40 grammes dissous dans un verre d'eau froide, à prendre le matin.

En potion, à prendre par gorgées, dans la journée, contre les diarrhées rebelles.

Potion ....
{ Sulfate de soude .... 5 à 15 grammes.
{ Eau bouillie.............. 150 grammes.

Lavement purgatif (contre la constipation.
{ Sulfate de soude........... 15 à 20 grammes.
{ Eau bouillie.............. 300 grammes.

Talc (poudre de). — Cette poudre est très utile pour saupoudrer les parties humides et les excoriations. Elle remplace avantageusement la poudre d'amidon, et a les mêmes indications. Excellente pour la toilette des petits enfants.

Mélangée à l'oxyde de zinc par parties égales, elle s'emploie contre les bourbouilles, l'herpès, etc...

Teinture d'iode. — Fondant, résolutif, révulsif.

Médicament très employé en badigeonnages contre les engorgements, les inflammations chroniques des os, des articulations, de la peau, les bronchites, etc...

Vaseline. — Corps gras employé au naturel, ou mélangé à divers médicaments, tels que l'acide borique, l'iodoforme, le bismuth.

On l'emploie comme adoucissant (coups de soleil, brûlures, etc .), ou comme modificateur des plaies (pommade iodoformée, vaseline boriquée, etc). — Enduire du coton hydrophile avec la pommade et en recouvrir la plaie, préalablement désinfectée.

Vaseline boriquée. { Acide borique. . . . . 5 grammes.
Vaseline. . . . . 100 grammes.

Vaseline iodoformée. { Poudre iodoforme. . . . . 10 grammes.
Vaseline. . . . . 50 grammes.

Bien mélanger.

QUESTIONNAIRE DES COURS

Nº 1 Anatomie

SQUELETTE

Combien de sortes d'os dans le squelette ?

TÊTE

Quels sont les os de la voûte du crâne ?
Quels sont les os de la base du crâne ?
Quels sont les os de la face ?
Combien y a-t-il de dents à chaque mâchoire ?
Quelles sont-elles ?
De quoi se compose une dent ?
Quelles sont les différentes parties d'une dent ?

TRONC

Combien d'os dans la colonne vertébrale ?
De quoi se compose une vertèbre ?
Comment se termine la colonne vertébrale ?
De quoi se compose la cage thoracique ?
Comment divise-t-on les côtes ?
De quoi se compose le bassin ?
Comment divise-t-on l'os iliaque ?

MEMBRE SUPÉRIEUR

De quoi se compose le membre supérieur? (Epaule, bras, avant-bras, main).
De quoi se compose le membre inférieur? (Hanche, cuisse, jambe, pied).

ARTICULATIONS

Qu'appelle-t-on articulation ? (Arthrologie).
Combien y a-t-il de sortes d'articulations ?
Comment s'articulent les os entre eux ? (Articulations immobiles, peu mobiles, mobiles).
Quelle est la composition d'une articulation mobile ?
Comment appelle-t-on l'inflammation d'une articulation ?
Quelles sont les principales articulations ?

MUSCLES

Qu'est-ce qu'un muscle ?
À quoi servent les muscles ?
De quoi se compose un muscle ?
Contraction.
Combien y a-t-il de sortes de muscles ?

PEAU

Qu'est-ce que la peau ?
De quoi est composée la peau ?
A quoi servent les glandes de la peau ?

SYSTÈME NERVEUX

De quoi se compose le système nerveux ?
1_o (Système nerveux central.(cerveau, cervelet, bulbe, moelle épinière).
2_e (Système nerveux périphérique (nerfs)
A quoi sert le système nerveux ?
Combien y a-t-il de sortes de nerfs ?
A quoi servent les nerfs ?

APPAREIL URINAIRE

De quoi se compose l'appareil urinaire ?
Qu'est-ce que l'urine ?
Que contient l'urine ?
Quelle est la quantité d'urine secrétée dans les 24 heures ?
Quel est le rôle des reins ? (Urétères, vessie, canal de l'urèthre).

APPAREIL CIRCULATOIRE

Qu'est-ce que le sang ?
De quoi se compose le sang ?
Dans le corps humain, comment divise-t-on le sang ?
Que contient le sang veineux ?
De quoi se compose l'appareil circulatoire ?
Décrire le cœur ? (valvules) (Artère, capillaires, veines)
Qu'est-ce que l'aorte ? Comment se termine-t-elle ?
Qu'est-ce que la circulation ?
Quelle est la marche du sang dans l'appareil circulatoire ?.
Qu'appelle-t-on grande circulation ?
Marche du sang dans la grande circulation ?
Qu'est-ce que la petite circulation ?
Marche du sang dans la petite circulation ?
Quelles modifications subit le sang dans l'alvéole pulmonaire ?

ARTÈRES

Quelles sont les artères qui conduisent le sang à la tête ?
Où peut-on les comprimer en cas d'hémorrhagie ?
Quelles sont les artères du membre supérieur ?
Où peut-on les comprimer en cas d'hémorrhagie ?
Quelles sont les artères du membre inférieur ?
Où peut-on les comprimer en cas d'hémorrhagie ?

VEINES

Quelle est la veine qui ramène au cœur le sang de la partie supérieur du corps ?
Quelle est la veine qui ramène au cœur le sang de la partie inférieure du corps ?
Décrire l'appareil veineux du membre supérieur ?
Décrire l'appareil veineux du membre inférieur ?

APPAREIL RESPIRATOIRE

De quoi se compose l'appareil respiratoire ?
Qu'est-ce que c'est que le larynx ? les cordes vocales ? Epiglotte. Trachée, sa situation ? Division).
Comment se terminent les bronches dans le poumon ? (Poumons, division, lobes, plèvre).
Qu'est-ce que le diaphragme ?

APPAREIL DIGESTIF

De quoi se compose l'appareil digestif ?
Décrire l'appareil digestif ?
Bouche, langue, joues, lèvres, pharynx.
Æsophage, situation.
Estomac (forme, cardia, pylore).
Intestin grêle (division).
Gros intestin (division).
Quelles sont les glandes annexes du tube digestif ? (glandes salivaires, foie,
pancréas).
Qu'est-ce que c'est que le péritoine ?

APPAREIL GÉNITAL

De quoi se compose l'appareil génital de l'homme ? (organe sécréteur
testicule, sperme, spermatozoïde) ?
Conduits (épididyme, canal différent).
Réservoir (vésicules séminales).
Conduit excréteur (canal éjaculateur).
Verge (gland, prépuce, méat) .
De quoi se compose l'appareil génital chez la femme ?

Organes internes
- Organe sécréteur : (ovaire, ovule).
- Conduits : (pavillon, trompe).
- Réservoir : (matrice).
- Conduit : (vagin),

Organes externes
- Vulve, grandes lèvres, petites lèvres.
- Clitoris, méat urinaire.

ORGANES DES SENS

Quels sont les organes des sens ?
Décrire l'organe du goût (langue, papilles).
Décrire l'organe de l'odorat (nez, fosses nasales, cornets, membrane pituitaire).
Avec quoi communique le nez ?
Décrire l'organe de la vue.
Où est logé l'œil ? Quels sont les os qui concourent à former la cavité orbitraire ?
Paupières, conjonctive, cils, sourcils.
Quelle est la forme de l'œil ? Quel est le nerf de la vue ?
Quelles sont les membranes qui forment l'enveloppe de l'œil ? (Sclérotique,
choroïde, rétine).
Quelles sont les parties centrales par où passent les rayons lumineux : (cornée
transparente, chambre antérieure (humeur aqueuse), iris (pupille), cristallin, hu-
meur vitrée.
D'où proviennent les larmes ? Où vont-elles après avoir lubréfié l'œil ? Points
lacrymaux, conduit lacrymal.
Décrire l'organe de l'ouïe.
Oreille externe.
Oreille moyenne. Avec quoi communique l'oreille moyenne ?
Oreille interne.
Quel est l'organe du toucher ?
Où se trouve le maximum de la sensibilité ?

ANATOMIE SUCCINCTE DES PRINCIPALES RÉGIONS DE L'EXTÉRIEUR ET DE L'INTÉRIEUR DE L'HOMME

Quelles sont les principales régions de la tête ?
    Id.   de la face ?
    Id.   de la poitrine ?

Quelles sont les principales régions de l'abdomen ?
Id.   du membre supérieur ?
Id.   du membre inférieur ?

Où se trouve la région des poumons ?
Id.   du cœur ?
Id.   du foie ?
Id.   de l'estomac ?
Id.   de la rate ?
Id.   de la vessie ?
Id.   des reins ?
Id.   de l'aine ?
Id.   du creux poplité ?
Id.   paume de la main ?
Id.   plante du pied ?

2° Physiologie

Qu'entend-on par physiologie ?
Comment divise-t-on les phénomènes de la vie individuelle.

NOTIONS SUCCINCTES SUR LES FONCTIONS DE LA NUTRITION

Qu'est-ce que la nutrition ?
Qu'entend-on par digestion ?
Qu'est-ce que l'absorption ?
Quels sont les phénomènes mécaniques de la digestion ? (Premier temps, deuxième temps, troisième temps), (Mouvement de l'estomac, des intestins) ,
Qu'est-ce que la défécation ?
Quels sont les phénomènes chimiques de la digestion ? (1° Dans la bouche. 2° dans l'estomac, 3° dans l'intestin),
Qu'est-ce que le chyme ?
Qu'est-ce que le chyle ?
Que devient le chyle dans l'intestin-grêle ?
Quels sont les vaisseaux qui le recueillent et comment pénètre-t-il dans le sang ¿
Qu'entendez-vous par vomissement ?
Dans quelles maladies observe-t-on le vomissement ?

NOTIONS SUCCINCTES SUR LES FONCTIONS DE LA RESPIRATION

Quelle est la couleur du sang, quand il pénètre dans le poumon ? Quel gaz contient-il ?
Qu'est-ce que la respiration ?
Quels sont les phénomènes mécaniques de la respiration ? (Inspiration, expiration).
Quel est le nombre d'inspirations par minute chez l'homme bien portant ?
Quelle est la composition de l'air que nous respirons ?
Qu'entendez-vous par phénomènes physico-chimiques de la respiration ?
Quel gaz abandonne le sang dans le poumon et quel gaz emprunte-t-il à l'air extérieur ?

NOTIONS SUCCINCTES SUR LA CIRCULATION DU SANG ?

Qu'est-ce que la circulation ?
Décrire le cœur ?
Qu'est-ce que la systole et la diastole ?
Qu'est-ce que le pouls ? Nombre de pulsations à la minute ?
Où prend-on le pouls habituellement ?
Quel est la marche du sang dans l'appareil circulatoire ?
Grande circulation, où va le sang dans la grande circulation ?
Petite circulation ou pulmonaire. Où va le sang dans la petite circulation ?
Quelles sont les modifications que subit le sang au contact de l'air ?

NOTIONS SUCCINCTES SUR LES FONCTIONS DE RELATION

Qu'entendez-vous par fonctions de relation ?
Que commprennent les fonctions de relation ?
(Sensations. — Mouvement).
Qu'est-ce que la vue ou vision ?
Quelles sont les conditions requises pour que la vision puisse s'accomplir ?
Quels sont les milieux que doivent traverser les rayons lumineux, avant d'impressionner la rétine ?
Qu'est-ce que l'ouïe ?
Comment les sons parviennent-ils jusqu'au nerf auditif ?
Qu'est-ce que le sens de l'odorat ?
De quoi se compose l'appareil de l'odorat ?
Qu'est-ce que le sens du goût ?
De quoi se compose l'appareil du goût ?
Qu'est-ce que le sens du toucher ?
Comment s'exerce le sens du toucher ?
Combien y a-t-il de sortes de mouvements ?
Quel est l'appareil qui préside aux mouvements ?
Quels sont les agents actifs des mouvements ?
Qu'est-ce que la voix ?
Qu'est-ce que la parole ?
De quoi se compose l'appareil de la voix ?
Quels sont les organes génitaux de l'homme ?
Quels sont les organes génitaux de la femme ?
Comment se fait la fécondation ?
Combien l'œuf humain fécondé met-il de temps à se développer ?

3° Notions de Séméiotique et de Pathologie

Qu'est-ce qu'une maladie ?
Division des maladies (externes, internes, aiguës, chroniques.)
Classification des maladies ?
Qu'est-ce qu'une maladie sporadique ?
   id. endémique ?
   id. épidémique ?
Qu'est-ce qu'il faut étudier dans une maladie ?
Qu'est-ce que l'étiologie d'une maladie ?

Principales causes des maladies .. { intrinsèques / extrinsèques / pathologiques

Qu'entend-on par symptôme d'une maladie ?
Qu'est-ce que le diagnostic d'une maladie ?
Qu'entend-on par évolution d'une maladie ?
Quelles sont les différentes périodes dans l'évolution d'une maladie ?
Qu'est-ce que le pronostic ?
Qu'est-ce que le traitement curatif ?
Qu'est-ce que la thérapeutique ?
Qu'est-ce que la prophylaxie d'une maladie ?
Prophylaxie particulière, prophylaxie générale ?
Comment fait-on l'examen d'un malade ?
Quelles sont les maladies héréditaires ?
Quelles sont les maladies contagieuses ?
Qu'est-ce que la fièvre ?
Qu'entend-on par paroxysme ?
Quelle est la température normale de l'homme ?
Comment peut-on se rendre compte qu'un malade a la fièvre ?

II. Maladies endémiques

MALADIES INTERNES

1º *Maladies du tube digestif*

1. Qu'est-ce que l'embarras gastrique?
Causes, symptômes.
Traitement.
2. Qu'est-ce que l'indigestion ?
Causes, symptômes, traitement.
3. Qu'est-ce que la diarrhée ?
Causes symptômes, traitement.
4. Qu'est-ce que la dysenterie ?
Causes, symptômes, traitement
Prophylaxie.
5. Qu'est-ce que la constipation ?
Traitement (constipation aiguë et chronique).
6. Congestion du foie ?
Causes, symptômes, traitement.

2º *Maladies de l'appareil respiratoire*

1. Qu'est-ce que le coryza ?
Causes, symptômes, traitement.
Dans quelle maladie observe-t-on le coryza ?
2. Qu'est-ce que l'épistaxis ?
Causes, traitement ?
3. Qu'est-ce que l'angine?
Causes, symptômes, traitement.
4. Qu'est-ce que la bronchite?
Causes, symptômes (bronchite aiguë et chronique), traitement.
5. Qu'est-ce que la tuberculose pulmonaire?
Causes.
Par quoi est produite la tuberculose pulmonaire?
Comment reconnaître la tuberculose pulmonaire aiguë ?
Comment reconnaître la tuberculose pulmonaire chronique?
Traitement curatif.
Prophylaxie (particulière et générale).
6. Qu'est-ce que l'hémoptysie?
Dans quelle maladie observe-t-on l'hémoptysie ?
Traitement de l'hémoptysie.

PALUDISME

Qu'est-ce que la paludisme?
Diverses formes de paludisme.
Qu'est-ce que la fièvre intermitente?
Décrire un accès paludéen.
Fièvre continue, fièvres graves ou pernicieuses?
Cachexie paludéenne, symptômes.
En quoi consiste le traitement du paludisme ?
1· Traitement de l'accès.
2· Traitement de la fièvre paludéenne.
Quelles sont les trois indications du traitement de la fièvre paludéenne?
Quelles sont les différentes façons d'administrer la quinine?
Par quoi est produit le paludisme?
Quel est le moustique qui véhicule le microbe du paludisme ?

Comment vit et se développe l'Anophèles ?
Différence entre le moustique Culex et l'Anophèles ?
Prophylaxie individuelle.
Prophylaxie générale.
Conditions nécessaires pour que se produise le paludisme ?
Moyens de détruire les moustiques, leurs larves.

2° COUP DE CHALEUR

Qu'entend-on par coup de chaleur ?
Combien de formes de coup de chaleur ?
Symptômes (trois périodes), traitement, prophylaxie.

INSOLATION

Qu'est-ce que l'insolation ?
Traitement.

3° CHOLÉRA

Qu'est-ce que le choléra ?
Combien de formes de choléra?
Quels sont les symptômes du choléra ?
Décrire une attaque de choléra.
Comment se termine l'attaque du choléra ?
Quels sont les symptômes qui annoncent la fin d'une attaque de choléra ?
Quelles sont les causes du choléra ?
Par quoi se transmet surtout le choléra ?
En quoi consiste le traitement du choléra ?
Quel doit être le régime des cholériques ?
    1· Pendant l'attaque ?
    2· Après l'attaque ?
Prophylaxie.
Quelle est la prophylaxie particulière ?
Traitement préventif du choléra ?
Quelle est la prophylaxie générale du choléra ?
Quelles précautions doit-on prendre quand on soigne un cholérique ?

PESTE

Qu'est ce que la peste ?
Quelle est la forme la plus commune ?
Par quoi est caractérisée la peste ?
Causes ?
Traitement spécifique de la peste ?
Traitement préventif.
Traitement curatif.
Prophylaxie de la peste.
Quels sont les animaux qui propagent la peste ?
Quelles sont les mesures à prendre pour se préserver de la peste ?
Quelles sont les mesures à prendre dès qu'un cas de peste est signalé dans une localité ?

BÉRIBÉRI

Qu'est-ce que c'est que le béribéri ?
Combien y a-il de formes de béribéri ?
Décrire le béribéri sec ou paralytique.
    Id.   humide ou œdémateux.
    Id.   mixte.
Quelle est la durée de la maladie ?

Quelles sont les causes du béribéri ?
Quel est le traitement du béribéri ?
Prophylaxie.
Quelles sont les meilleures mesures à prendre en cas d'épidémie de béribéri ?

VARIOLE

Qu'entend-on par maladie éruptive ?
Quelles sont les principales fièvres éruptives ?
Qu'est-ce que c'est que la variole ?
Quelles sont les causes de la variole ?
A quel moment la variole est-elle contagieuse ?
Combien de formes de variole ?
Combien de périodes dans l'évolution de la variole ?
Décrire la variole.
Quel est le traitement de la variole ?
Régime des malades.

Prophylaxie

Quel est le traitement préventif de la variole ?
En quoi consiste la prophylaxie générale de la variole ?
Quelles précautions doivent prendre les personnes appelées à soigner un varioleux ?
Comment se transmet la variole ?
Qu'est-ce que c'est que le vaccin ?
D'où provient-il ?
Qu'entendez-vous par vaccine ?
Combien de temps met-elle à évoluer ?
Quand faut-il se faire revacciner ?

ROUGEOLE

Qu'est-ce que la rougeole ?
Causes.
Combien de périodes dans l'évolution de la maladie ?
Décrire la rougeole.
Quelles sont les complications que l'on voit survenir dans la rougeole ?
Quel est le traitement de la rougeole ?
Régime des malades ?

Prophylaxie

En quoi consiste le traitement préventif de la rougeole ?
Quelle différence entre la période d'invasion de la rougeole et celle de la variole ?
Quelles différences entre l'éruption de la rougeole, de la variole et la roséole syphilitique ?

Maladies vénériennes

Qu'est-ce qu'on appelle maladies vénériennes ?
Quels sont les organes génito-urinaires de l'homme ?

BALANITE

Qu'entend-on par balanite ?
Causes. — Traitement.

PARAPHIMOSIS

Qu'entend-on par paraphimosis ?
Comment se produit le paraphimosis ?
Traitement.

URÉTHRITE

Qu'appelle-t-on uréthrite (blennorrhagie ou chaude-pisse).
Symptômes. — Causes. — Traitement.

Prophylaxie.

Quels sont les moyens de diminuer les chances de contagion.
Quelles précautions faut-il prendre, si on est atteint de blennorrhagie ?
Quelles peuvent-être les complications de la blennorrhagie ?

ORCHITE

Qu'appelle-t-on orchite ?
Causes ?

CHANCRES

Symptômes. — Traitement.
Qu'est-ce qu'un chancre ?
Combien de sortes de chancres ?
Quels sont les caractères du chancre mou ?
Quelle est la complication fréquente du chancre mou ?
Causes. — Traitement.
Quels sont les caractères du chancre induré ?
Que représente le chancre induré ?
Traitement.

ADÉNITE INGUINALE OU CRURALE (BUBON)

Qu'appelle-t-on adénite ou bubon ?
Causes. — Traitement.

SYPHILIS OU VÉROLE

Qu'est-ce que la syphilis ?
Quelles sont les causes ? (Contagion. Hérédité).
Comment peut se faire la contagion ?
Quels sont les signes extérieurs de la syphilis (ou accidents).
Décrire la marche de la maladie ?
Traitement.
Quel est le médicament spécifique de la syphilis ?
A quoi sert l'iodure de potassium ?
Comment administre-t-on le mercure ?
Combien de temps doit durer le traitement ?
Décrire le traitement ?
Que faut il faire si pendant le traitement le malade avait mal à la bouche ?

Prophylaxie.

Quelles recommandations faut-il faire aux malades atteints de syphilis ?

Maladies de la Peau

GALE

Qu'est-ce que la gale ?
Par quoi est produite la gale ?
Symptômes de la gale. — Traitement.

HERPÈS CIRCINÉ

Par quoi est caractérisé l'herpès circiné ?
Traitement.

Érythème-intertrigo

Par quoi est caractérisé l'érythème-intertrigo ?
Causes. — Traitement?

Pelade

Par quoi est caractérisée la pelade?
Causes. — Traitement ?
Comment éviter la pélade ?

Bourbouilles

Par quoi sont caractérisées les bourbouilles ?
Traitement.

Lèpre

Qu'est-ce que c'est que la lèpre ?
Quelles sout les causes de la lèpre ?
Combien y a-t-il de formes de lèpre ?
Quels sont les symptômes de la lèpre tuberculeuse ?
        id   de la lèpre anesthésique ?
        id   · de la lèpre mixte ?
Quelle est la marche et la terminaison de la lèpre ?
Quel est le traitement de la lèpre ?

Prophylaxie.
Quelle est la prophylaxie générale de la lèpre ?
Quelle est la prophylaxie particulière ?

Empoisonnement

Qu'est-ce qu'un poison ?
Qu'entend-on par empoisonnement ?
Comment divise-t-on les poisons?
Quelle est la conduite à tenir lorsqu'on se trouve en présence d'un individu qu'on croit empoisonné ?
Quel est le traitement général des empoisonnements ?
Quelles sont les substances qu'on peut employer pour neutraliser les poisons ?
Par exemple pour les poisons acides, ou pour les alcalis ?
Comment soigner un malade qui s'est empoisonné en mangeant des champignons ou des aliments gâtés (poisons organiques) ?
Quels sont les symptômes présentés par les gens empoisonnés par les poisons organiques ? Symptômes présentés par les individus empoisonnés par la strychnine. — Le datura ?
Quelle est la conduite à tenir ?
Quels médicaments faut-il administrer à ces malades ?
Quels sont les symptômes présentés par les individus empoisonnés par l'opium (laudanum, élixir parégorique, etc..)
Quelle est la conduite à tenir ?
Quels médicaments faut-il employer pour combattre l'empoisonnement par l'opium ?

Asphyxie

Qu'entend-on par asphyxie ?
Par quoi peut être produite l'asphyxie ?
Quel est le traitement général des asphyxiés ?
Quel est le traitement de l'asphyxie par submersion (noyés) ?
Quel est le traitement de l'asphyxie par pendaison ?
Quel est le traitement de l'asphyxie par les gaz délétères ?

Quel est le traitement de l'asphxie par coup de chaleur ?
Quel est le traitement de l'asphyxie par fulguration (électricité).
Quels sont les différents moyens pour rétablir la respiration ?
Comment pratique-t-on la respiration artificielle ?

CLARIFICATION DES EAUX

Comment peut-on clarifier une eau, qui est boueuse ?
Comment peut-on épurer une eau et la rendre potable ?
Comment peut-on fabriquer rapidement un filtre ?

Maladies externes

FURONCLE

Qu'entend-on par furoncle ?
A quoi est dû le furoncle ?
Quelles sont les différentes périodes par où passe un furoncle ?
Quelles sont les causes du furoncle ?
Quel est le traitement (suivant la période du furoncle) ?
Qu'entend-on par furonculose ?
Quel est le traitement général des malades atteints de furonculose ?

OTITE EXTERNE

Qu'entend-on par otite externe ?
Par quoi est produite le plus ordinairement l'inflammation de l'oreille externe ?
Quel est le traitement ?
Quels sont les moyens de prévenir ces inflammations de l'oreille ?

AFFECTIONS DES YEUX

Quel pansement faut-il faire dans le cas d'une violente contusion de l'œil ?
Dans le cas d'une plaie de l'œil ?
Par quoi peuvent-être produites les brûlures de l'œil ?
Que faut-il faire si la brûlure est produite par un agent liquide ?
Que faut-il faire si la brûlure a été produite par de la chaux ?
Qu'entend-on par conjonctivite ?
Combien y a-t-il de sortes de conjonctivite ?
Quel est le traitement de la conjonctivite catarrhale ?
Par quels symptômes est caractérisée la conjonctivite purulente ?
Quelle est la maladie vénérienne qui peut la provoquer ?
Quel est le traitement de la conjonctivite purulente ?

ULCÈRE ANNAMITE

Qu'entend-on par ulcère annamite ?
Sur quelle partie du corps les rencontre-t-on habituellement ?
Quel est le traitement de l'ulcère annamite ?

Prophylaxie.

Quel est le moyen d'éviter ces plaies ulcérées ?

Maladies chirurgicales

CONTUSION

Qu'entend-on par contusion ?
—   par plaie contuse ?
Comment divise-t-on les contusions ?
Qu'est-ce que l'ecchymose, la bosse sanguine, l'eschare ?

Par quoi sont caractérisés ces trois degrés de la contusion ?
Quel traitement faut-il employer pour les contusions ?
Qu'est-ce qu'une plaie ?
Comment divise-t-on les plaies ?
Qu'appelle-t-on plaie compliquée ?
Qu'entend-on par plaie régulière ? (coupure, piqûre).
Caractères des plaies régulières ?
Qu'entend-on par plaies irrégulières ?
Caractères des plaies irrégulières ?
Quelles sont les principales plaies irrégulières ?
Par arme à feu.
Par arrachement.
Par morsure.
Quels sont les signes immédiats (phénomènes primitifs) qui caractérisent une plaie ?
Qu'entend-on par phénomènes secondaires, (réparation) ?
Comment se fait la cicatrisation des plaies ?
1. Par première intention ou réunion immédiate.
2. Par deuxième intention ou réunion secondaire.
Comment peut-on maintenir rapprochés les bords d'une plaie ?
Qu'est-ce qu'une suture ?

RÈGLES GÉNÉRALES

Quelles sont les règles générales du pansement des plaies ?
Règles communes à toutes les plaies ?
1· Hémostase.
2· Occlusion de la plaie.
3· Asepsie des mains.
4· Stérilisation des instruments et du matériel de pansement.
5· Asepsie de la plaie (nettoyer).
6· Extraction des corps étrangers.
7· Pansement de la plaie.
8· Immobilisation de la partie blessée.
Quel traitement faut-il employer dans le cas de plaie régulière par instrument tranchant ?
Comment faut-il panser une plaie contuse ?
Que faut-il faire dans le cas de broiement d'un membre ?
Quel traitement général faut-il donner aux blessés : S'ils perdent l'appétit ? s'ils ont la fièvre ?
Quand faut-il panser un malade ?
Combien de temps peut-on laisser en place un pansement ?

PLAIE PAR ARME A FEU

Si un individu a reçu une balle dans la poitrine, que faut-il faire ?
A quels symptômes reconnaît-on, que le poumon est atteint ?
Quelle est la conduite à tenir :
1· Si la balle est sortie (signes auxquels on le reconnaît).
2· Si la balle n'est pas sortie ?
Quel est le traitement général ?

PLAIES DE LA POITRINE

Que faut-il faire, si un individu vient de recevoir un coup de couteau dans la poitrine, et crache le sang ? Quel pansement ? Quel traitement ?

PLAIES DE L'ABDOMEN

Que faut-il faire, si un individu a reçu un coup de couteau dans l'abdomen et que l'intestin sort par la plaie ?

PLAIES DES MEMBRES

Si une articulation est ouverte, que faut-il faire ?

PLAIES ENVENIMÉES

Qu'entend-on par plaie envenimée ?
Quel est le traitement des plaies produites par les insectes ?
Quel est le traitement des plaies produites par les morsures de singe ?
Qu'est-ce que la rage ?
Chez quels animaux se développe la rage ?
Quel est le savant français, qui a trouvé le traitement de la rage ?
A quels signes peut-on reconnaître qu'un chien est enragé ?
Que faut-il faire si on a des doutes sur l'état du chien ?
Si un individu vient d'être mordu par un chien errant, ou par un chien supposé enragé, que faut-il faire ?
Après avoir pansé le blessé, où faut-il l'envoyer ?
Que doit-on faire, si un individu vient d'être piqué par un serpent, ou par un scorpion, etc ?
Si on possède du sérum anti-vénimeux, quelle quantité doit-on injecter ?
Que faut-il faire, si un individu a reçu une flèche empoisonnée ?
Quel traitement ?
Si la flèche est profondément enfoncée, comment faut-il l'extraire ?
Quel est le traitement général qu'il faut donner à ces blessés ?

Complications des Plaies

Qu'est-ce qu'une hémorrhagie ?
Combien y a-t-il de sortes d'hémorrhagies ?
Comment peut-on savoir, si on a affaire à une hémorrhagie artérielle, capillaire ou veineuse ?
Qu'entend-on par hémostase ?
Quels sont les différents moyens par lesquels on peut faire l'hémostase ?
Agents hémostatiques.
Compression digitale.
Compression mécanique.
Ligature.
Quels sont les principaux agents hémostatiques? (réfrigérants, chaleur, lastringents, absorbants.)
Qu'entend-on par compression directe et indirecte ?
Qu'est-ce que c'est que le tamponnement ?
Quelle est la condition nécessaire pour qu'on puisse pratiquer la compression indirecte ?
Quels sont les points d'élection où on peut comprimer facilement les principales artères du corps ?
1· Pour le cou et la tête.
2· Pour l'épaule et l'aisselle.
3· Pour le bras.
4· Pour l'avant-bras.
5· Pour le membre inférieur.
6· Pour la jambe.
Comment fait-on la compression indirecte ?
1· Avec les doigts.
2· Avec les instruments.
Appliquer : un tourniquet (sa composition). — un garrot, de quoi se compose-t-il ? Une bande élastique. La cravate de Mayor.
Quels sont les inconvénients des compresseurs mécaniques ?
Combien de temps faut-il laisser en place le garrot ou le tourniquet ?

FRACTURES

Qu'est-ce qu'une fracture ?
Causes des fractures ?
Comment peut se briser un os ? (fracture directe, indirecte, par contre-coup).
Qu'appelle-t-on fracture compliquée ?
Quels sont les signes auxquels on reconnaît qu'il y a fracture ?
Traitement.
En quoi consiste le traitement des fractures ? (1° réduire, 2° immobiliser).
Quelles sont les manœuvres de la réduction ? (extension, contre-extension, coaptation).
En quoi consiste l'immobilisation ?
Que faut-il faire, si la fracture est compliquée de plaie ?
Dès qu'on se trouve près d'un blessé atteint de fracture, quelle conduite faut-il tenir ?
De quoi se compose un appareil à fracture ?
Comment improviser un appareil, qui permette de transporter le blessé ? Indiquer les différents moyens ?
De quoi se compose un appareil Scultet ?
Comment applique-t-on un appareil Scultet ?

FRACTURES EN PARTICULIER

A quoi reconnaît-on qu'un blessé est atteint de fracture du crâne ?
Symptômes ?
Que faut-il faire, si on se trouve en présence d'une fracture du crâne ?
A quels signes reconnaîtra-t-on une fracture du maxillaire inférieur ?
Quel est le pansement à employer ?
A quels signes peut-on reconnaître une fracture de côtes ?
Quel est le pansement à employer ?
Comment peut se produire une fracture de la clavicule ?
Quel est le pansement de la fracture de la clavicule ?
Pourquoi faut-il mettre un coussin dans l'aisselle dans le cas de fracture de la clavicule ?
Quel pansement employer dans le cas de fracture de l'humérus ?
Pourquoi ne doit-on pas mettre d'attelle au côté interne du bras ?
Quel pansement employer dans la fracture de l'avant-bras ?
Pourquoi met-on des compresses graduées ?
Pansement des fractures des doigts ?
Quel pansement employer pour une fracture de la cuisse ?
  —   pour une fracture de la jambe ?
  —   dans le cas de fracture du genou ?
  —   dans le cas de fracture du pied ?
Combien de temps doit-on laisser en place l'appareil à fracture ?

Pour le bras... 20 jours
Pour l'avant-bras....................................... 20 —
Pour le membre inférieur................................ 60 —

ENTORSE

Quelles sont les maladies des articulations ?
Qu'est-ce qu'une entorse ?
Quels sont les symptômes de la luxation ?
Quelles sont les causes des entorses ?
Quelles sont les entorses les plus fréquentes ?
Traitement. (Immobilité. Repos. Pansement résolutif. Massage).
Quelle différence y a-t-il entre une entorse et une luxation ?

Qu'est-ce que la luxation ?
Quelles sont les luxations les plus fréquentes ?
A quels signes reconnaîtra-t-on qu'il y a luxation ? (Déformation, gonflement).
Causes des luxations ? Traitement (immobilisation).

BRULURES

Qu'est-ce qu'une brûlure ?
Comment divise-t-on les brûlures ?
Décrire la brûlure du premier degré ?
        id.   du deuxième degré ?
      · id.   du troisième degré ?
De quoi dépend la gravité des brûlures ?
Quels sont les symptômes généraux qu'on observe chez les brûlés?
     Traitement.   1° Calmer la douleur.
                   2° Mettre à l'abri de l'air.
Quand on se trouve en présence d'un brûlé, quelle est la conduite à tenir ?
Quels sont les topiques employés le plus souvent dans le traitement des brûlures ?
Indiquer le traitement des brûlures du premier degré ?
        id.   du deuxième degré ?
        id.   du troisième degré ?
Si l'on doit soigner une brûlure de la main, quelles sont les précautions à prendre ?
Dans le cas de brûlure des membres, pourquoi faut-il placer le membre brûlé dans l'extension ?
Quel est le traitement général des brûlés ?
Quel est le régime des brûlés?

Petite chirurgie

ASEPSIE. — ANTISEPSIE

Par quoi est produite la suppuration des plaies ?
Qu'appelle-t-on antisepsie ?
En quoi consiste l'antisepsie ?
Quels sont les principaux agents antiseptiques ?
Qu'est-ce que l'asepsie ?
Comment se met-on à l'abri des microbes dans l'asepsie ? (Stérilisation).

PANSEMENTS

Qu'est-ce qu'un pansement ?
Quelles sont les règles générales des pansements ?
Agir avec légèreté, douceur, patience.
Asepsie des mains.
Préparer les objets nécessaires.
Nettoyage des instruments.
Nettoyage de la plaie.
Pansements.
Renouveler le pansement.
Quels sont les instruments les plus nécessaires pour faire un pansement ?
Quels sont les divers matériaux de pansement ?
Quels sont les principaux antiseptiques employés pour les pansements ?
Quels sont les diverses espèces de pansements ?

Petite chirurgie. — Bandages

Bandages simples

Description d'une bande

1. Manière de rouler les bandes . { Bandes à un globe. / Bandes à deux globes.
2. Manière d'appliquer la bande pour faire un circulaire.
3 Formation d'un coin.
4. Manière de faire les renversés.
5. Déroulement de la bande.

Membre supérieur

6. Spica ou croisé de la main (4 doigts).
7. Spica ou croisé descendant du pouce.
8. Demi spiral d'un doigt.
9. Enveloppement du pouce.
10. Gantelet, Bandage pour les brûlures.
11. Bandage roulé de l'avant-bras.
12. Bandage roulé du bras.
13. Croisé de l'épaule.
14. Bandage roulé de tout le membre supérieur avec croisé de la main et de l'épaule.
15. Spica du coude.

Tête

16. Chevestre.
17. Circulaire du front.
18. Circulaire du cou.
19. Monocle.
20. Binocle.
21. Capeline.
22. Croisé de la nuque.
23. Fronde du nez.
24. Fronde des lèvres.
25. Mentonnière (fronde).
26. Masque (pansement des brûlures).

Cou et thorax

27. Circulaire du cou.
28. Croisé du cou et de l'épaule.
29. Croisé de l'épaule.
30. Oblique du cou et de l'aisselle.
31. Croisé ou étoile de la poitrine.
32. Croisé ou étoile du dos.
33. Croisé ou étoile double, poitrine et dos.
34. Bandage roulé du thorax (descendant).
35. Spica de l'aine.
36. Spica double de l'aine.

Pied

37. Étrier.
38. Croisé du cou de pied.
39. Enveloppement du talon.
40. Enveloppement du pied.

Jambe

41. Bandage roulé de la jambe avcc étrier et spica de l'aine.

BANDAGES EN 8 DE CHIFFRE

42. 8 de chiffre de l'avant-bras.
43. 8 de chiffre du coude.
44. 8 de chiffre du cou et de l'aisselle.
45. 8 de chiffre de la jambe.
46. 8 de chiffre du genou.
47. 8 de chiffre de la cuisse.

BANDAGES PLEINS (OU DE MAYOR).

48. Bandage plein du poignet.
49. Bandage plein de toute la main.
50. Bandage plein du coude.
51. Bandage plein de l'épaule.
52. Bandage plein de l'aisselle.
53. Bandage plein du front.
54. Bandage plein de la tête.
55. Bandage plein de la joue.
56. Bandage plein de l'oreille.
57. Bandage plein des yeux.
58. Bandage plein du cou de pied.
59.   id.   du genou.
60.   id.   de la fesse.
61.   id.   de l'aine.
62.   id.   du scrotum.
63. Grand plein triangulaire.
64. Petite écharpe.
65. Echarpe triangulaire.
66.   do   quadrangulaire.

BANDAGES COMPOSÉS

67. Compresses ordinaires.
68.   id.   longuettes.
69.   id.   graduées.
70. Bandage de corps.
71. Fronde,
72. Bandage en T.
73. Bandage carré.
74. Suspensoirs.

Fractures

1o APPAREILS IMPROVISÉS OU PROVISOIRES
2o APPAREILS RÉGULIERS

75. Appareil pour fracture du maxillaire inférieur.
76.   id.   de la clavicule.
77.   id.   dè l'humérus.
78.   id.   des os de l'avant-bras.
79.   id.   des os de la main.
80.   id.   des os des doigts.
81.   id.   des côtes.

82. Appareil pour fracture des os du pied.
83.   do   de la jambe.
84.   do   de la cuisse.
85. Appareil Scultet.
86. Bandage de Gerdy.
     Hémostase.
     Compression indirecte.
87. Compression digitale.
88. Cravate de Mayor.
89. Garrot.
90. Tourniquet.
91. Bande élastique.
92. Relèvement et transport des blessés.
93. Brancards improvisés.
94. Température.
95. Lavement.
96. Ventouses.
97. Injections uréthrales.
98. Bains locaux.
99. Frictions.
100. Massage.
101. Onctions.
102. Lotions.
103. Bains de siège.

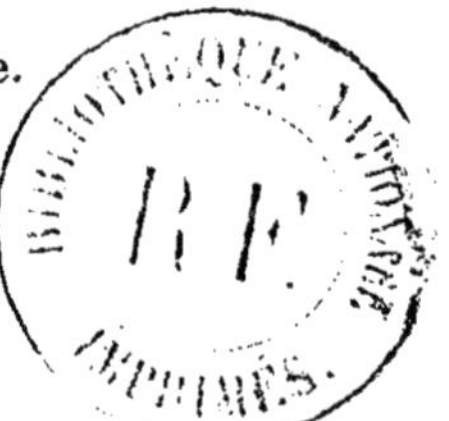

Questionnaire sur la 1re leçon

Qu'est ce que l'hygiène ?
L'hygiène est-elle un art bien utile ? Pourquoi ?
Quelles sont les deux espèces de causes des maladies ?
Qu'est-ce qu'une maladie évitable ?
Comment divise-t-on les causes extérieures des maladies ?
Citez des causes mécaniques de maladie.
Citez des causes physiques.
Citez des causes chimiques.
Qu'entend-t-on par intoxication ?
Qu'est-ce qu'un parasite ? Une maladie parasitaire ?
Qu'entend-t-on par période d'incubation d'une maladie ?
Par où les parasites pénètrent-ils dans l'organisme ?
Quel est le principal caractère d'une maladie parasitaire ?
Qu'entend-on par maladie endémique ? par maladie épidémique ?
Citez des maladies endémiques en Indo-Chine. Des maladies épidémiques ?
Une maladie endémique ne peut-elle devenir épidémique ?
Citez des exemples.
Qu'appelle-t-on microbes ?
Où trouve-t-on des microbes ?
Qu'entend-on par maladie infectieuse ?

Questionnaire sur la 2e leçon

Trouve-t-on des microbes dans le sol ?
En trouve-t-on à une certaine profondeur ?
Citez un microbe qui résiste bien dans le sol ?
Comment les microbes du sol peuvent-ils pénétrer dans le corps de l'homme ?
Les sols humides sont-ils sains ?
Les sols cultivés sont-ils plus sains que les sols incultes ?
Les forêts sont-elles saines ?
Quelle est l'influence des pluies sur la santé ?
Quelle est l'influence des fleuves sur la santé ?
Quelle est l'influence des eaux stagnantes sur la santé ?
Quelle est la cause du paludisme ?
Qu'est-ce qui transmet le paludisme ?
Comment peut-on lutter contre le paludisme ?
Quels sont les éléments essentiels de l'air ?
Quelle est l'influence de l'humidité de l'air sur la santé de l'homme.
Quels sont les dangers des poussières ?
Quelles poussières sont surtout dangereuses ?
Quelle est l'influence de la température sur la santé ?
Quels sont les accidents produits par la chaleur ?
Quelle est l'influence de l'électricité sur la santé ?
Quelle est l'influence des vents sur la santé ?

Questionnaire sur la 3 leçon.

Qu'est-ce qu'un aliment ?
Qu'entend-on par principes nutritifs ?
De quoi dépend la valeur nutritive d'un aliment ?
Qu'est-ce qu'un aliment digestible ?
De quoi dépend la digestibilité d'un aliment ?
Le riz est-il un bon aliment ?
Que pensez-vous de la viande ? de la volaille ? du poisson ?
Le lait est-il un bon aliment ?

Qu'est-ce qu'un aliment complet?

Quelle précaution doit-on prendre avec le lait frais?

Pourquoi cette précaution?

Comment se présente le lait condensé?

Combien fait-on de litres de lait avec une boîte?

Comment se fait cette préparation? avec quelle eau?

Quelles précautions faut-il prendre pour les boîtes ouvertes?

Les œufs sont-ils un bon aliment?

Quelle est l'utilité des légumes verts et des salades?

Quelles précautions doit-on prendre avec ces légumes?

Quelle est l'utilité des fruits? Comment doivent-ils être mangés?

Qu'est-ce qu'un condiment? Citez des condiments?

Quel est le rôle des condiments dans l'alimentation?

Quels accidents peuvent produire certaines viandes?

Citez un parasite transmis à l'homme par la viande?

Citez une maladie qui peut être transmise à l'homme par la viande d'animaux malades?

Comment peut-on éviter de contracter ces maladies?

Quels accidents peut donner la viande corrompue?

Le riz ne peut-il être une cause de maladie?

N'est-il pas nécessaire que l'alimentation soit variée?

Le défaut de variété dans l'alimentation ne peut-il être une cause de maladie?

Que produit une alimentation insuffisante?

Que produit une alimentation excessive?

Questionnaire sur la 4e leçon

Qu'appelle-t-on eau potable ?

Quelles sont les qualités que doit présenter l'eau pour être potable ?

Est-il bon de boire frais ? est-il bon de boire chaud ?

Quels sont les accidents que peut causer une boisson glacée ?

Quand une eau est trouble et qu'elle a mauvaise odeur qu'est ce que cela veut dire ?

Qu'est-ce qui est surtout dangereux dans l'eau ?

L'eau de source est-elle bonne ?

Quels sont les défauts de l'eau des fleuves ?

Comment et où faut-il puiser l'eau dans un fleuve ?

L'eau de pluie est-elle bonne ? Comment faut-il la recueillir ?

L'eau de puits est-elle bonne? si on prend de l'eau dans les rizières, dans quelles rizières faut-il la prendre ?

Que pensez-vous de l'eau des mares ?

Quels sont les trois procédés d'épuration de l'eau ?

Combien de temps l'ébullition doit-elle être prolongée ?

Qu'est-ce que la fontaine filtrante ? la bouteille filtrante ?

Décrivez un filtre improvisé à charbon et sable ?

La bouteille filtrante et les filtres à charbon débarrassent-ils l'eau de tous ses microbes ?

Décrivez le filtre Chamberland ? Quel est sa propriété ? Combien d'eau donne une bougie Chamberland en une heure ? Combien en une journée ?

Tous les combien faut-il nettoyer les bougies du filtre Chamberland ? Pourquoi ce nettoyage ?

Comment fait-on ce nettoyage ? Quelles précautions faut-il prendre ? Une bougie simplement fêlée peut-elle encore servir ? Pourquoi non ?

L'alunage est-il un bon procédé de purification ?

Détruit-il tous les microbes ?

Comment peut-on employer la teinture d'iode pour purifier l'eau de boisson ?

En temps d'épidémie de choléra que faut-il boire ? Quelle est la meilleure boisson à recommander au nhà-quê.

Questionnaire sur la 5ᵉ leçon

Quelles sont les qualités du thé ? du café ?
Le thé de première qualité est-il indispensable ?
Peut-on boire autant de café que de thé !
Que produit l'alcool à petites doses ? Dans quels cas l'emploie-t-on en méde-
cine ?
Qu'est-ce que l'ivresse ? Quel est son traitement ?
Qu'appelle-t-on alcoolisme ?
Quels sont les troubles causés par l'alcool ?
Les alcools français sont-ils meilleurs que les alcools annamites ?
Que faut-il penser des apéritifs ?
Le vin et la bière sont-ils nuisibles ? Quand et comment faut-il les prendre ?
Quand faut-il prendre le vin de quinquina ?
Quelle est l'utilité du vin de champagne en thérapeutique ?
Que faut-il penser du tabac ? A qui doit-on interdire le tabac ? Quels accidents
produit l'abus du tabac ?
Les syphilitiques peuvent-ils fumer ?
Que faut-il penser de l'habitude de fumer l'opium ?
Quels accidents produit l'opium ?
Que faut-il faire, quand on a en traitement des malades qui sont fumeurs
d'opium ?

Questionnaire sur la 6ᵉ leçon

Quel est le meilleur emplacement pour une maison ?
Comment le terrain doit-il être préparé ?
Comment doit être orientée la maison ?
Peut-on avoir de bonnes paillottes ?
Comment doivent être construites les paillottes pour être saines ?
Pourquoi ne faut-il pas entasser les paillottes les unes contre les autres ?
Doit-on poser la paillotte directement sur le sol ?
Quels sont les moyens d'avoir une maison qui ne soit pas trop chaude ?
Où doit-on placer la cuisine ? les cabinets ? les étables ?
Comment doit-on entretenir la maison ?
Comment doit-on entretenir le dessous de la maison ?
Doit-on laisser les animaux domestiques se promener partout ?
Que faut-il faire des fumiers, et des autres immondices ?
Les matières fécales de l'homme sont-elles dangereuses ?

Questionnaire sur la 7ᵉ leçon

Quel est le meilleur vêtement en ce pays ?
Quelle est l'utilité du chapeau ?
La chaussure est-elle indispensable ?
La propreté des vêtements est-elle nécessaire ?
Comment doit-on laver les vêtements ?
Que faut-il faire des vêtements provenant de malades atteints de choléra ou
de variole ?
La propreté du corps est-elle une chose importante ?
Quel est le véritable bain de propreté ?
Quelles sont les qualités de l'eau froide, de la douche ?
Les bains de rivière sont-ils bons ? Quelles précautions faut-il prendre lors-
qu'on prend un bain de rivière ?
Les bains de mers sont-ils bons ? A qui sont-ils nuisibles ?
Quels soins réclament le visage ? les mains ? la chevelure ? la bouche ?

Comment doit-on se nettoyer les oreilles ?
Doit-on se les faire nettoyer par les barbiers ?
Quels soins réclament les régions anale et génitale ? Qu'est-ce que le smegma ? Que produit l'accumulation de cette matière ?
Quels soins doivent prendre les femmes au moment de l'écoulement sanguin mensuel ?

Questionnaire sur la 8ᵉ leçon

Pourquoi le travail, l'exercice sont-ils nécessaires ?
Qu'arrive-t-il aux gens qui ne se donnent pas de mouvement?
Citez des exercices? Que pensez-vous de ces exercices ?
Qu'est-ce que l'essoufflement?
Qu'est-ce que le surmenage ? Quelles en sont les conséquences ?
Comment et combien de temps doit-on dormir ?
Quand doit-on dormir?
Que pensez-vous de la sieste ?
Que faut-il surtout enseigner aux paysans au point de vue hygiénique ?
Que pensez-vous du métier de sampanier ?
Pourquoi le travail dans les ateliers est-il malsain ?
Quels sont les dangers de la profession du traîneur de pousse-pousse?

Questionnaire sur la 9ₑ leçon

Comment doit-on couper et lier le cordon de l'enfant nouveau-né ?
Pourquoi ces précautions?
Quels soins doit-on prendre pour les yeux du nouveau-né? Pourquoi ?
A quel âge doit-on commencer à donner à manger aux enfants ?
Que se produit-il lorsqu'on donne à manger aux enfants trop jeunes ?
La propreté est-elle nécessaire pour les enfants ?
Qu'est-ce que le sevrage ? Comment doit-il se faire ?
Quels petits accidents peut donner la sortie des premières dents ? Comment y peut-on remédier ?

Questionnaire sur la 10ᵉ leçon

Quelles sont les principales maladies transmissibles ou contagieuses de l'Indo-Chine ?
Quels sont les moyens de transmission des maladies contagieuses ?
Quel résultat cherche-t-on à obtenir dans toutes les maladies contagieuses ?
Que faut-il faire pour éviter la contagion ?
Comment peut-on isoler un malade ?
Qui doit pénétrer dans la chambre du malade ?
Comment doit être tenue cette chambre ?
Que doit-elle contenir comme mobilier ?
Doit-on avoir dans la chambre une provision d'aliments et de tisanes ?
Que doit-on faire des aliments et des tisanes laissés par le malade ?
Où doit cracher le malade. Que doit-on faire des crachats ?
Comment doit-on nettoyer la chambre ?
Quelles précautions doit-on prendre pour l'eau de boisson dans l'entourage du malade ?
Quel est le but de la désinfection ?
Qu'est ce qu'il faut désinfecter pendant la maladie ?
Comment désinfecte-t-on les linges et vêtements ?
Que doit-on faire de l'eau qui a servi au lavage ?
Comment désinfecte-t-on les déjections du malade ?

Quelles solutions emploie-t-on ?
Comment vide-t-on ces déjections désinfectées ?
Que faut-il désinfecter après la maladie ?
Comment peut-on désinfecter les objets de cuir ?
Est-il facile de désinfecter les nattes et matelas ?
Que faut-il en faire ?
Comment peut-on désinfecter les meubles ?
Comment désinfecte-t-on la chambre quand elle est en maçonnerie ?
Quelles solutions désinfectantes peut-on employer ?
Quand l'isolement a eu lieu dans une paillotte, quel est le vrai moyen de désinfection ?
Que devra faire le malade après sa guérison ?
Quand il s'agit d'un enfant ayant eu la variole, doit-on le renvoyer à l'école aussitôt sa guérison ?
Que faut-il faire lorsque la maladie s'est terminée par la mort ?
Quelles sont les mesures à prendre par les autorités en tout temps pour éviter les maladies contagieuses ?
Quelles sont les mesures à prendre par les autorités en temps d'épidémie ?
Quelles sont les mesures à prendre pour éviter la propagation de la lèpre ?
Quelles sont les mesures à prendre pour éviter le développement de la rage ?
Qu'entend-t-on par animaux suspects de rage ?
Que faut-il en faire ?
Qu'entend-t-on par animaux douteux ? Que faut-il en faire ?
Quel doit-être le rôle des médecins-vaccinateurs en tout temps ?
Quel doit être le rôle des médecins-vaccinateurs en temps d'épidémie ?
Quelle sera leur attitude vis-à-vis des autorités ?
Que devront-ils essayer de faire comprendre aux habitants ?

Saigon. — Imp. Commerciale

www.ingramcontent.com/pod-product-compliance
Ingram Content Group UK Ltd.
Pitfield, Milton Keynes, MK11 3LW, UK
UKHW020822120726
13693UKWH00002B/422